看護学テキスト NiCE

母性看護学Ⅰ
概論・ライフサイクル
生涯を通じた性と生殖の健康を支える

改訂第3版

編集　齋藤いずみ　長谷川ともみ　三隅順子

南江堂

執筆者一覧

◆ 編 集

齋藤いずみ	さいとう　いずみ	神戸大学大学院保健学研究科
長谷川ともみ	はせがわ　ともみ	富山大学学術研究部医学系
三隅　順子	みすみ　じゅんこ	秀明大学看護学部

◆ 執 筆 (項目順)

齋藤いずみ	さいとう　いずみ	神戸大学大学院保健学研究科
長谷川ともみ	はせがわ　ともみ	富山大学学術研究部医学系
三隅　順子	みすみ　じゅんこ	秀明大学看護学部
家吉　望み	いえよし　のぞみ	東京有明医療大学看護学部
齊藤佳余子	さいとう　かよこ	富山大学学術研究部医学系
大田えりか	おおた　えりか	聖路加国際大学大学院看護学研究科
日高　庸晴	ひだか　やすはる	宝塚大学看護学部
二川　香里	ふたかわ　かおり	富山大学学術研究部医学系
廣山奈津子	ひろやま　なつこ	東京医科歯科大学大学院保健衛生学研究科
清水　清美	しみず　きよみ	城西国際大学看護学部
齋藤　真希	さいとう　まき	三重大学大学院医学系研究科
岩﨑　三佳	いわさき　みか	神戸大学大学院保健学研究科
大滝　千文	おおたき　ちふみ	京都大学大学院医学研究科
中根　直子	なかね　なおこ	日本赤十字社医療センター看護部
本岡　夏子	もとおか　なつこ	神戸大学大学院保健学研究科
二宮　早苗	にのみや　さなえ	大阪医科薬科大学看護学部

はじめに

　本書『NiCE 母性看護学I 概論・ライフサイクル』は、「生涯を通じた性と生殖の健康を支える看護」を行うために必要な幅広い基礎知識が身につくことを目的として、2014年に初版を、2018年に改訂第2版を発行しました。ライフサイクル各期の健康問題を有する女性を看護するときだけではなく、たとえば妊娠期の看護を実践するときにも、本書で学ぶ以下のことが基盤となります。看護技術、看護過程、家族、看護理論、倫理、法律・社会的資源、性と生殖の生理学的知識などです。また、不妊治療後の妊娠であれば不妊症・不育症の病態生理や治療などの幅広い知識をもつことで、総合的に妊婦を理解し、よりよい援助ができます。そしてライフサイクルの視点から妊娠期をとらえることで、ある一時期の看護にとどまらず、その女性や家族の長期的な展望をも兼ね備えた、生涯の健康と次世代の健康を目指した看護を展開できます。

　このたびの改訂第3版では、母性看護の進展や社会情勢の変化を反映するにとどまらず、構成や内容を見直しいっそうの充実化を目指しました。改訂のポイントは以下のとおりです。

　まず二部制とし、構成を明確にし、学びやすくしました。第1部では、母性看護学の概論として、概念・理論や母子保健統計、法・制度、母性看護技術、倫理的課題など母性看護の基盤となる知識を扱いました。第2部では女性の思春期から老年期までの生涯を通じた性と生殖の健康を支援するための解剖学・生理学的な知識や、アセスメントや看護の考え方を提示しました。

　新たな内容として「家族とは」（第I章2節）、「ボンディング、アタッチメント」（第I章3節）、「根拠に基づく母性看護の実践」（第I章4節）、「性をとりまく社会と現状」（第II章）、「情報収集・ヘルスアセスメントの技術」（第V章1節）、「主体的なセルフケアを引き出す技術」（第V章2節）の項目を新設しました。またライフサイクル各期で取り上げる健康問題に「子宮筋腫、子宮内膜症、卵巣嚢腫、卵巣がん（第VIII章3節）、骨粗鬆症（第VIII章5節）」、さらに社会的な健康問題として「性暴力、児童虐待、災害（第VIII章3節）」を加えました。そして「国際化の中での母性看護の役割」（第VII章）を新たに書き下ろし、さらに統計の数値・法制度についてはその時代背景・意味を説明し、深い考察を促すよう工夫しました。

　今版の大幅な充実は新たに執筆に加わってくださった先生方の寄与が大きく、この場を借りて御礼申し上げます。

　『NiCE 母性看護学I』『同II』初版の編者が一堂に会し、これからの母性看護学について白熱の議論を戦わせた2007年の第一回目の会議のことを思い出します。今後も、時代の変化を敏感に取り入れつつ、簡潔でわかりやすく、読みたいと思っていただけるような教科書であるよう、工夫してまいります。この教科書で学ぶ皆さんが広い視野をもって性と生殖の健康を支えて行くことを願って、改訂の言葉としたいと思います。

2022年3月

齋藤いずみ　長谷川ともみ　三隅順子

初版の序

　母性看護学は，生涯を通じた性と生殖の健康の維持・増進・疾病予防を基盤として，次世代の育成を目指すことを役割としています．

　母性看護の対象は，かつて妊娠・分娩・産褥期の母子あるいは女性というとらえ方が色濃く反映されていましたが，現在のその対象は，女性の一生，さらに女性のみならず，男性，子ども，家族，社会環境へと拡大されています．

　母性看護学は，男女両性が学ぶことで，異なる性が互いに刺激し尊重することの重要性を実感できる科目です．性と生殖という視点を通して，人としての価値観や倫理観を形成することに深く影響すると考えます．

　学問としての母性看護学は，看護学の基本となる構成科目の一分野を担う学問で，看護師となる人全員が学ぶ必修科目です．母性看護学や助産学の第一歩を導く学問が，母性看護学の概論です．母性看護学がもつ，看護の基礎的学問としての責任は非常に大きいと考えます．私たちは母性看護学を単に母性看護学の視点からとらえるのみならず，社会的動向や関連分野の学術的進化に呼応し，それらを吸収・咀嚼した学問としたいと考えました．最新のEBM，EBNに準拠し，その知見をもとに女性・子ども・男性・家族・社会に貢献することが求められています．それゆえ本書では，母性看護学をとりまく周辺で起こっている事実を広く紹介し，学んだ知識を活用して初学者の皆さんが理解できるように心がけました．

　また，学生の皆さんがこの教科書で学んだことを看護実践で生かすことができるよう，とくに以下の工夫をしました．「第Ⅵ章 女性のライフサイクル」では，ライフサイクル各期にリアルな事例を登場させ，その事例を第Ⅰ～Ⅴ章で学んだ知識や理論を活用しながら，どのような視点からアセスメント・計画立案をするかがわかるよう，「看護過程」を展開しました．

　看護過程においては，ウェルネスの視点に立ち展開をしています．今後は，正常な妊娠・分娩・産褥経過のみならず，妊娠年齢の高齢化や不妊治療後の妊婦の増加など，ハイリスク事例が増えることが予測されます．ウェルネスの視点を大切にしながらも，身体・心理・社会的リスクを抱える妊産褥婦・新生児・家族を総合的に分析し，看護実践できる力量が今後ますます必要になるでしょう．そのため，関連する知識を基盤に，起きている事象を俯瞰し構造的に分析する基礎力を養うことをねらい，執筆・編集しました．

　読者の皆さんと，「いま」必要とされている新しい母性看護学を切り開き，作り上げたいと心から願っています．本書がさらに臨床に根ざしたよりよい内容となるよう，読者の皆さんからのご意見を大切に受け止めたいと思います．

　私たち編者一同，この教科書で学んだ皆さんが，女性・男性であることを互いに尊重し，人間の一生にわたる生と性について考えを深め，あらゆる科における看護の対象者に援助する際にも心に留めていただけることを願います．最後に南江堂看護編集部の方々に，心からのお礼を申し上げます．

　2014年2月

大平光子　齋藤いずみ　定方美恵子　長谷川ともみ　三隅順子

目　次

第Ⅸ章 事例で学ぶウェルネス・アプローチでの看護の実践 … 277

1 女性のライフサイクルの事例

『母性看護学Ⅱ　マタニティサイクル（改訂第3版）』主要目次

第1部

母性看護学の基盤

第I章

母性看護学の概念

学習目標

1. 母性および母性看護学の概念について多角的に学び，母性看護学を学ぶ意義と主要な理論を理解する
2. 家族の機能と発達を理解する
3. エビデンスおよびそれを得る方法を理解する
4. 母性看護を支える職種を知り，母性看護のチーム医療をとらえる

1 母性看護学とは

この節で学ぶこと

1. 母性とは何かを理解する
2. 母性看護学のなりたちとその位置づけを学ぶ
3. 母性看護学の目的を学ぶ

A. 母性とは

1 ●「母性」の解釈の多様性

　看護学の中において母性看護学ほど，その主題となる用語そのものをめぐる解釈や議論について，教科書に取り上げられるものはないのではないか．一般的に学術分野において主題は，学術用語で簡潔に定義された用語になっているものが多い．または使う人によって解釈に異なる見解が入りえない，共通の社会的認識をもった言葉が用いられている．

　では，なぜ母性看護学は主題である「母性」そのものに，多くの解釈や説明が必要なのだろうか．

　「母性」という言語を改めて辞書を引くと，「母としてもつ性質．また，母たるもの」とある[1]．母であることをあたかも前提としているかのような解説である．また母親そのものものようにも思われる解説である．使い方の用例として「母性本能」とある．続けて「母性愛」と記述され，「母親がもつ，子に対する先天的・本能的な愛情」という内容が記述されている[1]．母親であれば，当然もっているべきもの，本能的あるいは先天的にもつ能力というニュアンスがある．しかしながら，具体的にどのような状態や特質を母性とするかは，明確には触れられていない．「母性は本能である」式の常識の中に，人それぞれの解釈を許容する余地を残している非常にあいまいな定義といえよう．

　「母性」という言葉のもつイメージはあるが，実際は，1人ひとりの母親や子どもへの思いは個性豊かであり，経験の中で培われたり変化したりするものである．すべての女性が生まれながらに「母性」的性質をもっているわけではなく，成長の過程で環境と相互作用のなかで，各々が獲得していくものである．

　このように，「母性」は日常生活の中で，使う場面や，使う人により，多義的に用いられており，母性看護学においては，「母性」の解釈から説明が必要となるのである．

2 ● 母性看護学における「母性」

　母性看護学の名称に含まれる**「母性」**は，「母親」そのものを意味している．WHO母性保健委員会は「母性とは，現に子どもを生み育てているもの（狭義の母性）のほかに，

将来子どもを生み育てるべき存在，および過去においてその役目を果たしたもの（広義の母性）」と定義している．法律文でも母親という意味で使用されており，母子保健法において，「母性並びに乳児及び幼児（第1条）」「母性は，自らすすんで，妊娠，出産又は育児についての正しい理解を深め，その健康の保持及び増進に努めなければならない（第4条）」と記載されている．

3●「母性」の言葉の歴史

この「母性」という言葉の歴史は浅く，日本ではじめて用いられたのは，大正のはじめごろ，スウェーデンの社会学者であるエレン・ケイの著書「The Renaissance of Motherhood」を翻訳した「母性の復興」（訳者：婦人運動家の平塚雷鳥）においてである[2]．昭和の初期から，「母性」という言葉は日本において広く定着した．明治時代が始まり日清・日露戦争を経て第二次世界大戦までのこの戦乱の時期に，日本政府が富国強兵を推し進めるにあたって「子を産み育てることは母親の社会的役割である．そもそも女性には子を守り育てる本能，つまり母性がある」という考え方を利用した面も否めない．

4●「母性」から「親性」へ

近年，子どもを大切に思い，慈しみ，育む性質・メンタリティは父親においても同様に育児を通して発達していく共通の性質であると広く考えられるようになり，「親性」[3]または「育児性」や「養育性」[4]という表現が用いられることが多くなってきている．その背景としては，父親の役割の変化がある．かつて父親は大きなルールや規範を教え，また子どもを守る，妻を守る，家庭を守る，そのために労働するという役割を担っていたが，2000年代からは共働き世帯が専業主婦世帯を上回ったように核家族や共働きが進んだ社会背景もあり，ともに子育てをすることが一般的となった．育児は母親・父親がともに協力しあいながら行うものとなっている．

B. 母性看護学とは

1●母性看護とは，母性看護学とは

母性看護とは，セクシュアリティ，ジェンダー，ウィメンズヘルス，リプロダクティブ・ヘルス／ライツ，倫理等の基本概念を基盤として，女性と子どもとその家族を主な対象として，周産期，さらに生涯の性と生殖の健康が保持増進されるように支援することといえよう．対象者の本来もっている可能性や力が，十分に発揮されるように引き出すかかわりが重要である．

そして**母性看護学**とは，上記の母性看護特有の看護実践やアプローチを学術的に体系化した学問といえよう．また，対象となる女性と子ども，パートナーとその家族に対し，一時的なかかわりで終わることのない「次世代」「女性の一生」に続く特性をもつ学問である．

2●母性看護の対象の変遷

1997（平成9）年に改正された母子保健法の実施要領では「母子保健の対象は，おおむ

ね思春期より更年期にわたる年代の者」と明示されている．母性看護の対象は狭義では
「妊娠・分娩・産褥期（マタニティサイクル）」の女性と児をさし，広義では妊娠・分娩・
産褥期の女性の夫をはじめとした**家族**も含め，また時期も広くとらえ「**思春期・成熟期・
更年期・老年期（ライフサイクル）**」の女性およびその家族も含めることが多い．

　一般的には女性の成熟期に「妊娠・分娩・産褥期」が入る．しかし，35歳以上さらに
は40歳以上の妊娠・分娩が増加したことにより，更年期に育児期が重なる者が増加して
いることも近年の傾向である．また，超高齢社会の現在，高齢者を看護するときにも性を
尊重する母性看護の視点を併せもつことが重要である．

3 ● 看護基礎教育における母性看護学のなりたち

　1967（昭和42）年に保健婦助産婦看護婦養成所指定規則が改正され，看護基礎教育に
おいて看護学総論，成人看護学，小児看護学，母性看護学という科目が制定された．それ
までの「内科学及び看護法」「外科学及び看護法」が整理され「成人看護学」となり，「産
婦人科学及び看護法」が整理され「母性看護学」となった．

　母性看護学の講義名称や教科書は，母性を取りまく社会環境の影響を受け，現在では
「母性看護学」以外の名称をもつことも多い．たとえば，「生涯女性看護学」「ウィメンズ
ヘルスと看護」「リプロダクティブヘルスと看護」などの例がある．

4 ● 母性看護学と助産学

　看護師と助産師の違いは，助産師は児を取り上げる分娩介助を行うが看護師は行わない
という点が大きい．教育という視点では母性看護学は看護師を養成する根幹の必修科目で
あり，**助産学**は看護師の資格に加えてアドバンスに助産師の資格を取得する際の必修科目
であるという点も違いである．

　母性看護学と助産学のそれぞれの学問的範疇を明確に区別することはむずかしい．軸足
を母性看護学に置く者は，広い視野からライフサイクルやハイリスク妊娠・分娩，ウィメ
ンズヘルスの問題も扱うものが母性看護学であり，母性看護学の範疇の中のマタニティサ
イクルを深く研究対象とするのが助産学という見方をすることもあるもしれない．一方，
青木が示すように，「助産の概念は，出産を頂点に女性のライフサイクルに応じた健康や
性・生殖にかかわる保健指導・教育・相談まで広く包含する」という見方もある[5]．

　歴史的には助産師と看護師と保健師は別々の職種として始まっている．産婆は1899（明
治32）年の「産婆規則」，看護婦は1915（大正4）年の「看護婦規則」，保健婦は1941（昭
和16）年に「保健婦規則」と別々の法的根拠に基づいた職種であり，それぞれの教育課
程があった．第二次世界大戦後にGHQが主導し看護制度・看護教育制度の改革が行われ，
名称が産婆から助産師に変わり，看護師がベース，助産師と保健師が上積み，という現在
の体系ができた．

　なお，看護職の教育や制度は国によって大きく異なっている．米国のように原則として，
看護の学士課程を基盤にして助産学は修士課程で学ぶ国がある一方，欧州や英国および英
連邦諸国に多くみられるように，助産学と看護学は異なる学問と考え，学部で看護学を基
盤とせずに直接助産学を学ぶ国も多い．また，米国の周産期看護やNICUの看護にあたる

人の，多くのライセンスは看護師であり，助産師ではない．一方，日本の場合，助産師は分娩介助の場だけではなく，NICUの看護や周産期看護に携わっていることが少なくない．

C. 時代とともに変わりゆく母性看護と今日的課題

　母性看護学の扱う内容は，日本および世界の女性や性に関する権利・価値観・概念の発展に影響を受けてきた経緯があり，いま現在も影響を受けている．女性の一生を学問の対象とすることから，子どもをもつかもたないかという生き方の多様性や，性と生殖に関する選択の権利，それらにまつわる倫理観や価値観と深く関係するのである．また，産婦人科学，生殖医療，遺伝学，分子生物学など，関連するほかの分野の進展の影響も受け，学問としての母性看護学のさらなる成熟が期待される．

　看護の実践にエビデンスを積極的に活用することもますます求められており，母性看護においても例外ではない．また，前述のように母性看護の対象が広がっていることに加え，近年では性の多様性の社会的理解が進み，これまでのような女性と男性といった画一的な性による分類を越えて対象をとらえ，看護を提供していかなければならない．

　社会・文化・時代の影響を受け，言葉や価値観と同じように，看護も変わっていく．母性看護に必要な基礎的知識のみならず，社会のできごとや状況，価値観の変化なども視野に入れながら，包括的に，幅広く，時代に即した知識を総合して学ぶことが必要である．

学習課題

1．母性の定義をまとめてみよう
2．母性看護の対象を，狭義と広義で整理してみよう
3．母性看護の目的を述べてみよう

引用文献

1）新村　出（編）：母性，母性愛．広辞苑，第6版，p.2589，岩波書店，2008
2）沢山美果子：近代日本における「母性」の強調とその意味．女性と文化，人間文化研究会（編），白馬出版，1979
3）松岡治子：青年期の親性としての母性度父性度の発達．母性衛生40（3）：271，1999
4）大日向雅美：母性愛神話の罪，p.222，日本評論社，2000
5）青木康子（編）：新助産学シリーズ—助産学概論，p.3，青海社，2013

2 家族とは

この節で学ぶこと

1. 家族看護学の基本的な概念について説明できる
2. 発達する家族を家族周期論から説明できる
3. 新しい家族を迎えるときの家族構成員の役割変化について理解することができる

A. 家族とは

1 ● 家族の定義

　家族の定義は学問領域によって一律ではないが，「きずなを共有し，情緒的な親密さによって互いに結びつき，物理的，経済的にも頼りあう家族の構成員として互いに認め合っている2人以上の人々」[1] といった定義が看護学においては理解しやすい．2人以上であるということは互いにかかわり合って生活すると認識している集団であり，システム（組織）である．家族というシステムをアセスメントするために構造面，発達面，機能面からのアセスメントモデルがある（**図Ⅴ-7**，p.153参照）．家族は，地域社会を構成する基本的な要素であり，1単位としてとらえることができる．

2 ● 日本における家族の変遷と健康管理

　日本ではそれまでの原始的群居から大化の改新より唐の制度を見本に戸主，家長という地位制度（家父長家族制）となり，家長は家族内での絶大な権力をもった．家制度（家族制度）としては，1898〜1947年までは民法で規定されていた．現民法では，家制度・家父長家族制は廃止されている．しかし，夫婦は同氏（同じ姓）であることが規定されており，選択的夫婦別姓は国際結婚の場合を除き今のところ導入されていない．近年，是非が議論されている．

　医療との関連では古来より，傷病者が出た場合には民間療法に詳しい年長者に頼り，出産に関しても出産経験のある女性が携わっていた．医療従事者においては，701年の女医に始まるが，治療の対象者は宮夫人であり，一般庶民は対象となっていなかった．現代の医療においては，国民皆保険のもと専門職による医療の提供がなされているが，日本では，里帰り出産，父母の介護など，**家族の自助努力**が一般的なこととして認識されていることは，欧米との違いであるといえる．これらは現状として女性が主なる役割を担っているため，家族の発達周期に伴った育児，介護は女性のライフサイクルに対して，大きな影響を与えているといえる．

表Ⅰ-1　家族周期段階（発達段階）の比較

共通する ステージ	ヒル (Hill)	森岡 (Morioka)	カーター＆マクゴルドリック (Carter & McGoldrick)
結婚する前			Ⅰ 離家：独身の若者
新婚期	Ⅰ 子どものいない新婚期	Ⅰ 子どものいない新婚期	Ⅱ 結婚して家族になる 　新婚期
乳幼児がいる時期	Ⅱ 第1子出生〜3歳未満 　若い親の時期 Ⅲ 第1子3〜6歳未満 　前学齢期	Ⅱ 第1子出生〜小学校入学 　育児期	Ⅲ 小さい子をもつ家族
学童がいる時期	Ⅳ 第1子6〜12歳 　学齢期	Ⅲ 第1子小学校入学〜卒業 　第1教育期	
思春期の子どもがいる時期	Ⅴ 第1子13〜19歳 　思春期の子をもつ時期	Ⅳ 第1子中学校入学〜高校卒業 　第2教育期	Ⅳ 思春期の子をもつ家族
子どもが巣立つ時期	Ⅵ 第1子20歳〜離家 　成人の子をもつ時期 Ⅶ第1子離家〜末子離家 　子どもの独立期 Ⅷ末子離家〜夫退職 　脱親役割期	Ⅴ 第1子高校卒業〜末子20歳未満 　第1排出期 Ⅵ 末子20歳〜子ども全部独立 　第2排出期 Ⅶ 子ども全部独立〜夫65歳未満 　向老期	Ⅴ 子どもが次々巣立つ
夫婦が老いる時期	Ⅸ 夫退職〜死亡 　老いゆく家族	Ⅷ 夫65歳〜死亡 　退隠期	Ⅵ 晩年の家族

［森岡清美, 望月　崇：新しい家族社会学, 第4版, p.69, 培風館, 1997, およびWright L.M., Leahey M.：Nurses and Families-A Guide to Family Assessment and Intervention, 4th ed, FA Davis, p96-97, 2005を参考に作成した小林奈美：図 家族周期段階（発達段階）の比較. グループワークで学ぶ 家族看護論, 第2版, p.19, 医歯薬出版, 2011より引用］

B. 家族看護学の歴史と展望

　　対象者のQOLを高め，もてる力やソーシャルサポートを活用するにあたって，対象者個人への介入はもちろん重要であるが，新しい家族が誕生するときや，家族の移行期においては個人への介入だけでは不十分な場合がある．**家族構成員**が自ら相互に理解・協力し合い，家族周期にあった対応をしていくことが望まれる．

　　家族看護学は，1980年代に北米から発展し，日本では，1990年代に家族看護学を標榜する講座が看護系大学でも設立されている．家族看護学における対象者とは，母親1人のみならず，家族構成員全体，つまり1単位である．家族構成員個々のライフサイクルはエリクソンに代表されるように段階があるが，家族にも**発達段階**があり（**表Ⅰ-1**），発達する家族を理解し，システムとしての家族を構造面，発達面，機能面から理解していくことによって，家族全体の適応を促すために介入を行っていく．家族看護過程の展開が家族の健康を引き出すステップとなる．同様に終末期においても，在宅で看取りや救命措置のレベルを具体的に計画するためには，対象者を中心として円環的なコミュニケーションによってほかの構成員の意見を聞く，または，家族での合意が明確になるようなインフォームド・コンセントを重ねるなど，家族内または実父母を含む拡大家族の「誰の何が変化することによってどのような効果が期待できるか」という仮説を立て，家族の機能を高めることを看護目標の1つとして考えていくことが重要であり，目の前にいる対象者の背景を

考慮した**ファミリーセンタードケア**が症例研究を中心として発表され，看護学テキストとしても使用されている[2]．

C. 新生児の誕生による家族の変化

　出産は，**新しい家族を迎える**ことにほかならない．新生児は大きく手を伸ばして体全体で生命力を表すとともに，これまで配偶者どうしであった男女に，「親」としての役割を求め，新しい家族構成を形づくらせる．初孫を迎えた夫婦には祖父・祖母としての**新しい役割**を与え，家族構成員がそれぞれに有機的なはたらきを行うようにする．新生児はそれぞれの家族構成員に自然と笑顔をつくらせるような大きな力をもっており，家族という有機体はときを経てさまざまなステージを迎えていく．たとえば，2人目の子どもができたときに，大きな試練を経験するのは1人目の子どもと母親である．1人目の子どもは「母親の愛情を新生児とシェアする」という，これまでにない経験をする．それは赤ちゃん返りという退行化現象によって示されるかもしれない．母親は，1人目の子どもの想定外の行動に少なからず振り回されることにもなる．**表Ⅰ-1**に示したヒルや森岡の家族周期段階のⅡ期にあたる時期である．

　看護職者はどの専門領域においても対象の家族のステージや個々の役割を意識してケアすることが重要である．とくに産科領域では，新生児の誕生によって家族構成員の役割はおのずと変化する．対象者が退院してからの役割変化をイメージしやすいように質問を投げかけ，必要時には指導または妊娠中から産後まで切れ目のない支援を行っていくことが重要である．

学習課題

1. 母親，父親，兄／姉，近隣に住む祖父母の家族を例に，第二子を迎えたときのそれぞれの新しい役割を考えてみよう

▮引用文献▮

1) Kaakinen JR, Hanson SMH : What is the family ? Family Health Care Nursing:Theory, Practice and Research, 5th ed, p.5, F.A.Davis, 2014
2) 山崎あけみ，原　礼子（編）：家族看護学—19の臨床場面と8つの実践例から考える，第2版，p.78，南江堂，2015

3 母性看護学の基盤となる理論と概念

この節で学ぶこと

1. 母性看護学の基盤となる理論・概念について理解する
2. それぞれの理論・概念が提唱されるようになった背景について理解する

A. リプロダクティブ・ヘルス/ライツ

リプロダクティブ・ヘルス/ライツ（reproductive health and rights：RHR）とは，生殖に関する健康と権利のことである．WHOはこれを「人々は安全で満足のできる性生活を送り，子どもを産むかどうか，産むとしたらいつ，何人産むのかを決定する自由をもつ．さらに人々は生殖に関連する適切な情報とサービスを受ける権利を有する．」と定義している．この生殖という個人的なこととともいえることがらに，なぜあえて国際機関が言及するのだろうか．それは，個々がもっているはずの「性的自己決定権」が行使できない人が世界中におり，それによって健康を享受できていないという実態がいくつかの研究から明らかになったからである．とくに女性の権利が侵害されていることを示すデータが多く，権利を行使できない原因には，ジェンダー規範や文化・宗教による性に対する考え方などがかかわっていると考えられる．日本の状況に焦点をあて考えてみよう．

まず性とは何なのだろうか．性/性別について押さえておこう．生物学的な性は性染色体によって決定され（p.122参照），そしてこの性別は，日本においては少なくとも出生時に立ち会った医師や助産師によって，その児の外性器の特徴によってどちらかに決められる．

次に，性にはどのような差があるのかであるが，生物学的に性差が存在することは明らかである．性染色体にあるDNAの情報に基づいてつくられる身体は第一次性徴・第二次性徴といわれるようにそれぞれの性特有の成長や成熟を遂げる．しかし身体的・生物学的な性差のほかに社会的に決められていることがらも多い．たとえば，それほど古くない日本での話題としては，女性を天皇に据えることに関する議論などが思い当たるかもしれない．また，選択的夫婦別姓についても，法律では同姓にすることは記載されているが，どちらにすべきとは書かれていないにもかかわらず95％以上のカップルが男性側の姓を名乗っているという偏りがある．そして，日本でも共働きが増えているにもかかわらず家事・育児の所要時間は男性に比べ女性が圧倒的に長い．このように日本では他の先進国に比べジェンダー規範や性別役割分業がまだ根強く残っている．それはジェンダーギャップ指数（GGGI）からも明らかである[1]（p.52参照）．

日本の場合，歴史的にも女性が男性と同じ権利を得るには時間がかかっていた．たとえば江戸時代の「入鉄砲，出女」のような女性のみに強いられた移動の禁止がある．治安警察法によって女性の集会や結社も禁止されていた．参政権も最初は男性にのみ与えられたものであり，楠瀬喜多や市川房枝らをはじめとした女性達が声をあげ，やっと得られた権利である．そして産児制限運動を行っていたマーガレット・サンガーも危険思想家として日本上陸を拒否されるなど，日本の女性は公的にも私的にもリプロダクティブ・ヘルス/ライツの観点から人権が認められていない状況が続いていたといえる．しかし，日本でも1970年代，女性達はさまざまな差別に対して問題意識をもつようになっていた．そこに米国で起こった女性解放運動（ウィメンズ・リベレーション・ムーヴメント；ウーマンリブ運動）が伝えられ，日本国内でもウーマンリブ活動は活発になっていったといわれている[2]．しかし日本では今も公人の女性蔑視発言は珍しくない．経済大国として先進国の仲間入りを果たして久しい国である日本でもこれが実態である．

これらの性にまつわる差別や抑圧が解消されない現実が多くの国でまだあり，そのために**生殖のコントロール**ができないことによる人口爆発への懸念という背景から生まれたのが，このリプロダクティブ・ヘルス/ライツの概念である．国連，WHO，世界人口会議などがさまざまな調査をし，構造的に弱い立場におかれていた女性達の声も聞き，社会構造のいびつさや性差別に世界中が気づき始めたのである．ただし，生殖のコントロールと切り離せない人工妊娠中絶に関しては宗教との兼ね合いもあり，プロライフなのかプロチョイスなのかという点でいまだ議論が続いている．プロライフとは胎児を人とみなし胎児の権利を重視し中絶を反対する考え方であり，プロチョイスは産む女性の人権を重視し中絶は選択肢としてあるとする考え方である．日本は中絶は要件があるが法的にも認められている国であり，中絶処置を受けに来る患者を受け入れる医療者は，患者を傷つけることがないよう，自分が中絶の賛否についてどのようなスタンスでいるのかを自覚する必要はあるだろう．

‖引用文献‖
1) 世界経済フォーラム（World Economic Forum）：Global Gender Gap Report 2021，〔https://www.gender.go.jp/public/kyodosankaku/202105/202105_05.html〕（最終確認：2021年6月30日）
2) 荻野美穂：第3章 日本のウーマン・リブと女のからだ．女のからだ—フェミニズム以降，p.108-110，岩波新書，2014

B. 性的健康と性的権利

前述したように，リプロダクティブ・ヘルス/ライツ（RHR）は，世界中にある性にまつわる差別や社会構造のゆがみが人口爆発問題にも大きく絡んでいることがわかり，人口抑制のための試行錯誤から生まれてきた概念である．

このRHRの概念は，女性性器切除問題（p.191参照）なども端緒の1つであり，子どもを妊娠し出産する女性を中心に置き，なおかつヘテロ（異性間）カップルを前提とした提言となっている．しかし，人の生き方は多様であり，性指向の相手が必ずしも異性とは限らない．1997年に性の健康世界学会が採択した性の権利宣言[1]には，**性の健康**について，

「セクシュアリティに関する，身体的，情緒的，精神的，社会的な状態が良好（ウェルビーイング）であることであり，単に疾患，機能不全または虚弱でないということではない．性の健康には，セクシュアリティや性的関係に対する肯定的かつ敬意あるアプローチが必要であると同時に，強要・差別・暴力を被ることなく，楽しく，安全な性的経験をする可能性をもつことが求められる．」と記述されている．このように性の健康が生殖に限局されたものではないという考え方は，1974年のWHOの性教育にかかわる資料[2]の記載からも読み取ることができる．そこでは性的健康を，性的存在（sexual being）としての身体的，情動的，知的および社会的測面が，肯定的に人格，コミュニケーションおよび愛を豊かにし高めるように統合されていることと定義している．このように，性を生殖に限定していたリプロダクティブ・ヘルス/ライツ（RHR）からアイデンティティにもかかわる広い概念として扱った**セクシュアル・リプロダクティブ・ヘルス/ライツ**（SRHR，**性と生殖に関する健康と権利**）に変遷してきたのには，性が人口の問題だけでなく**人権**の問題としてとらえられるようになってきたことの証でもある．

　WHOが持続可能な開発目標（Sustainable Development Goals：SDGs）として17の目標を掲げたが，すべての人に健康と福祉をとうたっている3つ目の目標のなかにも性と生殖に関する項目が含まれている[3]（p.189参照）．1人ひとりの生活や福祉に目を向けたとき，性の健康をとりまく社会の状況の改善も忘れてはならない．

┃ 引用文献 ┃

1) 性の健康世界学会：性の権利宣言，〔https://worldsexualhealth.net/wp-content/uploads/2014/10/DSR-Japanese.pdf〕（最終確認：2021年8月5日）
2) WHO：Education and treatment in human sexuality：the training of health professionals, report of a WHO meeting〔held in Geneva from 6 to 12 February 1974〕，〔https://apps.who.int/iris/bitstream/handle/10665/38247/WHO_TRS_572_eng.pdf?sequence = 1&isAllowed = y〕（最終確認：2021年8月5日）
3) 公益社団法人日本WHO協会：SDGsとWHO，〔https://japan-who.or.jp/about/sdgs-who/〕（最終確認：2022年3月9日）

C. セクシュアリティ

　セクシュアリティ（sexuality）とは，性に関連する考え，態度，欲望や指向をあらわすものであり，明確な定義はないが，生物学的な性である「セックス」と社会・文化的な性である「ジェンダー」のあらゆる様態にそれぞれの影響を受けている[1]．そのため，セクシュアリティの発達には，生物学的な生殖機能の発達と社会や文化が影響した性に対する社会的規範や文化が関与している．

　フロイトによる心理性的発達理論によれば，人の行動の基盤に性的欲求（リビドー理論，幼児性欲理論）があると想定して，乳幼児期であっても性的欲求をもつとされている．その後の理論家としてエリクソンは，**表Ⅷ-1**（p.201参照）に示すように精神的・性的発達段階を提唱しており，一般化されている．

　性役割（ジェンダー）の発達としては，0歳児から名前や服の色やおもちゃの種類が性別で分かれ，しつけとしても女児に赤ちゃんを見せるなど，親も無意識のうちに性別ごとの育児を行っている．4歳ごろには性別に沿った自己認識をはじめる．

　　思春期は第二次性徴によって始まるが，女子の初経中央値が12歳であることに対して，男子の射精が13歳であり，学童後期においては，男子よりも女子のほうが異性に関心をもち始めるのが早い．2017（平成29）年の性行動経験率は，中学生のデート経験が3割弱，キス経験は1割となっている．このころに男女交際が始まり，性交経験は大学生においては7割となっている[2]．これらの行動は，生物としての性欲の上昇が基本となっているため，自然な現象である（**図I-1**）．

　　一方，セクシュアリティが社会的規範や文化が関与していることを如実に示すものが，1980年代生まれの世代における性行動の活発化に対比される2000年代生まれの若者世代における性に対するイメージの悪化という変化である．

　　以上より，生物学的な生殖機能と社会・文化的な意味合いをあわせもつ考え，態度，欲望や指向をセクシュアリティと述べることができる．NANDA看護診断では，ドメイン8にセクシュアリティが位置づけられており，性同一性（sexual identity），性機能（sexual function），生殖（reproduction）があげられているが，性同一性や性機能については，患者からの意思表明がないと看護問題として扱われないのが特徴である．生殖については，日本の母性看護学・助産学領域の診断が該当する．

▌引用文献▌
1）鈴木幸子：セクシュアリティと健康．女性生涯看護学，吉澤豊予子（編著），p.132，真興交易，2000
2）片瀬一男：第8回「青少年の性行動全国調査」の概要，「若者の性」白書　第8回青少年の性行動全国調査報告，日本児童教育振興財団内　日本性教育協会編，p9-28，小学館，2019

D. ヘルスプロモーション

　　ヘルスプロモーション（health promotion）とは，WHO（世界保健機関，World Health Organization）が1986年のオタワ憲章において提唱した健康戦略であり，「人々が自らの健康とその決定要因をコントロールし，改善することができるようにするプロセ

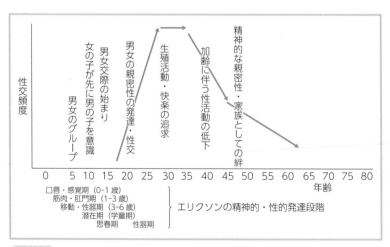

図I-1　セクシュアリティの発達と性交頻度
青線は性交頻度を示す．

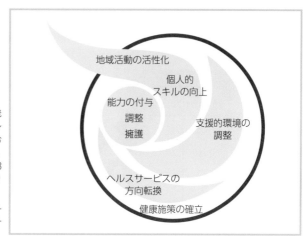

図Ⅰ-2　オタワ憲章のシンボルマーク
このシンボルマークは，1つの外環，1つの円，円から発生する3つの翼からなる．そして翼の1つは外環をブレイクしている．これらの構成要素には，健康づくりにおける5つの活動領域（保健政策の制定，支援環境の整備，地域活動の強化，個人スキルの開発，医療の再設定）と3つの基本戦略（可能にする，調停する，推奨する）が盛り込まれている．
［WHO：オタワ憲章のシンボルマーク，〔https://www.who.int/healthpromotion/conferences/previous/en/hpr_logo.jpg〕（最終確認：2021年10月22日）より翻訳］

ス」と定義づけられている[1]．オタワ憲章のヘルスプロモーションの概念は広く，健康増進や健康づくりという個人的な努力の支援にとどまらず，政策の整備などによって人をとりまく環境にも働きかけることを重視する点に特徴がある（**図Ⅰ-2**）．

　そのため，ヘルスプロモーションの対象は「**個人**」と「**個人をとりまく環境**」であり，その方法は，①健康的な政策づくり，②健康を支援する環境づくり，③地域活動の強化，④個人技術の開発，⑤ヘルスサービスの方向転換によって取り組みを進めるという，公衆衛生学的，社会学的，政策学的な考え方が必要とされる．米国は，個人への働きかけを重視し，英国では健康施策に力点を置いているのが特徴的である（**図Ⅰ-3**）．

　ヘルスプロモーションは広い概念ではあるが，すべての女性が健康であるための健康決定要因の枠組みを提供するものであり，母性看護の実践においても方法論のヒントを与えてくれる概念である．身近な実践例としては，母親の育児不安を取りあげれば，育児に自信をもって取り組めるように母子保健法の制定，健やか親子21の策定，市町村によるセミナーの開催，妊婦健診の実施，助産外来での個別指導など公的な組織づくりとシステムの実行性，個々人で取り組めることの啓発活動，市町村保健師による個別指導または，周産期施設での集団指導・個別指導などにより支援することなどがある．このなかでも参加型・体験型の健康教育は，当事者の意欲が高まる取り組みであり，健康になる自らの能力を高めることができる．また，母親たちが自主的に企画する育児サークル活動を後方から支援すること，子育て支援センターや産後ケアが受けられる施設を開設し支援するなど，個別の健康教育からグループ支援や施設の設置やしくみづくりにまで拡大することで，ヘルスプロモーションを展開させるものとなる．

■引用文献■

1）島内憲夫（訳・解説），鈴木美奈子（訳・書評）：21世紀の健康戦略シリーズ1・2ヘルスプロモーションWHOオタワ憲章，p.81-84，垣内出版，2013

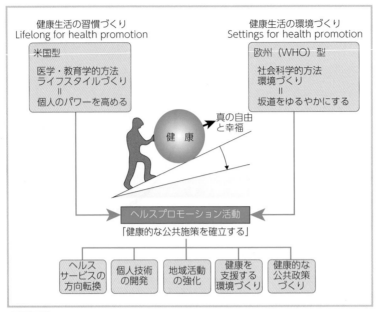

図Ⅰ-3　ヘルスプロモーション活動の概念図

［島内憲夫1987年／島内憲夫・高村美奈子2011年（改編）／島内憲夫・鈴木美奈子2018・
2019年（改編）より引用］

E. ウェルネス

　ウェルネス（wellness）とは，病気（illness）の反対語であり健康ともいえるが，健康
レベルでの位置づけと，健康に対する志向性の2側面の意味合いがある．

　健康のレベルでいうと，**図Ⅰ-4**に示すように，「単に疾病や虚弱ではない状態．時々不
調な状態」とされる[1]．WHOが1998年に提唱した世界保健機関憲章の健康の定義「健康
とは肉体的，精神的，霊的（スピリチュアル）および社会的に完全に良好な状態であって
単に病気でないだけでない」と比較すると，時々不調な状態もある点で，妊娠・出産・役

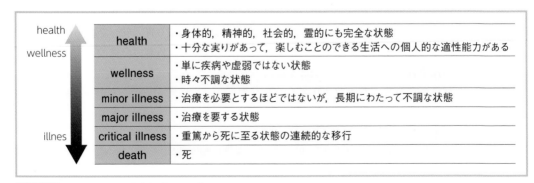

図Ⅰ-4　ホイマンの健康概念のモデル

［Hoyman HS : Homan Ecology and HealthEdu cation Ⅱ. JOSH **41**（10）:538-547, 1971. および Hoyman HS : Our Modern Con-
cept of Health, JOSH **35**（3）: 253-264, 1962 より作成］

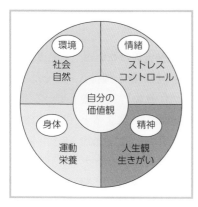

図 I-5　ウェルネスモデル
［野崎康明：ウエルネスの定義. ウエルネスの
理論と実践, p.40-42, メイツ出版株式会社,
2001 より作成］

割移行などの生理的変化が生じる妊産褥婦を理解する際にとらえやすい健康レベルといえる.

　志向性も包含した新しい健康の概念としてのウェルネスは，1950年代後半より公衆衛生医であったハルバート・ダン（Halbert L.Dunn）によって発表され，「自分の人生には自分で責任をもつことを知り，より幸福で充実した人生を送るために，自分の現在の生活習慣を点検し，自分で変えなければならないことに気づき，これを改革しつづけていくプロセスである」と定義づけられている[2]. そのプロセスを構成する要素としては，①情緒の領域（ストレスコントロールなど），②精神の領域（人生観・生きがいなど），③身体の領域（運動・栄養など），④環境の領域（社会・自然など）がある（**図 I-5**）[3].

　看護理論家のストルト（Stolte.K.M）は，ウェルネスをより高いレベルの生活機能に向けた絶え間ない改革のプロセスであるとしている. 健康のレベルを問わず，対象者が自身の強みと弱みを知り，可能な限り高い生活機能を保つために専門家の助けを必要としており，看護はその求めにこたえることができるとしてウェルネス志向の看護診断の必要性を述べ，NANDA看護診断にも反映されている. たとえば，「新たな親役割についての不十分な知識に関連した健康探求行動」といった看護診断は問題焦点型であるが，「役割変化への期待に関連した健康探求行動」[4] といった対象者の健康上の強みに着目して診断を行うことで健康な反応を引き出すヘルスプロモーション型にウェルネス型が含まれている.

　この理論を発展させてさまざまなウェルネス実践が欧米で行われ，また日本でも1980年代より日本ウエルネス協会，2000年代より日本ウエルネス学会が設立されさまざまなプログラムが実践されている. 具体的なプログラムとしては，健康スポーツの分野を中心に気づきを促すウェルネスチェックを質問紙を用いて行い，個人が食事，運動，情動コントロールなど健康的なライフスタイルを見出し，身につける数ヵ月間をサポートするものである.

▌引用文献▌

1）H.S. Hoyman：Our Modern Concept of Health, JOSH **35**（3）：253-264 , 1962
2）野崎康明：ウエルネスの理論と実践，p43-45，メイツ出版，1994
3）前掲書2），p40-42
4）Stolet.K.M（小西恵美子，太田勝正訳）：健康増進のためのウェルネス看護診断，p1-7，南江堂，1997

F. エンパワメント

　エンパワメント（empowerment）は，明確な概念定義はないが，シーガル（Segal）らは「一般的にパワーレスな人々が自分たちの生活の統制感を獲得し，自分たちが生活する範囲内での組織的，社会的構造に影響を与えるプロセス」[1]と定義している．エンパワメントにおけるパワーとは，ロバートソン（Robertson）らによると「自らの生活を決定する要因を統制する能力」[2]であり，この能力が不足している状態がパワーレスである．

　エンパワメントの思想は，1960年代の米国公民権運動やベトナム反戦運動，フェミニズム運動といった社会的活動と連動してきた．時代背景の中で，経済的格差，健康，差別，暴力などが社会問題となり，パワーレスな状態が健康の危険因子であることがさまざまな研究結果から明らかになった．1980年代以降，公衆衛生や福祉，看護，精神保健領域でも使われ始め，個人や家族への介入や組織・地域活動における理論的基盤となり発展してきた経緯がある．

　森田は，エンパワメントは，人権に基づいた概念であり，私たち1人ひとりが誰でも潜在的にもっているパワーや個性を再び生き生きと息吹かせることであり，1人ひとりが自分の大切さ，かけがえのなさを信じる自己尊重から始まり，自分で選択をしていくことである[3]と説明している．このことからも，医療者は，パワーレスの状態にある人々に対して，対象者が自分のもっている力に気づき，その力を発揮しながら自分のことを自分で選択できるプロセスを支援する必要がある．エンパワメントは，外部からのはたらきかけのみで生じるものではなく，個人の内面的な変化や変化を引き起こすための知識や技術の獲得が必要になる．

　エンパワメントを支援する方法で重要なことは，対象を問わず，パートナーシップ（協働関係），情報提供，機会の提供，環境整備を含めた地域支援である．加えて，支援する側から支援される側への一方向の図式ではなく，相互に学び合い，認め合いエンパワーされることが必要である[4]．このようなエンパワメントのプロセスにおいて，個人が自らをエンパワーしていけるように，そのプロセスを他者が促進していくことが必要になる．

┃引用文献┃

1) Segal SP, Silverman C, Temkin T : Measuring empowerment in client-run self-help agencies. Community Mental Health Journal **31**（3）: 215-227, 1995
2) Robertson A, Minkler M : New Health Promotion Movement : A Critical Examination. Health Education Quarterly **21**（3）: 295-312, 1994
3) 森田ゆり：エンパワメントと人権，p.17, 40, 42, 解放出版社，2001
4) 巴山玉蓮，星旦二：エンパワーメントに関する理論と論点．総合都市研究 **81**: 5-18, 2003

G. 自己決定

　私たちは自分のことは自分で決めるという「**自己決定権**」をもっている．多くの選択肢の中から自分で判断し選択することを日常生活の中で繰り返している．この自己決定は，自分自身のコントロール感を高め，心身の健康状態を良い方向にする．自己決定とは，"self-determination"であり，理解力・判断力を前提とした自己の決定に対する「主体性」

「責任性」「自律性」を含む概念である．意思決定は，"decision making"であり，結論・決定事項・決定をつくり上げるものであり，複数の要素とプロセスがからみ，先の見通しを立て決断していくことを表した概念である．柳原は[1]，この自己決定と意思決定は，「決意すること」という意味において大差はないが，自己か他者かを明確にしたいときは自己決定を，先のことを決めることは意思決定を使うことが正しいと述べている．

　医療の現場でも「自己決定」は必要になってくる．しかし，医療は専門的な領域であり，かつ健康をはじめ命にかかわる重要な選択が求められる．選択を迫られる当事者が不安を抱き困惑することが多いことは容易に想像できる．このような健康課題に関する意思決定は，医師や看護師を含むヘルスケア専門職とのコミュニケーションに多くの影響を受ける．

　医療の場では，従来，治療方針決定に際して医師主導の**父権的モデル**（パターナリスティックモデル paternalistic model）が用いられてきた．治療の決定は「医師」が行うものであり，情報は常に医師から患者への一方向が特徴であり，医師の決定した治療に患者が同意する方法である．医師に決定権があるため，患者の希望や価値観は反映されないことが起こりうる．この父権的モデルの対極にあるのが，**インフォームド・モデル**（informed model）である．治療の決定は，「患者」が行う．医師は，患者が情報を得たうえで決定できるように，治療の選択肢，メリットやデメリットなど，患者が必要とする情報提供を行い，内容に対する責任をもつ．情報提供後は，治療における意思決定の責任は患者に移る．患者が主体的に「自分にとっての最良の医療」を考え意思決定する方法であるが，患者への負担が大きくなる可能性がある．

　近年は，**共有モデル**（shared model）に基づく共同意思決定（shared decision making：SDM）がヘルスケアにおける意思決定支援のあり方として普及してきている．共有モデルでは，専門的な知識や経験という「医療者のもつ情報」と，現病歴や既往歴，家族歴だけでなく，患者の価値観や希望，社会的な役割や背景を含むという[2]「患者のもつ情報」を照らし合わせ，複数の選択肢を吟味し，協力して意思決定を行う．「治療の決定までのプロセスと決定に関する責任を医師と患者が共有する．

　SDMは，医師－患者の関係性だけでなく，看護師を含むすべてのヘルスケア専門職－患者間においても重要な概念であり，看護領域でも多くのSDMに関する研究が行われている．SDMの基盤は，医療者と患者のコミュニケーションであり，SDMのプロセスの中で，双方の情報，目標，責任は共有される必要がある．SDMでは，意思決定のすべてのプロセスのなかで，医療者と患者が対等なパートナーであるという認識が必要になる．選択肢を提示する場合は，可能な限りすべての選択肢とそのメリット・デメリットを述べ，患者の希望や意向を確認しながら双方の合意に向け話し合う．加えて，意思決定を互いに共有し，その評価を行う時期も相談することが必要になる．このようなプロセスを経ることは，その人らしい「自己決定」を支援することになり，非常に重要である．

┃ 引用文献 ┃

1）柳原清子：家族の「意思決定支援」をめぐる概念整理と合意形成モデル－がん臨床における家族支援システムに焦点をあてて．家族看護**11**（22）:147-153，2013
2）中山健夫：SDM入門・総論．これから始める！　シェアード・ディシジョンメイキング新しい医療のコミュニケーション，中山健夫（編），p.10，日本医事新報社，2017

H.　女性を中心としたケア

　女性を中心としたケア（women-centered care：WCC）は，「尊重」「安全」「ホリスティック」「パートナーシップ」の4つの特徴があり[1]，女性の健康に対する社会的・文化的・政治的な影響を重視し，全人的なwell-beingを目標とする．医療者に求められる基本姿勢は，個人としての女性を尊重すること，相手を脅かさないケアを行うこと，対等な立場で協働すること，女性の希望を最優先することである[2]．

　これらの女性を中心にしたケアは，女性の身体的・精神的・社会的な健康状態を高めることにつながり，ケアに対する高い満足感，自己コントロール感，自信の獲得，エンパワメントがみられ，女性が自ら健康増進行動の方法を学ぶことにつながる．また，ケア提供者の自律にも寄与し，より専門性の高いケア提供の実現，女性とケア提供者間に好循環が生まれることが期待される[3]．

(1) 尊　重

　第1の特徴は，女性の「**尊重**」である．女性の文化的多様性，女性個々の体験や価値観を理解することが不可欠であり，希望やニーズを尊重することである．女性が本来もっている力や能力に目を向けることも，尊重することの根底にある．

　女性自身が，エビデンスに基づく情報や公平な情報に基づいて，自ら意思決定できるように支援する必要があり，女性自ら意思決定したことを尊重することも含まれる．これらのアプローチは，女性の個別性を尊重したケアとなりうる．しかし，医療者が対象者に偏見をもつような場合，尊重することが困難になる．そのためにも，さまざまな背景や体験をもつ対象者にケアを実践するには，看護師自身がもつ価値観や偏見に気づく必要がある．

(2) 安　全

　第2の特徴は，女性の「**安全**」を守ることである．安全を守る手段には，プライバシーの保持と不必要な医療介入は行わないことがある．

　産婦人科領域の検査や診察では，羞恥心に配慮しプライバシーを侵害しない対応が求められる．プライバシー保持には，医療者の配慮ある対応とともに，個の空間を保持する必要がある．また，女性が安心してケアや治療を受けることができるように，できる限り侵襲が少ない治療やケア，安全な人工妊娠中絶，根拠のない過剰医療をしないことなど，女性の安全を守ることが重要である．

(3) ホリスティック

　第3の特徴は，女性を「**ホリスティック**」にみることである．ホリスティックとは，「全体性」を意味し，統合された存在として対象をとらえる概念である．ホリスティックな健康を実現するには，身体的・精神的・社会的・スピリチュアルな側面の統合として，全人的にとらえることが必要である．そのためには，文化・宗教の影響，経済状況，生活状況，セクシュアリティ，医療へのアクセス状況などの情報も必要となってくる．

(4) パートナーシップ

　第4の特徴は，女性と医療者の「**パートナーシップ**」である．これは，女性と医療者の関係性を示すものであり，対等，信頼，配慮という特性がある．女性と医療者は対等な立場で，相互の信頼に基づいて協働することが重要である．そのために医療者は女性を信頼

し，医療者は女性から信頼されるべく配慮ある治療やケアを実施することが求められる．

┃引用文献┃

1) Horiuchi S., Kataoka Y., Eto H., et al : The applicability of women-centered care : Two case studies of capacity-building for maternal health through international collaboration. Japan Journal of Nursing Science **3** : 143-150, 2006
2) Horiuchi S., Yaju Y., Kataoka Y., et al : Development of an evidence-based domestic violence guideline : Supporting perinatal women-centred care in Japan. Midwifery **25** : 72-78,2009
3) 日本助産学会：エビデンスに基づく助産ガイドライン—妊娠期・分娩期・産褥期　2020．日本助産学会誌**33**別冊：9-10，2020

I. 患者と家族を中心としたケア

　医療におけるパターナリズムとして，患者のことは医療者・看護職者が一番よくわかっているという思い込みがあったが，1960年代の米国での消費者運動を契機に，医療サービスの分野においても患者の安全である権利，知らされる権利，選択する権利，意見を反映させる権利を尊重する運動が広がり，医療者中心から**患者と家族を中心としたケア**として，患者と家族と医療者のパートナーシップに基づくヘルスケアのアプローチ（patient-and-family-centered care）の考え方が取り入れられるようになった．Institute for Patient-and-Family-Centered Care（IPFCC）は患者と家族中心のケアにおける理念を次のように示している．

患者と家族を中心としたケアにおける4つの理念

1. 尊厳と尊重：患者・家族の見解や選択を傾聴して尊重する．家族の知識，価値観，信念，文化的背景をケアプランに組み入れる．
2. 情報の共有：偏りのない情報を確実に，かつ家族に役立ち，家族に適した方法で患者・家族に伝えて共有する．
3. 家族の医療への参加：家族が望むレベルでケアや意思決定に参加することを奨励し，家族はどんな場合でも支持される．
4. 協働：ケアや医療が実施される前に，家族と医療者が対等な立場で協働していく．施設の方針，医療施設の設計や医療者の教育に関しても開発，実施，評価を協働する．

　周産期・小児医療における患者と家族を中心としたケアとしては，家族と医療者の良好なパートナーシップに基づき協働することや，子ども・家族の尊厳と多様性を尊重することを重視しながら，子どものケアに関する意思決定の支援，家族をエンパワメントする支援，子どものケアに関する家族と医療者の情報共有が重要である[1]．患者と家族を中心としたケアが実践されることで，患者と家族の健康状態や適応能力の向上だけでなく，医療者の職務満足度や実践能力も向上するという効果があるとされていることからも，患者と家族を中心としたケアの普及が求められる．

■引用文献■
1) 浅井宏美：周産期・小児医療における Family-Centered Care—概念分析—，日本看護科学会誌 33（4）：13-23,
2013

J. ボンディング

　一般的にボンディング（bonding）は，結合，接合と訳されるが，母性看護学領域においては「親から子への結びつき」「母子の絆」「心の絆」の意味で使用されている．**クラウスとケネル**（Klaus & Kennell）は心の絆（ボンディング）を「親から子どもに対する一方向性をもった関心および愛情」[1] と定義しており，子どもから親に向けられる愛着（アタッチメント attachment）とは区別している．

　母子の絆に関する理論は，安全で効率的な医療を優先した結果，行き過ぎた医療管理による弊害から発展した．1940 年代米国では伝染病疾患の予防のために新生児や未熟児は極端に隔離され，母子は分離されてケアされるのが主流であった．とくに，未熟児や新生児初期の疾病がある場合，長期間母子分離を余儀なくされ，その結果，子どもの成長に伴う行動面での発達の遅れや親による小児虐待のケースが多くみられることが明らかとなった[1]．これを契機とし，母子の絆形成過程およびそれを成立させる環境，促進させるケアに関する研究が盛んに行われるようになった．クラウスとケネルは，母親の子どもに対する愛情が高まる出産直後の数分〜数時間，数日を**感受期**（sensitive period）と名づけた．感受期の初期研究では，母親と子どもが親密に触れ合う機会を増やすことでその後の母子相互作用の質が変化するかに焦点があてられた．クラウスとケネルは，子どもと早期に長時間接触した母親と従来のケアを受けた母親を比較したところ，早期に長時間接触した母親のほうが生後数日，数週間において子どもに対する母性的行動がより多くみられたと報告している[2]．これらより，現在，母と子ができるだけ一緒にいられるように，出産直後，母子の肌と肌の触れあいである**早期母子接触**（early skin to skin contact）や入院中の母子同室が多くの施設で行われている．

　その後，感受期に関する研究は多く行われ，その証拠は増加した．しかし，最初の数時間・数日間が母と子の絆形成過程にどれだけの影響を与えるのかは明らかにされていない．また，クラウスとケネルは，母から子どもへの愛情は，環境要因や母親の個人的要因にも左右されるため，感受期とくに，出産後最初の数分の母子接触のみで，母子の親密な絆が形成されるわけではないことを強調している．つまり，出産後の早期母子接触は，母から子への絆形成に重要ではあるが，出産直後に母子接触ができない場合であっても，永続的に母と子の絆形成に影響を与えるものではないといえる．

　1990 年代に入り，クーマー（Kumar），ブロッキントン（Brockington）らがボンディング障害について報告した．**ボンディング障害**（bonding disorder）とは，親が子どもに対し「かわいいと思えない」「敵意を感じる」といった情緒的絆を形成できない状態のことである[3,4]．ボンディング障害は，現在，独立した精神科診断名として扱われていないが，ボンディング障害が疑われる症状としては，「母親の子どもへの情緒的反応の遅れ，または喪失」「子どもに対する拒否」「子どもへの病的な怒り」の 3 つがあげられている[5]．こ

れらの症状は悪化すると，母子の関係性構築に影響を及ぼすだけでなく，児に対する虐待へと発展する可能性がある．ボンディングを評価するスクリーニング尺度としてMother-to-Infant Bonding Scale（MIBS）があり，日本では「赤ちゃんへの気持ち質問票」として，産後2週間健診や新生児訪問などで用いられている[6]．

引用文献

1) Klus MH, Kennell JH：親と子のきずな（竹内徹，柏木哲夫，横尾京子訳），p.1-2，48-52，医学書院，1985
2) Klus MH, Kennell JH, Klus PH：親と子のきずなはどうつくられるか（竹内徹訳），p.84-89，医学書院，2001
3) Kumar RC："Anybody's child": Severe disorders of mother-to-infant bonding. Br. J. Psychiatry 171：175-181, 1997
4) Brockington IF：Maternal rejection of the young child: Present status of the clinical syndrome. Psychopathology 44：329-336, 2001
5) Brockington IF, Oates J, George S, et al：A screening questionnaire for mother-infant bonding disorders. Arch Womens Mental Health 3：133-140, 2001
6) 日本産婦人科医会：妊産婦メンタルヘルスマニュアル ～産後ケアへの切れ目のない支援に向けて～，p.44-45, 2017

K. アタッチメント

　アタッチメント（attachment）は**愛着**と訳される．愛着は，一般的に日常生活で使用される場合，慣れ親しんだものに深く心が引かれることを意味し，たとえば，大切に使っている物に対して「愛着がわく」「愛着がある」という使い方をする．一方，母性看護における「愛着」は，母子の関係性をアセスメントする際に用いられることが多く，母子の関係性構築に向けた援助のためにも愛着理論に基づく「愛着」という用語を理解しておく必要がある．愛着研究の第一人者である児童精神科医のボウルビィ（Bowlby）は**愛着**（アタッチメント attachment）とは，「子どもが特定の人物（養育者）に対し強い結びつきを形成する人間の傾向」[1]と定義している．

　1950年代初頭，ボウルビィは子どもの情緒面の発達の観点から，乳児院，孤児院で生活する乳幼児を観察し，乳幼児期に母親からの母性的な養育がされなかった場合，つまり乳幼児期における母親の不在は子どもの将来や性格に重大な影響を与えると結論づけた（母性剝奪理論）．しかし，その後，ボウルビィは乳幼児の養育は必ずしも母親である必要はなく，養母に代表されるような，子どもにとって，ある特定の愛情をもって接する存在（養育者）の重要性を述べ，母性剝奪理論と比較行動学を組み合わせて愛着理論へと発展させた．愛着理論は特定の対象に対して示す持続的な愛着と愛着行動を説明している．

　愛着行動とは，子どもが自身の安全性と生存性を確保するために愛着対象にそばにいてもらうためのさまざまな行動のことをいう．愛着行動には，愛着対象である養育者を呼び寄せよるための信号行動（泣く，発声する，微笑する），愛着対象に接近しようとする接近行動（探し求める，後を追う，しがみつく），人見知りに代表されるように愛着対象を他の人物と区別して，その人物に常に視線を向け凝視する定位行動がある．子どもは愛着対象である養育者との相互作用を通して，養育者への愛着を発達させていき，2歳ごろからは母親を**安全基地**（secure base）にして探索行動を行うようになる．

　たとえば，養育者を母親とした場合，子どもは，出生後早期から空腹やオムツなど不快

を感じると泣くという信号を母親に発信する．それに対し，母親が授乳する，オムツを交換する，抱っこするといったように子どもの要求に応え，かつ情緒的にかかわることにより，子どもは安心感を得る．そのような情緒的な相互作用を通して子どもは，母親は自分を保護してくれる存在だと認識する．それと同時に，子どもは自分を保護される価値のある存在であると認識し，自我を発達させていく．これらのことから，子どもの泣きについて不安やストレスを感じる母親も少なくないが，子どもが母親に対して安定した愛着を築いていくためには，母親が子どもの要求に対して情緒的にかかわっていけるように支援する必要がある．

┃引用文献┃

1）Bowlby J：母子関係の理論Ⅰ　愛着行動（黒田実郎，大羽蓁，岡田洋子ほか訳），p.437-438，岩崎学術出版社，1976

学習課題

1．A～Ⅰの理論を用いて，望まない妊娠をした女性への看護を考える上での留意点を説明してみよう
2．J，Kの理論を産褥期の看護援助でどのように生かしたらよいか考えてみよう

練習問題

Q1 女性を中心としたケア（women centered care）の概念で適切なのはどれか．

（第108回国家試験，2019年）

1．父権主義を否定している．
2．周産期にある女性を対象とする．
3．全人的な女性という視点を重視する．
4．女性特有の疾患に関する看護を行う．

［解答と解説 ▶ p.304］

4 根拠に基づく母性看護の実践

この節で学ぶこと

1. エビデンスとは何か，どのように得るかを理解することができる
2. コクランレビューを活用する方法を理解することができる

A. 根拠に基づく実践とは

1 ● エビデンスとは何か

　エビデンスとは，科学的根拠のことで，調査や実験などの研究から導かれた結果の「確かな裏づけ」のことである．近年では，インターネットやテレビ，雑誌，本などから情報を得ることができるが，必ずしもすべての情報が信頼できるとは限らず，エビデンスがあるとはいえない情報もたくさんある．ケアを提供する私たちは，どの情報が信頼できるのか，健康や医療の情報を選択するときに，その背景にあるエビデンスを知り，その情報の確からしさについて判断する必要がある．研究の結果が載っている文献を調べることで，その情報は効果があるという研究結果があるのか，効果がないという研究結果があるのか，それともまだ研究が少なく効果が明らかになっていないのか，ケアをすることによってどのような効果があるかを明らかにすることができる．

2 ● EBM，EBN，EBP の考え方，時代の変遷

　エビデンスに基づいたケアや健康教育などの保健医療活動は，**EBM**（evidence based medicine；エビデンスに基づいた医療），**EBN**（evidence based nursing；エビデンスに基づいた看護）といった略語でよばれている．

　EBMとは，患者（対象者）にもっとも適した医療を行うために，曖昧な経験や直感に頼らず，科学的根拠に基づいた適切な医療や治療を選択し，実践するという考え方である．EBMという言葉が初めて使われたのは1991年のGuyatt GHの論文であり[1]，その後，世界中で急速に広まり，浸透してきている．EBMの概念は，1970年代に北米で広まった疫学の方法論を臨床に応用した「臨床疫学」を基礎に置いている．ではなぜ急速な広まりをみせ，医療を提供するうえでの重要な概念となったか．その社会背景として，偶然性の高い個人的経験や観察から得られた知見だけでは，臨床を行ううえで量的にも質的にもエビデンスが不十分であったこと，新しい検査や治療法を評価する際に最良のエビデンスを論文から見つけて解釈するための知識・スキルが不足していたことなどが問題として認識されていた[2]．EBMという言葉が誕生したことで，これらの問題に対する国際的な関心が

高まった．そして，インターネットの普及やエビデンスの効率的な検索システムの開発といった情報技術の進展，そして研究結果を可能な範囲で統計学的に統合するシステマティック・レビューの手法とその要約がつくられたことで，EBMの急速な普及が可能となった．EBMの実践は，①疑問の定式化，②根拠の検索，③根拠の吟味，④実際の適用，⑤評価の5つステップからなる．

　看護領域においても，根拠に基づいた看護ケアの検討の必要性が高まっており，EBMに追従する形でEBNという言葉が用いられるようになった．EBN（evidence based nursing）は「根拠に基づく看護」と表現され[3]，研究成果による科学的根拠に基づいて看護を実践することを意味する[4]．EBNの実践では，対象者をケアする際に，「なぜそれをするのか」という看護ケアの根拠について考えるところから始まる．そして，その対象者にもっとも適した研究成果について文献を収集し，その中で科学的根拠は何かを専門知識から判断し，ケアに適用する．EBNでは，適用するケアの選択を最適なものにするため，単に科学的根拠のレベルが高い論文の結果を選択すればよいということではなく，文献を網羅的に検索し抽出された文献の批判的吟味をしたうえで結果を統合することが大切である．また，エビデンスだけではなくコストや対象者の志向なども考慮したうえで，目の前の対象者にどう適応するかを検討する[3]．

　EBNのステップは，5つある．

1. **問題の定式化**：看護実践における問題，疑問点を明確にする
2. **エビデンスを探す**：文献やガイドラインなどの検索によりエビデンスとなりうる情報を探す
3. **得られた情報の批判的吟味**：文献で探した情報がエビデンスとして活用できるものであるかどうかを評価する
4. **ケアの対象者への適応**：エビデンスを，ケア対象者に適応できるかどうかを「専門的な知識」「対象者の意向」「利用できる資源やコスト」を考慮して判断する
5. **ケアの実践と評価**：エビデンスを対象者に適応した結果を評価する

　看護職者は，EBNの5つのステップを用いてケアの実践を行うと同時に，研究を実施してエビデンスを集積していく必要もある．

B. エビデンスを得る方法

　看護ケアの実践にはエビデンスが必要である．エビデンスを得る方法はさまざまであり，経験豊富な職場の上司や先輩に聞く，教科書やガイドラインを読むといった方法がある．その1つに論文の探索があり，網羅的な論文の探索については，最良のエビデンスを得るために覚えておきたい方法である．

1●PICO の組み立て方

　EBP（evidence based practice）に用いる論文を検索するためには，まずはリサーチクエスチョン（研究疑問）をPICOという形で，立案する．PICOとは以下の頭文字を集め

たものである.

- P：participants（対象者. どのような人が対象か：たとえば妊娠している女性, 産後の女性など）
- I：intervention（介入. どのようなケアか：たとえばマルチビタミンのサプリメントを摂取するとなど）
- C：comparison（比較. 何と比較しているか：たとえば, プラセボサプリメントと比較してなど）
- O：outcome（結果. どのような効果があったのか：たとえば低出生体重児が減少したなど）

　このようにリサーチクエスチョンをPICOの形にすることによって, 必要な文献が探しやすくなる.

2●研究論文の検索

　知りたい看護ケアに関して, 過去にどのような介入研究が行われているのか, 効果があるのか, どんな結果なのかを明らかにするために探索的な文献検索を行う. 文献検討に使うデータベースは主に2つあり, 日本語の医学論文を検索するために使うのが医学中央雑誌と, 英語の医学論文を検索できるPubMedである. 学部生であれば, 医学中央雑誌で日本語の論文を検索するとよい. キーワード検索とは, 研究疑問からキーワードを複数（2,3個くらい）入力し文献を探す方法で, 検索語は単語をいれる. PICOのPとIのキーワードを検索すると探しやすい. 検索には,「AND」「OR」などの演算子を用いるとよい（**図 I-6**）. たとえば, 妊婦OR産褥婦のようにORでつなぐと, 2つのキーワードのどちらかを含むものを広く拾うことができる. また, ANDでつなぐと, 両方含まれるものだけが該当し検索の範囲を狭めることができる. PubMedでは, 英語の検索にMeSH termという統制語があり, データベースが主なキーワードの類義語をすべて統制してくれているもので, もしMeSH termが登録されている場合は, 自動的に類義語が検索されるようになっている.

　検索したあとは, タイトルとアブストラクトを読んで, 関連のある文献を, 図書館のデータベースでダウンロードまたは取り寄せて読んでみよう.

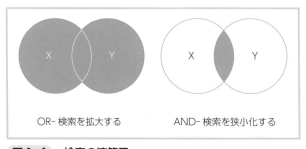

OR- 検索を拡大する　　AND- 検索を狭小化する

図 I-6　検索の演算子

3● エビデンスレベル

　意思決定に用いる科学的根拠（エビデンス）には，信頼できるかどうかのレベルが分かれている．図Ⅰ-7のエビデンスレベルのピラミッドでは，もっとも信頼性の高いものとしてランダム化比較試験（RCT）のメタアナリシス，信頼性の低いものとしてエキスパート・オピニオン（専門家の意見）としている．ただし，研究疑問によって必要な研究デザインというのはある程度決められているのと，ランダム化比較試験の質が低いと，それを集積したメタ解析の結果の信頼性も低くなるので，ピラミッドのヒエラルキーを鵜呑みにせずに，確認して解釈するよう注意が必要である．

C. コクランレビューの活用

　エビデンスレベルの高いRCTの質の高い**系統的レビュー**（システマティックレビュー）の要約は，無料でコクランレビューを読むことができる．**コクラン**は，系統的レビューの手法を標準化し，一般の人向けにわかりやすい言葉で要約を無料で公開している．日本語訳がついているものも増えてきたのでぜひ参照してほしい．コクラン系統的レビューはこれまでに，130ヵ国以上の研究者・医療者が参加し，7,000以上にのぼる系統的レビューが作成され，世界中の保健医療分野に影響を与えている．

1● コクランとは

　コクランとは，1992年に英国で始まり，現在は日本にもコクランジャパンセンターを置く国際的な非営利組織である．主にランダム化比較試験（randomized controlled trial：RCT）をまとめることにより，医療や政策の科学的根拠に基づいた意思決定を促進している．

2● コクランレビューの活用方法

a. コクランレビューとは何か

　コクランにより，同じ研究課題に関して検討した研究を，世界中の文献から網羅的に検

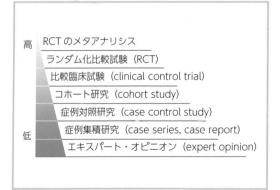

図Ⅰ-7　研究デザインとエビデンスレベル

索し，それぞれの研究の情報の質を評価したうえで，質の高いものだけを残して，その研究結果を統計学的に統合するという手法（システマティックレビュー，系統的レビュー）である．コクラン系統的レビューは，コクランライブラリーのホームページ（http://www. cochranelibrary.com/）で無料で検索しアブストラクト（要約）を読むことができる．最近は，質的研究のレビューなど看護に有用なナラティブのレビューも出版されている．

b. コクランレビューの読み方

コクランレビューの読み方は，コクランライブラリーを開き，自分の興味のある研究疑問に関するコクランレビューのアブストラクトを参照し，全体の内容を大まかに把握してほしい．また，母性看護学の分野では，これまでに出版されたコクランレビューの中から，妊娠・出産にかかわるものを集め，「科学的根拠の確からしさ」を紹介した本も出版されているため，コクランに興味をもったけれども，どうしても時間がないという方は，まずはこのような本を参照するとよい[5]．

学習課題

1. マタニティケアのPICOをたててみよう

引用文献

1）Guyatt G. ：Evidence-based Medicine, ACP Journal Club, 1991
2）福井次矢（編）：看護のための最新医学講座第36巻　EBNと臨床研究，中山書店，2003
3）道又元裕：ケアの根拠―看護の疑問に答える180のエビデンス，第2版，日本看護協会出版会，2012
4）阿部俊子（編）：看護実践のためのEBN―ベストエビデンスへの手引，中央法規，2001
5）森 臨太郎：ほんとうに確かなことから考える妊娠・出産の話 コクランレビューからひもとく，医学書院，2018

ⓒⓞⓛⓜ
ガイドラインとは

　最新の科学的根拠に基づく医療・ケアの浸透と質の向上を目的として学会や公的機関など公的な母体が主体となり作成する，ケアを行う人や患者が，適切な判断や決断ができるように支援する目的で体系的に作成された公的な文書である（p.162のコラムも参照）.

●ガイドラインはどのように作成されているか

　世界で主流となっているケアガイドライン作成方法とは，エビデンスに基づく手法である．ケアガイドラインのテーマが設定された後，主体となる組織（学会や公的機関）で，多職種の専門家や，対象となる患者，家族や支援者が参加して，最新の科学的根拠（エビデンスレベルのもっとも高いもの：RCTの系統的レビューなど）をもとに，コスト，有害事象の有無，患者の価値観と指向などを加味して推奨するかどうかの合意を形成し，文書とする．最新の科学的根拠の部分は，系統的レビューの手法に準じて，研究疑問を定式化（PICO）し，複数のデータベースを網羅的に検索し，複数人で文献のスクリーニング，バイアスの評価（批判的吟味）を実施，確認し，可能であれば分析は，メタアナリシスを実施する．そのうえでGRADEという評価方法を利用し，それぞれの研究疑問ごとに，エビデンスの確実性を高，中，低，とても低の4段階で評価する.

●母性看護・産婦人科領域の代表的なケアガイドラインの紹介

・日本看護協会：「院内助産・助産師外来ガイドライン2018」
・日本助産師会：「助産業務ガイドライン2019」
・日本助産学会：「エビデンスに基づく助産ガイドライン―妊娠期・分娩期・産褥期　2020」
・日本産科婦人科学会・日本産婦人科医会：「産婦人科診療ガイドライン産科編2020」「同婦人科編」
・最先端・次世代研究開発支援プログラム子育て支援ガイドライン開発研究プロジェクト：「高齢初産婦に特化した産後1か月までの子育て支援ガイドライン」

●ガイドラインの介入方法への活用の例

　対象者の看護ケアについて考える際，看護計画・実践の根拠にガイドラインを活用することができる．たとえば，活用の例として学生が受けもった妊娠中の女性が「便秘」で困っていた．学生は，EBPステップ1（疑問の定式化）として「P:妊娠中の女性，I:食事摂取のアドバイス，C:通常ケア，O:便秘の改善」と研究疑問をたてた．ステップ2（疑問についての情報収集）として，妊娠中の便秘の改善方法について書かれているガイドラインを探し，日本助産学会が発行している「エビデンスに基づく助産ガイドライン―妊娠期・分娩期・産褥期2020」を見つけた．そこには，便秘の改善に効果的な方法として，コクランレビューのエビデンスから「食物繊維の摂取により排便回数が増加する可能性があることを伝える」と記載されていた．ステップ3（得られた情報の批判的吟味）として，エビデンスレベルを確認したところ，コクランレビューは，もっとも高いランダム化比較試験のエビデンスであった．ステップ4（情報の患者への適応）として，学生はこの内容をもとに，ケア対象者（妊婦）の好きな食品を聞いて，食物繊維が多い食べ物（穀類，豆類，芋類，果物など）を使った簡単に調理できるレシピの紹介や，おやつに小麦ブランや食物繊維ビスケットを補食することなどを提案し，便秘を改善するために食物繊維の摂取がよいことを伝えた．ステップ5（ケアの実践の評価）として，便秘が改善されたか次の健診時に確認したところ，朝食にお勧めのレシピにあったオートミールや，おやつにチョコレートタイプの小麦ブランを摂取し，便秘が改善したという報告があった.

●活用する際の注意点

　ケア/診療ガイドラインは，最新のものを参照してほしい.

母性看護にかかわる主な職種と連携

この節で学ぶこと

1. 女性と母性にかかわる各種専門家の種類とその役割を理解できる
2. 妊産褥婦や対象者を中心に，女性や母性に直接関連する職種が連携し取り組むチーム医療の重要性と，さらに広範囲の多職種が連携し，よりよい医療や看護などを提供する多職種協働の重要性を理解できる

　母性看護学分野では，今後職種間の協働がいっそう必要になる．たとえば，産婦人科医師の減少に伴い，助産師が主体的に診察や分娩介助にかかわる「助産師外来」「院内助産」などが推進されるなかで，助産師と産婦人科医師の協働はこれまで以上に重要となる．また，複雑で解決困難な問題をもつ妊産褥婦に対して，母性看護専門看護師，他科の専門看護師，認定看護師などと，助産師，産婦人科医師，新生児科医師，小児科医師などがそれぞれの専門性を活かして連携してかかわることが求められている（**図Ⅰ-8**）．

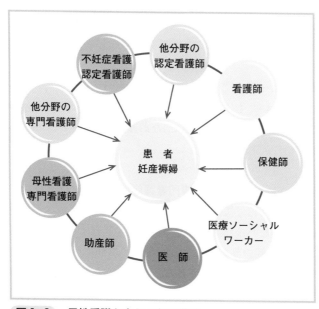

図Ⅰ-8　母性看護を支える主な職種

A. 母性看護にかかわる主な職種

1 ● 看護職

a. 看護師

　看護師が女性のライフサイクル上かかわることが予想される状況として，たとえば思春期の過食・拒食症の入院治療時や，成熟期・更年期・老年期では女性の罹患率の高い婦人科系の良性／悪性腫瘍などの治療の場面等が考えられる．そして，性別違和の人や，婦人科疾患の後遺症，たとえば子宮全摘出後にパートナーとの性的関係の変化が生じている女性や，パートナーは問題なく接している状態であっても，女性自ら自信を喪失している場合などに，今後はより看護の必要性があると思われる．

b. 保健師

　保健師は，所定の専門教育を受け，地区活動や健康教育・保健指導などを通じて疾病の予防や健康増進など公衆衛生活動を行う専門家である．仕事の内容や働く場によって，地域の保健師，産業保健師，学校保健師という種類に大まかに分類される．

　保健師は，妊娠・分娩・産褥期を経て，地域にて生活をする母子にとってもっとも身近にいる看護職である．地域の保健師は，親業クラスにおける妊娠・出産・育児に関する教育や，健康診査，予防接種，相談事業などを通して母子保健にかかわっている．小規模の自治体の中には，保健師が母子健康手帳を，1人ひとりの顔と背景を把握し手渡しているところもある．

　学校保健師は，前思春期・思春期の発達段階にあたる者の性の悩みや月経，避妊，性感染症に関する相談にのることもある．女性への看護にかかわる職種としては，さまざまな課題に予防的にもかかわることができるという意味で，非常に重要な存在である．

c. 助産師

　助産師は看護職のなかで，とくに妊娠・分娩・産褥期の看護を専門的に担当する．保健師助産師看護師法においては，「「助産師」とは，厚生労働大臣の免許を受けて，助産又は妊婦，褥婦若しくは新生児の保健指導を行うことを業とする女子をいう．」と定義されている．

　「助産師外来」「院内助産」は一般病院のほか，総合周産期母子センター，地域周産期母子センター，大学病院などにおいても実施されている．産婦人科医師の不足・分娩施設数の減少への対応，および妊産婦の自分らしい主体的なお産の実現などの多様なニーズにも合っており，また助産師の活躍にもつながっている．

d. 専門看護師

　専門看護師（CNS）制度において**母性看護専門看護師**は，女性と母子に対する専門看護を行い，主たる役割は，周産期母子援助，女性の健康への援助のエキスパートである．最近は，とくに複雑で解決困難なハイリスク事例の看護の推進者としての役割も期待されている．たとえば，妊娠分娩年齢の高齢化により，生活習慣病や悪性腫瘍を合併した妊娠・分娩・産褥事例が今後増えることが予想される．そのような事例に母性看護専門看護師と，他分野の専門看護師などの連携の下に看護が展開されるとQOLの向上に大きく関与できると思われる．また2017（平成29）年より**遺伝看護専門看護師**の認定が開始され

臨床で活躍している．たとえば遺伝性乳がん・卵巣がん症候群では，高い確率でがんが発症するため，専門的知識での対応が必要となる．

e. 認定看護師

認定看護師（CN）制度において母性看護領域に関連の深い分野では，たとえば**不妊症看護認定看護師**がある．主な役割は，生殖医療を受けるカップルへの必要な情報提供および自己決定の支援である．今後ますます不妊症に悩む夫婦が多くなることが予測され，不妊症看護認定看護師の必要性は高まると考えられる．ほかに，**新生児集中ケア認定看護師**があり，主に新生児集中治療室（neonatal intensive care unit：NICU）におけるケアの特殊技術に優れる．

また，糖代謝異常妊婦では糖尿病看護認定看護師との協働が，また乳がん既往の妊産褥婦では乳がん看護認定看護師との協働が必要になる場合がある．

2 ● その他の職種

a. 医 師

医師は疾患を診断し治療の方針を決める責任をもっている．

b. 公認心理師

公認心理師とは公認心理師法に基づいた国家資格であり，以下の業務を行う．①心理に関する支援を要する者の心理状態の観察，その結果の分析，②心理に関する支援を要する者に対する，その心理に関する相談および助言，指導その他の援助，③心理に関する支援を要する者の関係者に対する相談および助言，指導その他の援助，④心の健康に関する知識の普及を図るための教育および情報の提供．

c. カウンセラー，スクールカウンセラー

心の健康問題については精神科や心療内科において，精神科医に診断を仰ぐことになるが，その回復の支援には医師だけでなくカウンセラーとよばれる心理学を基盤とした専門職がかかわることもある．また，診断名がつくまでにはいたらないが，学校現場などで重症化する前に予防的な意味でかかわることもある．しかし，いま現在，心理カウンセラーは国家資格ではない．臨床心理士とよばれる職種もあり同様の職務を行っているが，これも財団法人日本臨床心理士資格認定協会[1]の認定資格であり，国家資格ではない．

d. 医療ソーシャルワーカー

医療ソーシャルワーカーとは通称であり，国家資格である「社会福祉士（社会福祉士および介護福祉士法による国家資格）」もしくは「精神保健福祉士」を指すことが多い．医療現場において保健や福祉に関する相談にのることを主な職務とする．社会制度を活用して，それらの問題解決のアドバイスをする．

e. 児童福祉司

厚生労働大臣が認定する資格である．児童福祉司の任用資格を得る方法はいくつかあるが，行政機関である児童相談所に配属になるためには最終的には公務員試験に合格しなければならない．児童相談所に配属されてはじめて児童福祉司となる．この職務は児童にかかわる相談に応じたり，必要な調査をしたり，サービスの提供を行ったりすることである．

f. 婦人相談員

　　婦人相談員は，売春防止法に基づき，都道府県知事あるいは市長から委嘱され，要保護女子などの発見，相談，指導などを行う者である．また，「配偶者の暴力の防止及び被害者の保護等に関する法律」に基づきDV被害者の相談，必要な指導等を行う．

g. 民生委員

　　民生委員は，民生委員法に基づき，都道府県知事の推薦によって，厚生労働大臣がこれを委嘱する．「社会奉仕の精神をもって，常に住民の立場に立って相談に応じ，および必要な援助を行い，もって社会福祉の増進に努めるものとする」と規定されている．児童福祉法の児童委員にも適した者であり，なおかつ市町村の区域の実情に通ずる者を市町村長が委嘱している．

B.　母子の支援のための多職種連携

　　これまでの母性看護分野の支援は，施設においてどのように看護するか，健康教育を行い退院後困らないようにすることを重視していた．少子化が進んでいる現在，1回1回の出産や，子育てしやすい社会の実現に向けて，また課題となっている産後うつや子どもへの虐待や女性への暴力などへの支援の必要性からも，妊娠期から育児期における切れ目のない支援体制の拡充が求められている．つまり，これまでの点の支援から，点と点をつなぎネットワークで母子を多方面から長期にわたって支援していくという多職種連携が必要となる（図I-9）．たとえば産後うつ病が診断された褥婦については，これまで以上に精神科と連携し両科でフォロー体制を構築する．入院治療が必要と判断された場合は，精神科の患者になり，主担当は精神科であっても，産科医師や助産師から精神科分野と連絡やフォロー体制が継続できるように働きかける．

　　退院が許可された後は，産後ケア施設の指定を受けている以下の施設を効果的に活用する．産科病棟・産科混合病棟の病床，地域で開業している助産院などを活用する．そのよ

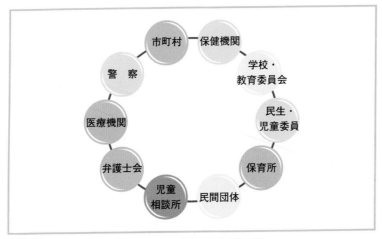

図I-9　要保護児童対策地域協議会の参加者の例

うな施設で，ゆったりと助産師や看護師に見守られながら，緩やかに日常生活に戻り育児技術の獲得と，疾患の治療が並行できるようにかかわる．分娩数が減少したからこそ可能になるシステムとして活用すべきである．

学習課題

1. 複数の看護職，医療職が多職種協働することにより効果を発揮すると思われる事例はどのようなものか考えてみよう
2. 助産師が今後どのような分野でさらに活動を広げると，より世の中に貢献できるか考えてみよう

引用文献

1）日本臨床心理士資格認定協会：臨床心理士とは，〔http://www.fjcbcp.or.jp/rinshou/about-2/〕（最終確認：2022年3月9日）

第Ⅱ章

性をとりまく社会と現状

学習目標

1．生物学的性と社会的性の組み合わせの多様性について述べることができる
2．セクシュアルマイノリティの人の抱える困難を理解し，性の多様性を尊重した看護について考えることができる
3．日本における性をとりまく社会の現状を統計値からとらえることができる

1 社会的・心理的特性からみた性

この節で学ぶこと

1. 日本の性に対する社会の枠組みの特徴と生活や健康への性別役割観の影響について理解する
2. ジェンダーについて理解する
3. 性自認と性的指向の多様性を理解する

A. 性別役割観

　世界的に18世紀の産業革命以降，身体的な性差と職業内容との兼ね合いから**性別役割分業**が生まれている．そして，経済至上主義と相まって，ときには危険も伴う肉体労働に従事し直接お金を稼ぐことのできる男性と，家庭内において子を産み育て，家事というお金を生み出さない**シャドーワーク**とよばれる労働に主に従事する女性との間に社会的な上下関係ができていったと考えられている[1]．そしてそれが多数派のモデルになることで個人の生き方をも性別で縛ることにつながってきた．このように，社会は生物学的な性別を前提とした社会にとって都合のよい性別役割をつくりあげ，また，教育や法律・制度によって固定化してきたという歴史ももつ．日本でも，ほとんどが農耕民族であった時代から徐々に職業の多様化が進み，敗戦後，国が急激に資本主義に没入していくなかで，同じような現象が起きることとなった．

　男性が外で肉体労働を担い，その男性が生活面の心配をすることなく仕事に打ち込める状況がつくられることは，その労働力を買い利潤を得たい資本家にとっては非常に好都合であった．女性が外で働く男性の生活面を支える代わりに，その男性の労働力を買っている資本家（企業など）がその女性を被扶養者とみなすことで，企業はほんの少し経済面で負担をするだけで，労働力の充実を図れたわけである．また，社会がそのような夫婦と家族に対して税制優遇システムをつくることで，男性の労働と女性の家庭内でのシャドーワークが固定化しやすくなったのである．

　そして，日本では良妻賢母という言葉も生まれ，男性と女性では受ける教育の内容も異なっていた．教育の差は，日本では1980年代まで続いていた．これは，効率を重視する資本主義社会にとってはとても有利な仕組みであったが，一方で，個人の尊重とは相容れないものでもあった．

　このように社会に拡散した**性別役割観**は，人々のもつ性別の概念にも影響を与えていると考えられる．たとえば，土肥の開発したアンドロジニー・スケール[2]では，女性性項目として「すなおな」「かわい気のある」「同情心のある」「人に尽くす」「親切な」「やさしい」

「気もちの細やかな」「人に温かい」「慎み深い」「言葉遣いのていねいな」があげられており，男性性項目としては，「自主的な」「信念をもつ」「自己主張のある」「たくましい」「積極的な」「行動範囲の広い」「前向きな」「独創力のある」「行動力のある」「人に頼らない」があげられている．このように，女らしさや男らしさのイメージを先入観としてもっていると，そぐわない態度を示す人に対して違和感をもつかもしれない．奥山和弘氏原作の「モモタロー・ノー・リターン」[3,4]という演劇を観たことがあるだろうか．男女共同参画の視点で桃太郎の昔話をアレンジしたもので，おばあさんが山に芝刈りに行ったり，桃から生まれるのが女の子であったりする話である．これを観て自分が何を感じるか，自分のもっている性に対する先入観がないかどうか確認してみるとよい．自分が性に対してどう考えるかは自由である．しかし，対人援助を行う看護職者は，そのフィルターを人に押しつけその人の「らしさ」を否定し傷つけることがないよう気をつけなければならない．

B. ジェンダー

1 ● ジェンダーのとらえかた

　ジェンダーの語源はgene（染色体・遺伝子の意）である．つまりもともとは生物学的な性別を表す言葉であった．しかし，同様に性別という意味で用いられていたsex（セックス）という言葉と使い分けをするうちに，ジェンダーが社会的・文化的性別，セックスが生物学的性別を指すようになった．このジェンダーという言葉で示される内容としては，**知覚**（何を男らしい，女らしいと思うか），**表現**（外見や身振り），**役割**（社会的分業）があるといわれている[5]．

　セックスが示す生物学的な性別は，通常は出生時に生殖器の形状に基づいて決定される．つまり性分化疾患のように染色体や性腺の状態が先天的に男女の定型とは異なる状態である場合を除けば，通常その性に応じたホルモンの影響で性に特異的な身体的発達を呈していくため，ジェンダーの表現の一部はセックスと深い関係があるといえる．

　しかし，発生学的には，脳も含め[6]ほかの主要臓器の形成や機能などに明確な性差はない．成長の過程でY染色体にしかない作用や性ホルモンのはたらきかけの違いなどにより，表現において男女で異なる部分が出現することは事実だが，それでも外見はいくらでもつくることができ，個人差の振れ幅のほうがずっと大きい．男女の相違はヒトとしての共通性に比べればほんのわずかでしかないのである．つまり子どもを妊娠できるか否かの身体の機能の違いだけで社会的・文化的なありようを限定するのは，個人の「らしさ」に圧力をかけることにほかならない．

2 ● ジェンダー・フリーとは

　ジェンダー・フリーとは，その社会的に望ましいとされる性別の「らしさ（知覚・表現）」や「役割」からの**解放**という意味である．社会が求める，規定する女性らしさや男性らしさに縛られずに，自分らしくあろうとする運動のなかで用いられてきた言葉である．しかし，生物学的な性別を前提としてジェンダーが認識されている場合，ジェンダー・フリーとは，どのようなとらえ方をされるだろうか？　ある人たちは，男と女には違いがな

いという主張としてとらえ，名簿の男女混合のみならず，更衣室など現在の生活の場，職業すべてにおいてその混合化の状況を導きかねないという理解をした．このような両性がいやでも同じことをしなければならないという強迫的な意味にとらえた人たちは危機感をもったであろう．あるいは，もともと女性は男性に劣るものであるといった考え方をしている人たちもまた，違う意味で危機感をもったと考えられる．こういった背景から，ジェンダー・フリーは問題だといったバッシングが起こった．

　ジェンダー・フリーが誤解されたことで，この言葉の真の主張である男女の前に個人があり，その個人には等しく人権があるということ，人は生物学的な性別に縛られず自分らしく生きる権利をもっているということを伝えるための活動が少なからず障害を受けている．

　また実際に，勤労女性が子育てや家事において手抜きをしていると社会的に非難されることが多いが，勤労男性の場合は，家事や育児をしていなくても，子どもに暴力をふるうのでもない限り，仕事をしているのだからしょうがない，と寛容な反応が返ってくることが多い．このような，女性には許されないが男性ならば許されるという**ダブルスタンダード**（二重規範．1つのことに対して矛盾した2つの基準がある）の存在，あるいは**ジェンダー・バイアス**（社会文化的な性的差別や性的偏見）についてはジェンダー・フリーを阻害するものとして考え直していくことが重要である．

コラム
低用量経口避妊薬と勃起不全改善薬の認可にみるジェンダー・バイアス

　米国では経口避妊薬（ピル）は1960年代に女性の地位向上のための運動の盛り上がりとともに大変な勢いで普及しはじめた．しかし日本でピルの認可が下りたのは1999年であった．つまり米国やそのほか先進国の女性たちがあたり前のように使えていたなかで，使用の自己決定ができる避妊方法を日本の女性たちは40年近く使うことができなかったのである．認可の遅れの理由としては副作用や性感染症などといわれているが，避妊ができなかったために起きている中絶の多さ，それに伴う女性たちの健康障害については重視されなかった．そして，一方で男性の勃起不全の改善薬であるシルデナフィルクエン酸塩（バイアグラ®）は，たった半年間で承認が出された．副作用や性感染症などの検討は果たして十分に行われたのであろうか？

　女性が性に関する決定権をもつことには抵抗力が働くのに，男性ではそのようなことは起こらない，という社会的な性に対するダブルスタンダードがある．これをジェンダー・バイアスという．

C. 性自認と性的指向の多様性

1 ● 性自認

　性自認（gender identity）とは自分自身がどの性別に属しているかの認識や自覚のことであり，ジェンダー・アイデンティティの日本語訳である．身体の性別と自己認識の性別が同じ者が圧倒的大半であるが（女性として生まれ，女性と認識しているなど），身体の性別とは異なる性別で生きることを望む者を**トランスジェンダー**（transgender）とよび，男性から女性へのトランスジェンダーをMTF（male to female）あるいはトランス女性，女性から男性へのトランスジェンダーをFTM（female to male）あるいはトランス男性

とよぶ.

　また，近年になって日本ではX（エックス）ジェンダーというアイデンティティの存在も確立されつつあり，自らの性別を男でも女でもある・男でも女でもない・性別がない・男女の中間の中性である，性別が定まらない（不定性）といった認識をもつ者もおり，MTX（male to X），FTX（female to X）とよばれる.

2 ● 性的指向

　性的指向（sexual orientation）とは恋愛や性愛の感情がどの性別へ向くか（異性，同性，両性，あるいはいずれの性別にも関心がないという場合もある）という概念であり，世の中の圧倒的多数はその対象が異性であり，異性を愛する者という意味から異性愛者とよばれる．しかしながらその数は少ないながらも異性愛以外の性的指向をもつ同性愛者や両性愛者も現に存在しており，女性の同性愛の**レズビアン**（lesbian），男性の同性愛の**ゲイ**（gay），男女の両性愛の**バイセクシュアル**（bisexual）とよばれる．また，恋愛や性愛の感情を他者に抱かない者はアセクシュアルとよばれる．また，性自認や好きになる相手の性別がわからない状態にある者はクエスチョニング（questioning）とよばれる.

　前述のトランスジェンダーなどと合わせてこれら**セクシュアルマイノリティ**の人々をＬＧＢＴｓ^{エルジービーティーズ}と呼ぶことがある．保健医療領域で働く者は，適切な対応やケア提供を行ううえでも「男／女」といった枠組みに押し込む古典的思考ではなく，性のあり様はまさに多様であるという認識を，身につけることが求められる（**図Ⅱ-1**）.

3 ● 疫学統計からみる性自認と性的指向の状況と健康問題

a. LGBTs の人口規模

　表Ⅱ-1より，日本におけるLGBTsの者は8〜10％弱と見積もられている[7-9]．また，若年層においてはとくに自らの性的指向や性自認がはっきりしない，揺れ動いている，わか

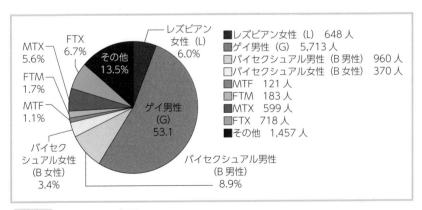

図Ⅱ-1　LGBTs の内訳
回答者全体の約8割が20〜30代であり，47都道府県すべてから回答があった.
調査期間を通じた総回収数は11,382件，有効回収数10,883件（海外在住者114名含む）であり，本稿では国内在住者10,769件に限定して報告する.
［日高庸晴：第2回LGBT当事者の意識調査—世の中の変化と，当事者の生きづらさ，2020より引用］

表Ⅱ-1　セクシュアルマイノリティ（LGBTs）の人口規模

調査者	博報堂[*1]	労働組合[*2]	筆者ら[*3]
調査対象者	全国の 20 〜 59 歳, 89,366 人	20 〜 59 歳の有職者, 1,000 人	高校 2 年生, 10,063 人
L	1.70%	3.1%	2.8%
G	1.94%		
B	1.74%		
T	0.47%	1.8%	
Q	—	—	2.1%
X	—	—	5.0%
アセクシュアル	—	2.6%	—
LGBTs	5.85%	8.0%	10%

L：レズビアン，G：ゲイ，B：バイセクシュアル，T：トランスジェンダー，Q：クエスチョニング，X：エックスジェンダー.
以下の文献を参考に作成.
[*1博報堂DYホールディングス・LGBT研究所：博報堂DYグループの株式会社 LGBT 総合研究所,6月1日からのサービス開始にあたり LGBT をはじめとするセクシャルマイノリティの意識調査を実施, 2016,〔https://www.hakuhodo.co.jp/uploads/2016/05/HDYnews0601.pdf〕（最終確認：2021年7月27日）〕
[*2日本労働組合総連合会：LGBTに関する職場の意識調査 〜日本初となる非当事者を中心に実施したLGBT関連の職場意識調査〜 , 2016,〔https://www.jtucrengo.or.jp/info/chousa/data/20160825.pdf?0826〕（最終確認：2021年7月27日）〕
[*3日高庸晴：高校生1万人調査から見えるLGBTsの現状. ヒューマンライツ 365：2-12, 2018〕

らないでいるといったクエスチョニングの存在があることに留意を要する.

b. 他者との違いに気づく平均年齢

　筆者が2019（令和元）年に実施したLGBTs対象の全国インターネット調査（有効回答数10,769人）では，性別や性自認について周囲の人と違うと初めて気づいた年齢を尋ねた.平均年齢でまとめるとトランスジェンダーは小学校4〜5年生，レズビアンやゲイは中学校1〜2年生，バイセクシュアルの男女は中学校3年から高校1年生にかけて「気づく」ことが示唆されている（図Ⅱ-2）.

c. いじめ被害・不登校・自傷行為の経験率

　2016（平成28）年に実施したLGBTsを対象にしたインターネットによる全国調査（有効回答数15,064人）[10] では，小・中・高の学齢期いずれかでいじめ被害経験がある者は全体の58.2%であり，いじめ被害経験者のうち「ホモ・おかま・おとこおんな」といったセクシュアリティに関連する言葉の暴力（verbal abuse）による被害は63.8%，18.3%が「服を脱がされるいじめ」に遭っていた.不登校経験率は全体で21%であるが10代〜20代の若年層にその経験が高率であり，10代に限定すれば31.9%であった.自傷行為の経験率は全体では10.5%であったが，不登校同様に年齢が若くなるほどその経験率は高く，10代では22.9%であった.首都圏の男子中高生における自傷行為経験率は9.9%（男子7.5%，女子12.1%）と報告[11] されており，ゲイ・バイセクシュアル男性は男子中高生のおよそ2倍，レズビアンは女子中高生のおよそ4倍と示唆されている.

d. 自殺念慮と自殺未遂の経験率

　国内在住のゲイ・バイセクシュアル男性を対象に実施した全国調査（有効回答数5,731

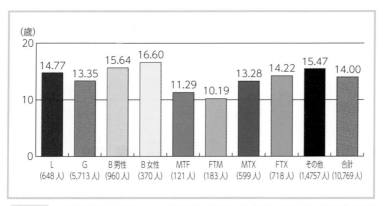

図Ⅱ-2　性別や性自認について周囲との違いに初めて気づいた平均年齢
LGBよりMTF/FTMの方が，違和感に気づいた年齢が早い．
[日高庸晴：第2回LGBT当事者の意識調査—世の中の変化と，当事者の生きづらさ，2020より引用]

人）[12] では，65.9％に自殺念慮経験があり，14％に自殺未遂の経験があった．また，大阪の繁華街を訪れる若者（男性1,035人，女性1,060人）を対象にした街頭調査[13] では，男性においてのみ他の要因の影響を調整してもなお性的指向が自殺未遂リスクに決定的に関連しており，異性愛男性に比するとゲイ・バイセクシュアル男性の自殺未遂リスクは5.98倍高かった．トランスジェンダーの自殺未遂関連行動については，ジェンダークリニックの臨床現場からの報告[14] があり，自殺念慮経験率62.0％（MTFでは71.2％，FTMでは57.1％），自殺未遂率10.8％（MTF14.0％，FTM9.1％）と報告されている．

4 ● 教育や保健医療の専門家に求められること

a. LGBTs の子どもへの配慮

　前述のこれら調査結果が，LGBTsの若者が小・中・高の学齢期に直面する多くの困難や生きづらさがあることを如実に示している．男らしさ・女らしさといったその時代時代の価値観や規範から少しでも外れているといじめや排除の発生がある．また，現行の学校教育で性自認と性的指向の多様性を十分に教える学校は少数であるうえに，テレビをはじめとするマスメディアにおいては，頬に手の甲をあてて「こっち系」といった仕草をしながらオネエタレントやゲイを揶揄したり，笑い落としたりするような番組が今なお放映されている．当事者の子どもたちにおいては，正確かつ適切な情報がないどころか自らの存在をおとしめざるをえない情報にまずは直面してしまい，それを内面化してしまう事態となっている．こうした現在，看護師・保健師・助産師ら保健医療の専門家が学校に出前授業として性教育や健康教育に赴く際に留意しなければいけないことは，少なくともクラスに1〜2人はLGBTsに該当する児童生徒が存在すると考えられるため，異性愛や性別の違和感を抱かない「男女」のみを対象にした授業にならないよう，発話1つひとつに細心の気配りをするとともに，当事者の彼らに助けになる情報を適切に提供するよう努めることである．一方で「このクラスにもLGBTの人がいると思うよ」といった突然の発話は，十分な啓発や情報提供がされていない場合は，児童生徒にとって「当事者探しの機会」に

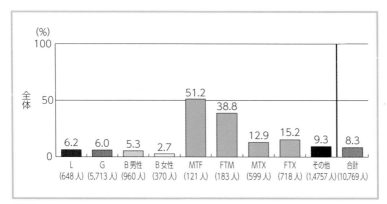

図Ⅱ-3　医療機関に行くことを我慢したことのある割合
LGBTs全体ではなく，明らかにトランスジェンダーにおいて高率，どの年齢層においてもその傾向がある．
［日高庸晴：第2回LGBT当事者の意識調査—世の中の変化と，当事者の生きづらさ，2020より引用］

なってしまう可能性もあり，注意しなければならない．

b.　医療機関におけるLGBTsへの配慮

　性的指向や性自認を理由に体調が悪くても医療機関に行くことを我慢した経験について2019（令和元）年の全国調査で尋ねている．LGBTs全体では8.3％に「性的指向や性自認を理由に医療機関の受診を我慢した」経験があり，MTFでは51.2％，FTMでは38.8％と突出していた（**図Ⅱ-3**）．性別違和やホルモン療法・性別適合手術について理解のある医師であれば，受診時に正直に話しても何ら問題にならないが，それを保証する事前情報は何らなく受診を躊躇してしまうと考えられる．またこの状況は，当事者の彼らが，医療従事者に差別や偏見があるととらえているあるいは，実際に嫌な経験をしているからにほかならないといえるだろう．身体の性別に違和感のあるFTMが婦人科を受診した際に，性自認の多様性に理解のない医師や看護師から心ない言葉を掛けられ，それを当事者仲間に話したとする．その場は「差別の代償経験」の場となり，「自分が受診したときも嫌な思いをするかもしれない，だったらなるべく受診は我慢しよう」ということになりかねない．

　日本看護協会の看護職の倫理綱領第1項に「すべての人々は，その国籍，人種，民族，宗教，信条，年齢，性別，性的指向，性自認，社会的地位，経済的状態，ライフスタイル，健康問題の性質によって制約を受けることなく，到達可能な最高水準の健康を享受するという権利を有している．看護職は，あらゆる場において，人々の健康と生活を支援する専門職であり，常に高い倫理観をもって，人間の生命と尊厳及び権利を尊重し行動する．」と記され，日本助産師会倫理綱領第2項には「助産師は，女性と子どもおよび家族に対して，国籍，人種，宗教，社会的地位，ライフスタイル，性的指向などによる何らの差別を設けずに，平等にケアを提供する」とうたわれている．国内でまだ少数ではあろうが，レズビアンカップルが友人の男性から精子提供を受けて出産をすることもある現在，保健医療従事者は，必要な知識を身につけるとともに**多様性を尊重する**専門職の一員として，対人援助にあたっていかなければならないだろう．

コラム

医学界における性的指向と性自認の扱いの変遷

　日本では性同一性障害という用語が広く知られているが，2022（令和4）年1月から効力を発したWHO（世界保健機関）発行の『国際疾病分類改訂第11版（ICD-11）』では，第10版まで「精神・行動・神経発達障害」に分類されていた性同一性障害（gender identity disorder）は精神疾患の範疇から外れ，新たに追加された「性の健康に関する状態」に性別不合（gender incongruence）として盛り込まれ，精神疾患でも身体疾患でもない分類として記載されることが決定している．

　同性愛は異常性欲や性的倒錯ととらえられ，米国精神医学会発行の『精神障害の診断と統計の手引（DSMII）』に記載があったが，現在ではそれは消失しWHOのICD-10において「同性愛はいかなる意味においても治療の対象とはならない」とされている．しかしながら，同性愛から異性愛への転向を目指した，電気ショック療法などによるコンバージョンセラピーが長年にわたってされてきたことも事実である．DSMやICDにおけるこれら一連のプロセスを経て，性自認と性的指向の多様性を精神病理ととらえることが医学的になくなり，脱精神医療化された．

学習課題

1. 身のまわりでジェンダーについて実感した事柄を，知覚・表現・役割それぞれでまとめてみよう
2. 身近な大人から，中学や高校などの学校で男女で違う必修科目があったかどうか聞いてみて内容を調べてみよう
3. トランスジェンダーの患者への看護においてどのような配慮が必要か話し合ってみよう
4. レズビアンやゲイの患者への看護においてどのような配慮が必要か話し合ってみよう

引用文献

1) 伊藤公雄：文化と歴史の中の男と女. 男性学入門，p.154，作品社，1996
2) 土肥伊都子：男女両性具有に関する研究—アンドロジニー・スケールと性別化得点. 関西学院大学社会学部紀要 **57**：9-97，1988
3) 奥山和弘：コラム「思えば遠く〜モモタロー・ノー・リターン誕生秘話〜」（2020.3.1）国立女性教育会館ホームページ，〔https://www.nwec.jp/about/pr/column/ecdat60000006h4q.html〕（2021年2月16日閲覧）
4) 奥村和弘：創作劇モモタロー・ノー・リターン. 愛知県ビデオコンテンツ，〔https://www.manabi.pref.aichi.jp/contents/10032951/0/html/section_1.html〕（2021年2月16日閲覧）
5) 中村美亜：心に性別はあるのか？　p.31，医療文化社，2005
6) 加藤俊徳：母性で子どもの脳は遺伝子を超える. 母性衛生 **50**（4）：巻末「学習コーナー」，2010
7) 博報堂DYホールディングス・LGBT研究所：博報堂DYグループの株式会社LGBT総合研究所，6月1日からのサービス開始にあたりLGBTをはじめとするセクシャルマイノリティの意識調査を実施，2016，〔https://www.hakuhodo.co.jp/uploads/2016/05/HDYnews0601.pdf〕（最終確認：2021年7月27日）
8) 日本労働組合総連合会：LGBTに関する職場の意識調査　〜日本初となる非当事者を中心に実施したLGBT関連の職場意識調査〜，2016，〔https://www.jtucrengo.or.jp/info/chousa/data/20160825.pdf?0826〕（最終確認：2021年7月27日）
9) 日高庸晴：高校生1万人調査から見えるLGBTsの現状. ヒューマンライツ **365**：2-12，2018
10) 日高庸晴：LGBTsのいじめ被害・不登校・自傷行為の経験率　全国インターネット調査の結果から. 現代性教育ジャーナル **89**：1-7，2018
11) Matsumoto T., Imamura F.：Self-injury in Japanese junior and senior high-school students: Prevalence and association with substance use. Psychiatry and Clinical Neurosciences **62**：123-125，2008
12) 日高庸晴：厚生労働科学研究費補助金エイズ対策研究推進事業　ゲイ・バイセクシュアル男性の健康レポート2015，2016，〔http://health-issue.jp/Health_Report_2015.pdf〕（最終確認：2021年7月27日）
13) Hidaka Y., Operario D., Takenaka M., et al：Attempted suicide and associated risk factors among youth in urban Japan. Social Psychiatry and Psychiatric Epidemiology **43**：752-757，2008
14) 針間克己，石丸径一郎：性同一性障害と自殺. 精神科治療学 **25**（2）：247-251，2010

2 統計からみる性をとりまく 社会の現状

この節で学ぶこと

1. 日本におけるジェンダーによる生活状況の違いを理解する
2. 性の多様性と社会の枠組みとの関係について理解する

　男女の区別や性の多様性について，皆さんは今まで深く考えたり誰かと議論したりしたことがあるだろうか．なかには中学・高校時代の男女別の制服の問題を検討した経験がある人もいるかもしれない．友達から性に関する悩み相談を受けたことがあるかもしれないし，当事者として悩んだ人もいるかもしれない．仕事をしながら子どもをいつ産むのか悩んでいる人が身近にいた人もいるかもしれない．この節では，その性に関する日本社会の現状について，統計データから考えていく．

A. 日本における男女の現状

　性については前節でも述べられたように実はとても多様である（**表Ⅱ-2**）．身体の性別と性自認が一致しており，なおかつ性的関係性としてはヘテロを指向する人が大多数を占め，これらの人々がセクシュアル・マジョリティであり，統計上「男」「女」とされている．社会は多様な人達によって構成されているにもかかわらず，「男」「女」という単純なくくりでしか統計データが示されていないということも留意したうえで統計を見てほしい．

1 ● 日本における男女の平等感

　内閣府は2019（令和元）年に「男女共同参画社会に関する世論調査」[1] を行った．調査では「男女の地位の平等感」について「学校教育の場」「自治会やPTAなどの地域活動の場」「家庭生活」「法律や制度の上」「職場」「社会通念・慣習・しきたりなど」「政治の場」の7領域で男女が実際どう感じているかを質問している．

　「男性のほうが非常に優遇されている」「どちらかといえば男性のほうが優遇されている」「平等」「どちらかといえば女性のほうが優遇されている」「女性のほうが非常に優遇されている」「わからない」の6つの選択肢で答える形のものである．

　結果，「平等」と回答されていたのは，それぞれの領域で61.2％，46.5％，45.5％，39.7％，30.7％，22.6％，14.4％であり，学校教育の場では半数以上が平等と感じていたにもかかわらず，社会に出ると，とくに職場での男女差を感じるようになるという現状がこ

表Ⅱ-2　性に関する人のあり方の多様性

性別	性自認	性指向	表現	
女性	女性	女性	女性－同性愛者（female－homo sexual）	レズビアン（L）
		女性・男性	女性－両性愛者（female－bisexual）	バイセクシュアル（B）
		男性	女性－異性愛者（female－hetero sexual）	
	男性	女性	女性→男性（性別違和）－異性愛者（female to male－hetero sexual）	トランスジェンダー（T）
		女性・男性	女性→男性（性別違和）－両性愛者（female to male－bisexual）	トランスジェンダー（T）
		男性	女性→男性（性別違和）－同性愛者（female to male－homo sexual）	トランスジェンダー（T）
男性	女性	女性	男性→女性（性別違和）－同性愛者（male to female－homo sexual）	トランスジェンダー（T）
		女性・男性	男性→女性（性別違和）－両性愛者（male to female－bisexual）	トランスジェンダー（T）
		男性	男性→女性（性別違和）－異性愛者（male to female－hetero sexual）	トランスジェンダー（T）
	男性	女性	男性－異性愛者（male－hetero sexual）	
		女性・男性	男性－両性愛者（male－bisexual）	バイセクシュアル（B）
		男性	男性－同性愛者（male－homo sexual）	ゲイ（G）

LGBT：レズビアンのL，ゲイのG，バイセクシュアルのB，トランスジェンダーのTの頭文字を並べたものである．インターセックスのIを合わせて表現する場合もある．一般的にマジョリティであると考えられている心と体の性が一致しておりヘテロセクシュアルな人に対して，そこには当てはまらない多様な存在があることを表現している言葉．

のデータからは読み取れる（**図Ⅱ-4a,b**）．しかもどの領域でも女性が優遇されているという回答より男性が優遇されているとの回答のほうが多い結果であり，男女共同参画社会の実現にはまだ多くの課題が残されていることがわかる．

　そして，家庭生活の領域では平等と答えた者が半数近くいたが（**図Ⅱ-4c**），男性の育児休業の取得に関しては女性と比べまだ圧倒的に数値が低く（**図Ⅱ-5**），もっと男性が育児休業をとり子どもが小さいころから男女ともに育児にかかわれる社会体制を整えることも男女の不平等をなくしていくためには必要であろう．

2 ● 賃金格差

　1998（平成10）年を境に片働き世帯より共働き世帯の占める割合が高くなり，2017（平成29）年には共働き世帯数は約2倍となっている（**図Ⅱ-6**）．

　このように婚姻してからも働く女性が増えてきているにもかかわらず，平均賃金については，国際労働機関（International Labour Organization：ILO）から指摘を受けるほど，先進国のなかでも男女間の**経済格差**が非常に大きいのが日本である[2]．徐々に差は縮まってきているものの，一般労働者の給与水準は，男性の収入を100としたとき女性は73.4である（内閣府，2017年）[3]．この経済格差問題は，先にも述べた男女の性別役割分業存続の表れともいえる．なぜならば，家事，育児，介護を全面的に任された状況では，正規雇用の立場での仕事との両立は困難を極めることが多く，日本の現状では男性より女性のほうがより多く家事・育児等を分担しているため，必然的に妊娠出産を機に仕事をいったん

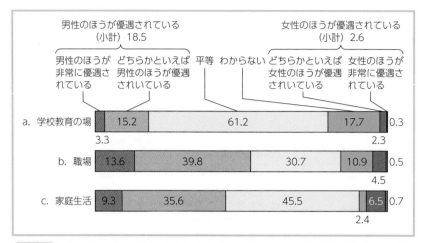

図Ⅱ-4 　学校教育の場（a），職場（b），家庭生活（c）における男女の地位の平等感

2019（令和元）年9月調査．*n*＝2,645人

[内閣府：(a)学校教育の場における男女の地位の平等感，(b)職場における男女の地位の平等感，(c)家庭生活における男女の地位の平等感．令和元年度男女共同参画社会に関する世論調査．〔https://survey.gov-online.go.jp/r01/r01-danjo/index.html〕（最終確認：2021年10月29日）より引用]

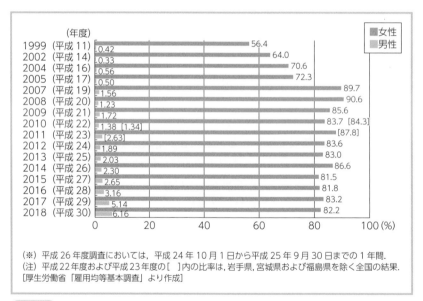

図Ⅱ-5 　育児休業取得率の推移

[厚生労働省：育児休業取得率の推移．令和2年版厚生労働白書．〔https://www.mhlw.go.jp/stf/wp/hakusyo/kousei/19/backdata/02-01-08-01.html〕（最終確認：2021年10月29日）より引用]

辞めたり，時間調整がきく給与の低いパートなどの非正規就業にとどまらざるをえないからである（**図Ⅱ-7，8**）．

　そして，2007（平成19）年にILOからは，仕事内容が同じであるにもかかわらず正規か非正規かという雇用形態で賃金が異なっているという点についても格差を生む要因であ

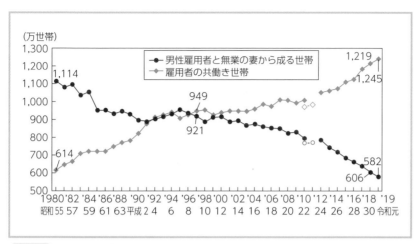

図Ⅱ-6　共働き世帯数の推移

(備考)1. 昭和55年から平成13年までは総務庁「労働力調査特別調査」(各年2月．ただし，昭和55年から57年は各年3月)，平成14年以降は総務省「労働力調査(詳細集計)」より作成．「労働力調査特別調査」と「労働力調査(詳細集計)」とでは，調査方法，調査月等が相違することから，時系列比較には注意を要する．
2.「男性雇用者と無業の妻から成る世帯」とは，平成29年までは，夫が非農林業雇用者で，妻が非就業者(非労働力人口および完全失業者)の世帯，平成30年以降は，就業状態の分類区分の変更に伴い，夫が非農林業雇用者で，妻が非就業者(非労働力人口および失業者)の世帯．
3.「雇用者の共働き世帯」とは，夫婦共に非農林業雇用者(非正規の職員・従業員を含む)の世帯．
4. 平成22年および23年の値(白抜き表示)は，岩手県，宮城県および福島県を除く全国の結果．
〔内閣府：共働き等世帯数の推移．令和2年版男女共同参画白書概要，〔https://www.gender.go.jp/about_danjo/whitepaper/r02/zentai/html/zuhyo/zuhyo01-00-11.html〕(最終確認：2021年10月29日)より引用〕

ると指摘され改善するよう求められていた．その点に関しては2016(平成28)年に厚生労働省が同一労働同一賃金ガイドライン(短時間・有期雇用者労働者及び派遣労働者に対する不合理な待遇の禁止等に関する指針)[4]を作成した．2018(平成30)年には「働き方改革を推進するための関係法律の整備に関する法律」が策定され，2020(令和2)年4月には**同一労働同一賃金**(パートタイム・有期雇用労働法)が施行された．この法律はまず大企業に，2021(令和3)年4月からは中小企業にも適用され，全面的な運用が開始された．
　この男女の経済格差は家族のなかでの支配被支配構造を生み出したり強化したりすることにもつながる．内閣府の調査では，経済的な不安はdomestic violence(DV)を受けていても別れられない理由の2番目にあがっている[5](**図Ⅱ-9**)．それほど経済的な状況は身の安全を守るためにも重要な要素であり，性別役割分業の解消とともに格差を改善していく必要がある．

3 ● ひとり親世帯と貧困

　日本において，ひとり親世帯は増加しており，母子家庭が123.2万世帯，父子家庭が18.7万世帯と推計されている[6]．少子化で子どものいる世帯は徐々に減っている状況のなかで，ひとり親世帯の数は増加しているのである．子育ては非常に労力のいる仕事であり，しかも経済的にも負担がかかるものである．子どもが健康であればまだしも，病気やけがをすることもあり，2人の親が協力しても困難が伴うことも多い．その育児を，1人でやっ

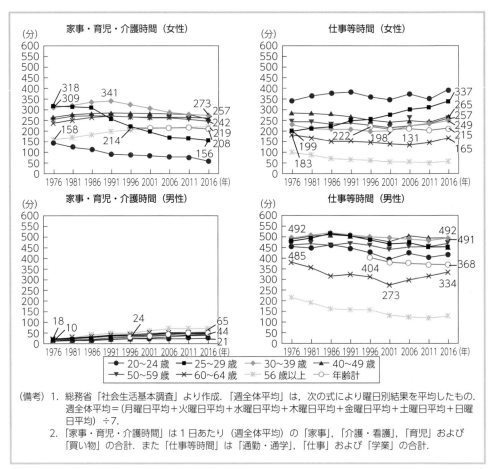

図Ⅱ-7　男女別に見た家事・育児・介護時間と仕事等時間の推移（週全体平均，年齢階級別）

［内閣府：男女別にみた家事育児介護時間と仕事時間の推移. 令和2年版男女共同参画白書概要，〔https://www.gender.go.jp/about_danjo/whitepaper/r02/zentai/html/zuhyo/zuhyo01-00-01.html〕（最終確認：2021年10月29日）より引用］

　ていくのは大変なことである.

　とくに前述したような賃金格差がある場合，子どもの状況によっては正規雇用につくこともむずかしく，それが貧困に結びついている可能性は高い. 多くのひとり親家庭が母子家庭であり，日本の社会では女性が働く環境はまだ十分整っているとはいえないなかで，厚生労働省の報告でも，母子世帯の総所得は，子どものいる世帯の41％であり，経済的に不安定な状態で子どもを育てているひとり親家庭が多いことが考えられる.

4 ● ジェンダーの不平等を示す指数

　日本におけるこれらの性にまつわる平等性の状況は世界からみてどうなっているのか. 国連開発計画（United Nations Development Programme：UNDP）は，世界各国の人間開発にかかわる状況を可視化できるような指数を考案し毎年数値を公表している[7]. この報告書には，各国の発達の程度や生活の質などを示す人間開発指数（human devel-

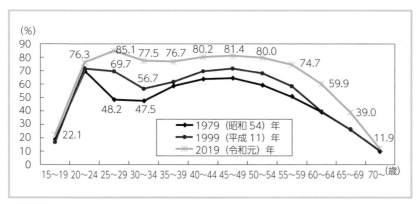

図Ⅱ-8　女性の年齢階級別労働力率の推移

〔内閣府：女性の年齢階級別労働力率の推移（M字カーブ）. 令和2年版男女共同参画白書概要〔https://www.gender.go.jp/about_danjo/whitepaper/r02/zentai/html/zuhyo/zuhyo01-00-01.html〕（最終確認：2021年10月29日）より引用〕

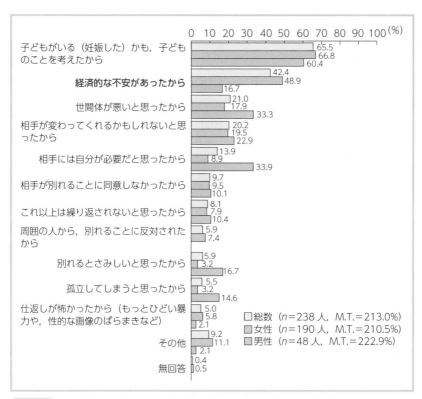

図Ⅱ-9　配偶者と別れなかった理由（複数回答）

〔内閣府男女共同参画局：男女間における暴力に関する調査. 2018.〔https://www.gender.go.jp/policy/no_violence/e-vaw/chousa/pdf/h29danjokan-12.pdf〕（最終確認：2021年10月29日）より引用〕

表Ⅱ-3　ジェンダーギャップ指数（2021年）—上位国および主な国の順位

順位	国名	順位	国名
1	アイスランド	63	イタリア
2	フィンランド	79	タイ
3	ノルウェー	81	ロシア
4	ニュージーランド	87	ベトナム
5	スウェーデン	101	インドネシア
11	ドイツ	102	韓国
16	フランス	107	中国
23	英国	119	アンゴラ
24	カナダ	120	日本
30	米国	121	シエラレオネ

〔https://www.gender.go.jp/public/kyodosankaku/2021/202105/202105_05.html〕（最終確認：2021年10月29日）より引用〕

opment index：HDI）（平均寿命，教育水準，1人あたりの国民所得など）と，男女の不平等性を示すジェンダー不平等指数（gender inequality index：GII）（妊産婦死亡や若年妊娠出産などのリプロダクティブ・ヘルス，国会議員の女性議員比率や教育エンパワメント，労働市場への参加）を示す値が載っている．2020年版によれば，日本は総合評価として189ヵ国中24位で人間開発の点では順位は高いほうである．しかし，世界経済フォーラムが用いている世界ジェンダーギャップ指数（global gender gap index：GGGI）では日本は政治分野での男女格差が大きく，2021（令和3）年は156ヵ国中120位であり，調査対象国が徐々に増えているが常に下から30位前後に位置しており，世界の中でも日本はジェンダー格差の是正のための施策の成果はほとんど認められないという現状が示されている[8, 9]（**表Ⅱ-3**）．

　何のデータをもとに指標とするかでかなり評価は異なってくるが，日本は全体的に教育や生活水準は高い国ではあるが，世界のなかでみても政治分野での活躍や管理職の登用において男女の格差が大きい国であるということがいえる．

　国内の男女のさまざまな格差を減らすためには，まずは政治がその動きを率先し施策を創設する必要がある．そのためには国会議員や地方議員の男女のバランスを均等にすることが目標の1つになる．女性の政治参画をめざす市民団体「クオータ制を推進する会」（代表：赤松良子元文部大臣）が，2018（平成30）年に施行された「候補者男女均等法」に対して政党に数値目標設定を義務づけるよう申し入れるなどの働きかけを行っているが，目標達成のためには男性だけでなく女性の意識改革も必要であり，時間がかかるだろう．

B. 日本における看護と性別

　日本では男性が仕事，女性が家庭の責任をもつ傾向が高い現状があることを述べてきた．しかし，職業によっては，女性が非常に多いという偏った職種がある．その代表的なものが看護職・保育職などであり，その仕事の内容は，家庭においてシャドーワークとして行っていた育児や介護に類似している．ここでは，法律で性別を規定している助産師を含

表Ⅱ-4　就業保健師等年次推移（人）

	2008 年	2010 年	2012 年	2014 年	2016 年	2018 年
保健師						
女	42,999	44,446	46,549	47,516	50,143	51,603
男	447	582	730	936	1,137	1,352
看護師						
女	832,298	898,975	952,423	1,012,811	1,065,204	1,123,451
男	44,884	53,748	63,321	73,968	84,193	95,155
助産師						
女	27,789	29,672	31,835	33,956	35,774	36,911

［厚生労働省：平成30年衛生行政報告例（就業医療関係者）の概況.〔https://www.mhlw.go.jp/toukei/saikin/hw/eisei/18/dl/kekka1.pdf〕（最終確認：2021年9月28日）］

表Ⅱ-5　男性に関する看護職の近年の歴史

1981（昭和 56）年	保健婦・助産婦・看護婦の一本化が検討され，男性の資格取得の拡大が具体的に検討され始める
1984（昭和 59）年	日本看護協会の通常総会で「看護士に保健婦・助産婦の免許取得の運動」が決議される
1989（平成元）年	看護基礎学教育の新カリキュラムにより，男女の区別が廃止される
1990（平成 2）年	男子学生の母性看護学実習が開始される
1993（平成 5）年	保健婦助産婦看護婦法改正により47名の保健士が誕生
1997（平成 9）年	男性に助産婦資格を与える運動が起こるが，日本助産婦会や自主グループ反対運動もあり，そのつど見送られる
2000（平成 12）年 3 月 15 日	日本助産婦会会長が「助産婦資格の男子への対象拡大に関する要望書」を国会議員 南野知恵子氏（自民党）に提出
3 月 31 日	開業助産婦が「男性助産士問題に関して」の質問状を日本助産婦会に提出
4 月 5 日	インターネットHP「お産＆子育てを支える会」に男性助産士反対声明が掲載された．男性助産士についての議員立法化反対の緊急署名運動が始まる．このことを多くのマスメディアが取り上げた．以降，賛成派・反対派ともに各種活動を展開
5 月 17 日	自民党は議員立法による保健婦助産婦看護婦法の改正案（助産婦を助産師，看護婦を看護師に）の提出を見送る
9 月	南野知恵子参議院議員により「保健婦助産婦看護婦法の一部改正する法律(案)」が作成される
11 月 21 日	自民・公明・保守の与党3党が，「保健婦助産婦看護婦法の一部改正案」を議員立法で臨時国会に提出するが12月1日に審議未了（臨時国会閉鎖）
2001（平成 13）年 1 月 17 日	「男性助産士導入を考える会」が日本助産婦会へ男性助産士の再検討のための臨時総会開催の要望書を提出
12 月	名称統一を含む改正保健師助産師看護師法が成立．助産婦も助産師へ
2002（平成 14）年 3 月	改正保健師助産師看護師法施行

む看護職について詳しくみていく．

　表Ⅱ-4は，日本の保健師・看護師・助産師の就業人数の年次推移を性別別に示している．ここからもわかるように，男性保健師は2008（平成20）年には女性の1.0%であった

のが，10年後の2018（平成30）年では2.6％，同様に看護師は5.4％であったのが，8.5％と割合は少しずつ増加しているが，数としては圧倒的に女性が多い．その理由として考えられるのは，一般的に看護職者の仕事はケアが中心であり，日常の世話にかかわる業務であると認識されているため，ジェンダーの縛りが強く性別役割分業が馴染んでいた社会ではまさに女性が担う仕事として受け入れられたのではないかということである．そして，助産師に関しては，出産する当事者は女性に限られているということもあり，日本においては男性には職業として開放されていない．この男性の看護職者にかかわる日本での動きについて一覧に示した（**表Ⅱ-5**）．

練習問題

Q1 性に関する内容として間違っているものを選びなさい．
1. ジェンダーとは社会における性別役割分業のことである．
2. 日本では，政治分野での人材に男女の格差が大きい．
3. 2019年の内閣府世論調査では，学校の中では男女が平等であると答えたものが60％以上であったものの，社会に出てからの職場に関しては男性優位であると答えたものが約50％以上であった．
4. セクシュアル・マイノリティとは同性愛者のことだけではなく，両性愛者も含まれ，また性自認が身体の性と異なれば異性愛者であってもその範疇に含まれる．

［解答と解説 ▶ p.304］

■ 引用文献

1) 内閣府：男女共同参画社会に関する世論調査，2019，〔https://survey.gov-online.go.jp/r01/r01-danjo/2-1.html〕（最終確認：2021年9月23日）
2) ILO条約勧告適用専門家委員会報告（2008年3月），〔http://wwn-net.org/2008/03/42〕（最終確認：2021年11月15日）
3) 内閣府：平成29年度男女共同参画社会の形成の状況及び平成30年度男女共同参画社会の形成の促進施策－概要－，p.34．2017．
4) 厚生労働省：同一労働同一賃金ガイドライン，〔https://www.mhlw.go.jp/stf/seisakunitsuite/bunya/0000190591.html〕（2021年9月23日閲覧（最終確認：2021年11月15日））
5) 内閣府男女共同参画局：男女間における暴力に関する調査，p.35，平成30年3月，〔https://www.gender.go.jp/policy/no_violence/e-vaw/chousa/pdf/h29danjokan-12.pdf〕（最終確認：2021年11月15日）
6) 厚生労働省子ども家庭局家庭福祉課：ひとり親家庭の現状と支援施策について，令和2年，〔https://www.gyou-kaku.go.jp/review/aki/R02/img/s1_3.pdf〕（最終確認2021年9月23日）
7) 国連開発計画（UNDP）：Human Development Reports 2020，〔https://www.jp.undp.org/content/tokyo/ja/home/library/human_development/hdr2020.html〕（最終確認：2021年9月23日）
8) World Economic Forum：The Global Gender Gap Report 2021，p.10：The Global Gender Gap Index 2021 rankings，〔http://www3.weforum.org/docs/WEF_GGGR_2021.pdf〕
9) 男女共同参画局：共同参画　令和3年5月号，〔https://www.gender.go.jp/public/kyodosanka-ku/2021/202105/202105_05.html〕（最終確認：2021年9月23日）

第Ⅲ章

母子保健統計と母子保健施策

学習目標

1. 母子保健の推進にあたり関連する基礎的データから，根拠に基づき母子保健を立案し提供できる基礎力を身につける
2. 母性看護の対象者へのケアや支援プランを立てる際に必要となる社会資源を理解する

1 母子保健統計の理解

この節で学ぶこと

1. 統計値を深く広く洞察することにより，その背景や歴史的推移もみえてくる体験を通じて，統計の数値から，現在日本と私たちの置かれている状況を読みとり，そこから今後の日本の課題を考えていく
2. 統計値の歴史的な推移と現在値から，世界の中で，その国や地域の特性や置かれた立場や，背後にある社会情勢を考察できる能力の獲得を目指す

最新のデータは厚生労働省など政府の統計のサイトを参照されたい（厚生労働省：統計情報・白書，〔https://www.mhlw.go.jp/toukei_hakusho/〕）.

A. 日本の人口，出生に関する概観

まず，**資料1**（p.302参照）を参考に，統計の基本となる人口，出生，死亡に関する統計値をみていこう.

1●人　口

日本の2020（令和2）年の総人口は**1億2,622万7,000人**である. 5年前の2015（平成27）年と比べ86万8,000人減少した[1]. 5年間に，県庁所在地を例にとると千葉市の人口が約97万人，新潟市が約79万人であるから，その規模の人口が日本から減少したことになる.

1億人を超えたのは1970年代以降であり，その後も人口は増え続けたが，2005（平成17）年にはじめて減少に転じた. 翌2006（平成18）年に回復をみたが，2007（平成19）年以降前年の人口を下回り続け現在まで続いている.

2●出生数

2020（令和2）年の**出生数**はおよそ**84万人**であり，前年より24,404人減少し，過去最少を更新した[1].

戦後の第1次ベビーブームといわれる時代の出生数は年間約270万人で，第2次ベビーブームでは約209万人であった. 第2次ベビーブームは第1次ベビーブームに比して出生数では約60万人少ない. 第2次ベビーブームの最終年ころと思われる1974（昭和49）年に，出生数が200万人を超える時代は終わり，以降出生数は着実に減少していった. そして，**図Ⅲ-1**が示すように第3次ベビーブームは起きることはなく，日本の出生率は第2次ベビーブーム終了後急速に確実に減少していった[1].

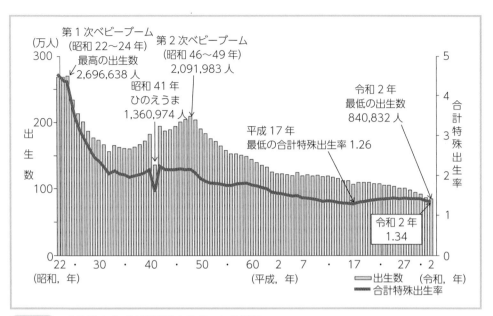

図Ⅲ-1　出生数および合計特殊出生率の年次推移
〔内閣府：第1-1-3図　出生数及び合計特殊出生率の年次推移. 令和3年版　少子化社会対策白書（全体版），
〔https://www8.cao.go.jp/shoushi/shoushika/whitepaper/measures/w-2021/r03pdfhonpen/pdf/s1-2.pdf〕（最終確認：
2021年12月1日）より引用〕

3 ● 合計特殊出生率 (図Ⅲ-1)

合計特殊出生率は「15～49歳までの女性の年齢別出生率を合計したもの」で，次の2つの種類があり，1人の女性がその年齢別出生率で一生の間に産むとしたときの子どもの数に相当する．

a.「期間」合計特殊出生率

$$（期間）合計特殊出生率 = \left\{ \frac{年間の母の年齢別出生数}{年齢別女性人口} \right\} の15～49歳までの合計$$

ある期間（1年間）の出生状況に着目したもので，その年における各年齢（15～49歳）の女性の出生率を合計したもの．

女性人口の年齢構成の違いを除いた「その年の出生率」であり，年次比較，国際比較，地域比較に用いられている[2]．

b.「コーホート」合計特殊出生率

ある世代の出生状況に着目したもので，同一世代生まれ（コーホート）の女性の各年齢（15～49歳）の出生率を過去から積み上げたもの（「その世代の出生率」）である．

実際に「1人の女性が一生の間に産む子どもの数」はこのコーホート合計特殊出生率であるが，この値はその世代が50歳に到達するまで得られないため，それに相当するものとして期間合計特殊出生率が一般に用いられている[2]．

c. 出生率と合計特殊出生率の違い

出生率と合計特殊出生率の違いを知る必要がある．出生率は，その年に生まれた，人口1,000（人）あたりの出生数を指す．人口1,000（人）の内訳には，年齢や性別の区別がない．

一方，合計特殊出生率は，一生の間に1人の女性（15〜49歳）が産む子どもの数を指しており，性別や年齢を絞り込んでいることから，より正確な指標である.

d. 合計特殊出生率の推移

　一般に人口を維持するには，**合計特殊出生率**は2.06から2.07必要とされている. 第1次ベビーブームといわれた1947〜1949（昭和22〜24）年ころの合計特殊出生率は4.32〜4.54であり，第2次ベビーブームといわれた1971〜1974（昭和46〜49）年ころの合計特殊出生率は2.14〜2.16であった. その後も多少隔年での前年度比の増加はあってもおおむね減少傾向で，2005（平成17）年に最低の1.26となった. その後，緩やかに上昇し，2015（平成27）年には合計特殊出生率は1.45となったが2020（令和2）年まで5年連続減少が続いている. 新型コロナウイルスの影響もあり，2020（令和2）年の合計特殊出生率は**1.34**と，減少が大きくなっている[3].

　なお，**図Ⅲ-1**の中で1966（昭和41）年は特徴的にV字の谷を示す出生率が1.58と低い年である. 干支の中に60年周期に一度やってくる「**ひのえうま（丙午）**」という年にあたり，古くからの迷信ではあるが，この年に生まれた女性は気が強く，男性を食い殺してしまう等の言い伝えがあった. そのため，自分の子どもが結婚や生き方が大変な年に生まれるよりも，そのようなことのない年に産んであげようという当時の世代がもつ価値観が働き，避妊や人工妊娠中絶が試みられた結果であり，世界的にも特殊な事象であった.

B. 日本の母子保健水準と統計値

　その国の母子保健水準のレベルは，周産期死亡率，乳児死亡率，新生児死亡率，妊産婦死亡率等をみることでわかる（**表Ⅲ-1**，**図Ⅲ-2**）. 日本の母子保健統計値は，世界一の高水準を維持している. 医療水準，医療システム，識字率をはじめとする国民の教育水準の高さによるものと考えられる.

1 ● 周産期死亡率，新生児死亡率，乳児死亡率 （資料1参照）

a. 周産期死亡率

$$周産期死亡率 = \frac{1年間の周産期死亡数（妊娠満22週以後の死産＋早期新生児死亡）}{1年間の出産数（出生数＋妊娠満22週以後の死産数）} \times 1,000$$

　まず周産期とは，「妊娠満22週（154日）に始まり，出生後満7日未満で終わる.」とWHOの「疾病及び関連保健問題の国際統計分類第10回改訂」（ICD-10）において定義されている. **周産期死亡率**は，妊娠満22週[*]以後の死産と早期新生児死亡（出生後満7日未満）の合計であり，母体の健康状態に強く影響される. 2020（令和2）年の周産期死亡率は出産1,000に対し，**3.2**であり過去最低の死亡率を更新した[4].

---

[*]周産期死亡は1995（平成7）年から妊娠満22週以後に変更されており，それ以前は妊娠満28週以後で産出されていた. 医学の進歩により今後も変化することがあり得る.

表Ⅲ-1　母子保健統計に用いる主な比率および用語の解説

1) $出生率 = \dfrac{1年間の出生数}{日本人人口^{*1}} \times 1{,}000$

2) $死亡率 = \dfrac{1年間の死亡数}{日本人人口^{*1}} \times 1{,}000$

3) $乳児死亡率 = \dfrac{1年間の生後1歳未満の死亡数}{1年間の出生数} \times 1{,}000$

4) $新生児死亡率 = \dfrac{1年間の生後28日未満の死亡数}{1年間の出生数} \times 1{,}000$

5) $周産期死亡率 = \dfrac{1年間の周産期死亡数（妊娠満22週以後の死産＋早期新生児死亡）}{1年間の出産数（出生数＋妊娠満22週以後の死産数）} \times 1{,}000$

6) $妊娠満22週以後の死産率 = \dfrac{1年間の妊娠満22週以後の死産数}{1年間の出産数（出生数＋妊娠満22週以後の死産数）} \times 1{,}000$

7) $早期新生児死亡^{*2}率 = \dfrac{1年間の早期新生児死亡数}{1年間の出生数} \times 1{,}000$

8) $合計特殊出生率 = \left\{ \dfrac{年間の母の年齢別出生数}{年齢別女性人口^{*1}} \right\}$ の15歳から49歳までの合計

9) $妊産婦死亡率 = \dfrac{1年間の妊産婦死亡数}{1年間の出産数（出生数＋死産数）} \times 100{,}000$

10) $死産率 = \dfrac{1年間の死産数}{1年間の出産数（出生数＋死産数）} \times 1{,}000$

*1 分母の人口は，各年の10月1日の人口．
*2 早期新生児死亡：生後1週未満の死亡．
［母子衛生研究会：収録資料と比率について．母子保健の主なる統計—令和3年刊行，p.11，2021を参考に作成］

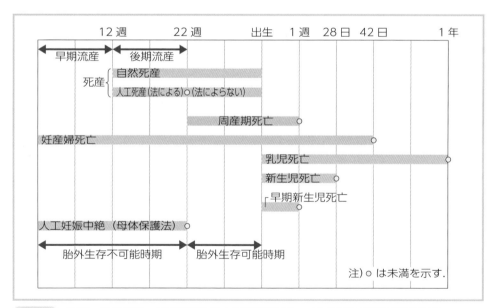

図Ⅲ-2　死産，乳児死亡，周産期死亡および妊産婦死亡，人工妊娠中絶が可能な時期

［母子衛生研究会：収録資料と比率について．母子保健の主なる統計—令和3年刊行，p.12，2021を参考に作成］

b. 早期新生児死亡率, 新生児死亡率

$$新生児死亡率 = \frac{1年間の生後28日未満の死亡数}{1年間の出生数} \times 1{,}000$$

早期新生児死亡率とは生後7日未満の死亡を指し, 2020 (令和2) 年は**0.7**であり, **新生児死亡率**とは生後28日未満の死亡を指し, **0.8**と, いずれも過去最低を更新した[4] (**図Ⅲ-3**). 新生児期は生活環境への適応能力がまだ弱く, 妊娠分娩の影響を大きく受ける不安定な時期であり, とくに早期新生児は生死が左右されやすい. 中でも低出生体重児は, 新生児死亡にいたりやすく, 集中的な医学管理が必要とされる.

c. 乳児死亡率

$$乳児死亡率 = \frac{1年間の生後1歳未満の死亡数}{1年間の出生数} \times 1{,}000$$

乳児死亡とは生後1年未満の死亡のことで, 母体の健康条件, 養育条件などの影響を強く受けるため, **乳児死亡率**はその地域の衛生水準の良否, 経済や教育を含めた社会情勢を反映する. 大正末期 (1920年ごろ) までは150以上であったが, 1947 (昭和22) 年に76.7となり, 2020 (令和2) 年は**1.8**と過去最低を更新した[4] (**図Ⅲ-3**).

　第二次世界大戦後の日本は, 周産期死亡率, 乳児死亡率, 新生児死亡率等が高い国に属していたが, 新生児集中治療室 (NICU) の充実, 新生児医療の進歩により, 1990年代以降は世界最高水準を維持している (**表Ⅲ-2, 3**参照). これらの値は都道府県別の値も公表され, 周産期医療システムの改善の目安として使用されている.

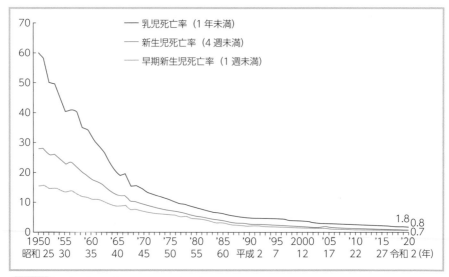

図Ⅲ-3　生存期間別にみた乳児死亡率の年次推移 (昭和25年～令和2年)

[母子衛生研究会:第8図　生存期間別にみた乳児死亡率の年次推移. 母子保健の主なる統計－令和3年刊行, p.61, 2021より許諾を得て転載]

表Ⅲ-2　諸外国の周産期死亡率（昭和45年〜平成30年）

国名	1970 (昭和45)	1980 (昭和55)	1990 (平成2)	2000 (平成12)	2010 (平成22)	2015 (平成27)	2018（平成30）		
							周産期 死亡率	妊娠 満28週 以後 死産比	早期 新生児 死亡率
日本[*1]	21.7	11.7	5.7	3.8	2.9	2.5	2.3[19)]	1.6	0.7
カナダ	22.0	10.9	7.7	6.2	6.1[06)]	5.8	5.8[15)]	2.8	3.0
米国	27.8	14.2	9.3	7.1	6.3[09)]	6.0	6.0[15)]	2.9	3.2
デンマーク	18.0	9.0	8.3	6.8[01)]	6.4	6.8[14)]	6.7[17)]	4.0	2.7
フランス	20.7	13.0	8.3	6.6[99)]	11.8	11.8[10)]	11.8[10)]	10.2	1.6
ドイツ[*2]	26.7	11.6	6.0	6.2[99)]	5.5[07)]	5.6	5.6[17)]	3.8	1.8
ハンガリー	34.5	23.1	14.3	10.1	6.9	6.1	6.0[17)]	4.6	1.4
イタリア	31.7	17.4	10.4	6.8[97)]	4.3	3.8[13)]	3.8[13)]	2.5	1.4
オランダ	18.8	11.1	9.7	7.9[98)]	5.7[09)]	4.7	4.8[17)]	2.8	2.0
スペイン	21.1[75)]	14.6	7.6	5.2[99)]	3.5	4.3	4.3[15)]	3.1	1.2
スウェーデン	16.5	8.7	6.5	5.3[02)]	4.8	5.0	4.6[17)]	3.5	1.1
英国[*3]	23.8	13.4	8.2	8.2	7.6[09)]	6.5	6.4[17)]	4.2	2.2
オーストラリア	21.5	13.5	8.5	6.0	6.7[08)]	5.7	3.1[17)]	1.1	2.0
ニュージーランド	19.8	11.8	7.2	5.8	4.9[09)]	4.1	4.3[17)]	2.4	1.9

(注)「国民衛生の動向」2020/2021
[*1] 人口動態統計　国際比較のための周産期死亡は変更前の定義（妊娠満28週以後の死産数に早期新生児死亡数を加えたもの，出生千対）を用いている．
[*2]1990年までは，旧西ドイツの数値である．
[*3]1980年までは，イングランド・ウェールズの数値である．
75)1975　97)1997　98)1998　99)1999　01)2001　02)2002　06)2006　07)2007　08)2008　09)2009　10)2010　13) 2013　14)2014　17)2017　19)2019
資料：[*1]Vital Statistics of Japan
Journal of Health and Welfare Statistics, Vol.67, Number 9, 2020/2021
WHO, Word Health Statistics Annual
UN, Demographic Yearbook
［母子衛生研究会：第72表　諸外国の周産期死亡率. 母子保健の主なる統計−令和3年刊行, p109, 2021 より許諾を得て転載］

2 ● 妊産婦死亡率 （資料1参照）

$$妊産婦死亡率 = \frac{1年間の妊産婦死亡数}{1年間の出産数（出生数＋死産数）} \times 100{,}000$$

妊産婦の定義は，1978（昭和53）年以前は妊娠中および妊娠終了後満90日未満，1979（昭和54）年以後は妊娠中および妊娠終了後満42日未満である．

妊産婦死亡数の定義は，妊娠・出産または妊娠・出産に関連する病気が原因にある死亡である．妊娠に関連しない病気や，事故，犯罪，テロ，戦争，自然災害，自然破壊，気候変動などの外的な原因による死亡は含まない．

直接産科的死亡[*]とは，妊娠・出産中に妊娠・出産自体が原因で死亡した事例，間接産科的死亡とは，妊娠前から発症していた病気や障害が，妊娠・出産の影響で悪化して死亡した事例である．

---

[*]直接産科的死亡：その内訳は，①子宮外妊娠，②妊娠，分娩，産褥における浮腫，タンパク尿および高血圧症障害，③前置胎盤および(常位)胎盤早期剝離，④分娩前出血，ほかに分類されないもの，⑤分娩後出血，⑥産科的塞栓症，⑦その他の直接産科的死亡，に分類されている．

表Ⅲ-3　諸外国の乳児死亡率および新生児死亡率（昭和 55 年〜平成 29 年）

国名	乳児死亡率					新生児死亡率				
	1980（昭和55）	1990（平成2）	2000（平成12）	2010（平成22）	2017（平成29）	1980（昭和55）	1990（平成2）	2000（平成12）	2010（平成22）	2017（平成29）
日本[*1]	7.5	4.6	3.2	2.3	1.9[19]	4.9	2.6	1.8	1.1	0.9[19]
カナダ	10.4	6.8	5.3	5.1[08]	4.5	6.7	4.6	3.6	3.7[06]	3.5[15]
米国	12.6	9.1	6.9	6.1	5.9[15]	8.4	5.8	4.6	4.2[09]	3.9[15]
オーストリア	14.3	7.9	4.8	3.9	2.9	9.3	4.4	3.3	2.7	2.0
デンマーク	8.4	7.5	5.3	3.4	3.8	5.6	4.5	3.5[01]	2.6	3.1
フランス	10.0	7.3[91]	4.4	3.5	3.6	5.6	3.6	2.9[03]	2.4[09]	2.6
ドイツ[*2]	12.6	7.0	4.4	3.4	3.3	7.8	3.5	2.3	2.7[07]	2.3
ハンガリー	23.2	14.8	9.2	5.3	3.5	17.8	10.8	6.2	3.5	2.2
イタリア	24.5	8.5	4.5	3.2	2.7	11.2	6.2	3.4[03]	2.4[08]	2.0[13]
オランダ	8.6	7.1	5.1	3.8	3.6	5.7	5.7	3.9	2.9[09]	2.7
ポーランド	21.3	16.0	8.1	5.0	4.0	13.3	11.6	5.6	3.5	2.8
スウェーデン	6.9	5.6	3.4	2.5	2.4	4.9	4.9	2.5[01]	1.6	1.6
スイス	9.1	7.1	4.9	3.8	3.5	5.9	3.8	3.6	3.1	2.8
英国	12.1	7.4[91]	5.6	4.3	3.9	7.7	4.5	3.9	3.2[09]	2.8
オーストラリア	10.7	8.2	5.2	4.1	3.3	7.1	4.9	3.5	2.8	2.4
ニュージーランド	13.0	8.3[91]	6.1	5.1	3.8	5.8	4.1	3.6	2.8[09]	2.5

（注）「国民衛生の動向」2020/2021
[*1] 人口動態統計
[*2] 1990年までは，旧西ドイツの数値である.
91)1991　01)2001　03)2003　06)2006　07)2007　08)2008　09)2009　13)2013　15)2015　19)2019
資料：[*1] Vital Statistics of Japan
Journal of Health and Welfare Statistics, Vol.67, Number 9, 2020/2021
UN, Demographic Yearbook
［母子衛生研究会：第71表　諸外国の乳児死亡率および新生児死亡率. 母子保健の主なる統計 − 令和3年刊行, p.108, 2021 より許諾を得て転載］

　　明治・大正期は，妊産婦死亡数は 6,000〜7,000 人であった．いまやほとんどの日本人は，まさか妊娠分娩等で死亡することはないだろうと思っているが，全国の妊産婦死亡数は 2000 年代は最小 35 人最大 84 人，2010 年代は最小 29 人最大 45 人で，直近のここ数年は 20〜30 人台で推移しており，少ないが現代も妊産婦の死亡は発生している．

　　妊産婦死亡率は，妊産婦の置かれている保健管理のレベルを表す指標であるが，戦前は欧米諸国に比べ低かった．戦後，周産期死亡率，乳児死亡率，新生児死亡率が急速に改善され世界最高水準に早い時期に到達したが**妊産婦死亡率**の改善は遅れていた．その後改善され，2000（平成 12）年で**出産 10 万対** 6.3（78 人），2019（令和元）年は **3.3**（29 人）となっている．

　　妊産婦死亡率の改善には，ハイリスク妊娠分娩が予測される場合に，妊娠中から，母子ともに施設で管理する方針への変更が必要である．具体的には周産期医療体制の整備として，「周産期医療体制整備指針」（平成 22 年 1 月 26 日付医政発 0126 第 1 号厚生労働省医政局長通知の別添 2．以下「周産期整備指針」という．）に基づき，「総合周産期母子医療センター」「地域周産期母子医療センター」が設立され，妊婦の健康診査の無料化などのシステム面が整備された．

　また，2010〜2016（平成22〜28）年の死因の第1位が産科危機的出血であるが，減少傾向にあり，妊産婦死亡の減少に寄与していると思われる[5]．これは産科危機的出血への対応指針の実践，周産期医療に携わる医師や助産師・看護師などの産科出血に対する異常の早期発見や適切な処置・対応，さらに日本母体救命システム普及協議会（J-CIMELS，2015年設立）による関連職種（救急医，麻酔科医，集中治療医ほか医療職者）への標準的な母体救命法の普及によるものと考えられる．統計上は1人の死亡でも大きな数値の変動として表れるため，今後ある程度の期間で，日本の妊産婦死亡の推移を見守ることが必要となる．

● 妊産褥婦の自殺

　妊産婦死亡として統計で扱われてこなかったが，**自殺**が妊産褥婦に多いことがわかった．2018（平成30）年に，国立成育医療研究センターから妊産褥婦の自殺についての調査結果が発表された．2015（平成27）年から2016（平成28）年の2年間に死亡した357名の妊産褥婦（妊娠期から産後1年未満）の死因を調査したところ，少なくとも102人の妊産褥婦が自殺により亡くなっており，自殺が死因の第1位であった．自殺の時期は産後がもっとも多く92名であった．この産後の自殺の92例を検討したところ，世帯に仕事をしている者がいない場合，35歳以上の場合，初産婦の場合に有意に自殺率が高かった．これまで妊産婦死亡といえば，産科に関する重篤な疾患や合併症，出血であり，さまざまな努力の結果世界最高水準を誇っていたが，実際は，産科に関連する妊産婦死亡数より，産後の自殺による死亡数のほうが多いことがわかった．自殺の背景には「産後うつ」や子育てのストレスや不安があると考えられ，身体だけではなく心のアセスメントや支援や経済支援が必要である．

3 ● 流産・死産 （図Ⅲ-2 参照）

　妊娠22週未満（21週6日まで．胎児が母体外で生存不可能とされる時期）に妊娠が終わることをすべて**流産**という（日本産科婦人科学会）．妊娠12週未満の早い時期での流産が多く，流産全体の約80％を占めるといわれる．

　死産とは，妊娠第4月以降（妊娠12週以降）における死児の出産をいう．死児とは，出産後においても心臓拍動，随意筋の運動および呼吸のいずれも認めないものをいう．なお，妊娠第4月以降の死産は，「死産の届出に関する規程」により**死産届**を出産後7日以内に届け出る必要がある．死産届では戸籍はつくられない．妊娠第4月以降は，申請すると，生産・早産・死産・流産（人工流産を含む）を問わず，出産手当金，出産育児一時金は支給される．

①人工死産とは，胎児の母体内生存が確実であるときに，人工的処置を加えたことにより死産にいたった場合をいう．

②自然死産とは，人工死産以外の場合はすべて自然死産とする．

　人工的処置を加えた場合でも次の場合は，自然死産とする．Ⓐ胎児を出生させることを目的として，人工的処置を加えたにもかかわらず，死産した場合．Ⓑ母体内の胎児が生死不明であるとき，または死亡しているときに，人工的処置を加えて死産した場合と定義されている．

4 ● 出生時の体重

　　出生時の平均体重は，1980年代から低下傾向にあり，2010（平成22）年以降は横ばいとなり，2019（令和元）年では単産で3.02 kg，複産で2.22 kgである **(図Ⅲ-4)**．出生時の体重が2,500 g未満である**低出生体重児**の割合は1980年代から増加傾向にあり，2005（平成17）年頃からは9%台中盤で横ばいが続いており，約10人に1人が低出生体重児である**(図Ⅲ-5)**．多胎児ではその割合は7割にも上る．妊婦のやせは，早産や低出生体重などのリスクを高めるとされ，「妊娠前からはじめる妊産婦のための食生活指針」において妊婦の適正な体重増加の目安が示されている[6]．近年，胎生期から乳幼児期にいたる栄養環境が，成人期あるいは老年期における生活習慣病発症リスクに影響する[7]という概念"DO-HaD（ドーハッド，Developmental Origins of Health and Disease）"が提唱されている（詳細については『母性看護学Ⅱ』参照）．

5 ● 人工妊娠中絶

　　人工妊娠中絶とは，胎児が母体外において生命を維持することができない時期に，人工的に胎児およびその付属物を母体外に排出することを指し，妊娠22週未満において母体保護法の規定に合う場合に母体保護法指定医により行われる医療処置である．人工妊娠中絶の実施件数は，1949（昭和24）年の優生保護法の改正により「身体的又は経済的理由により母体の健康を著しく害するおそれのあるもの」も人工妊娠中絶が可能になったことから急激に増加し，1955（昭和30）年には117万件となった．その後，家族計画・性教育の普及，ピルが使用可能となり，さらに2011（平成23）年には緊急避妊法（性交後72時間以内にレボノルゲストを1回服用等）が使用可能になった影響もあると考えられ，長期にわたって減少傾向にあり，2020（令和2）年の実施件数は約15万件となっている[8,9]（図Ⅲ-6）．

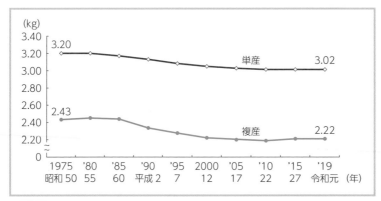

図Ⅲ-4　単産−複産別出生時の平均体重（昭和50年〜令和元年）

注：1）単産とは単胎で生まれた出生であり，死産は含まない．また，複産とは双子・三つ子等多胎で生まれた出生であり，死産は含まない．
　　2）1990（平成2）年までは100 g単位で把握していたため出生子の出生時平均体重は算出平均値に0.05 kgを加えた．
〔厚生労働省：図13 単産−複産別出生時の平均体重, 令和3年度 出生に関する統計の概況，〔https://www.mhlw.go.jp/toukei/saikin/hw/jinkou/tokusyu/syussyo07/dl/02.pdf〕（最終確認：2021年12月1日）より引用〕

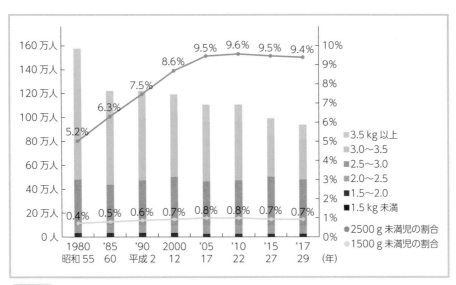

図Ⅲ-5　出生体重別出生数（資料：人口動態統計）

[小さく産まれた赤ちゃんへの保健指導のあり方に関する調査研究会: 出生体重別出生数. 低出生体重児保健指導マニュアル　平成30年度子ども・子育て支援推進調査研究事業, 平成31年,〔https://www.mhlw.go.jp/content/11900000/000592914.pdf〕（最終確認：2021年12月1日）より引用]

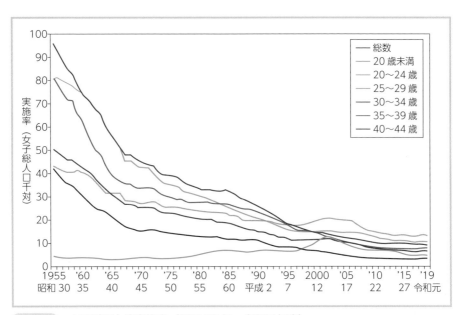

図Ⅲ-6　人工妊娠中絶実施率（昭和30年～令和元年度）

[母子衛生研究会:第10図　人工妊娠中絶実施率. 母子保健の主なる統計－令和3年刊行, p.87, 2021 より許諾を得て転載]

　人工妊娠中絶の時期は，満7週以前が半数を占めている．課題として，10歳代，希望の子ども数をもったあとの40歳代の人工妊娠中絶をより減少させること，都道府県格差があることから，各年代や地域文化に即した取り組みなどが必要とされる．

C.　諸外国における母子保健統計と日本の比較

1 ● 諸外国の合計特殊出生率とその背景

　日本の合計特殊出生率は，減少後，低い値のまま推移していることを先の項（p.58参照）で学んできたが，諸外国はどのような値になっているのだろうか．合計特殊出生率が低下後，回復した国がある．たとえばフランスは1995年1.70と低下していたが，回復し2015年2.01，2019年1.88である．スウェーデンもまた2000年1.54と低下していたが，その後回復し2015年は1.85，2019年1.76である（**図Ⅲ-7a**）．一方，アジアの主要国では1970～1990年で急激に低下し，その後は低い値で横ばいとなっており，少子化が進行していることがわかる（**図Ⅲ-7b**）．各国の取り組みとその効果について考えてみよう．

a.　諸外国の女性労働力率

　主要国の合計特殊出生率と女性労働力率の関係を示した**図Ⅲ-8**から合計特殊出生率が高い国は女性労働力率が高い傾向があることがわかる．

　今後多くの国で，女性が働くこと・女性のもつ力を生かすことが，女性の自己実現・地位向上につながり，一方で税収入の増加にもつながり，国の基盤としてますます重要になると予想される．

b.　婚外出生割合

　婚外出生とは結婚をしていない母による出生を指す．2019年の婚外出生の割合はフラ

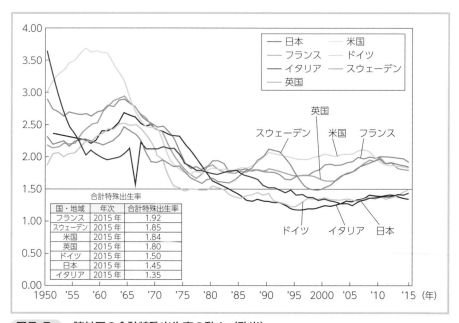

図Ⅲ-7a　諸外国の合計特殊出生率の動き（欧米）

資料：1959年までUnited Nations "Demographic Yearbook"等，1960年以降はOECD Family database（2017年5月更新版）および厚生労働省「人口動態統計」を基に内閣府作成
［内閣府：諸外国の合計特殊出生率の動き（欧米・アジア）．平成29年版　少子化社会対策白書　全体版，
〔https://www8.cao.go.jp/shoushi/shoushika/whitepaper/measures/w-2017/29pdfhonpen/pdf/s1-5.pdf〕
（最終確認：2021年12月1日）より引用］

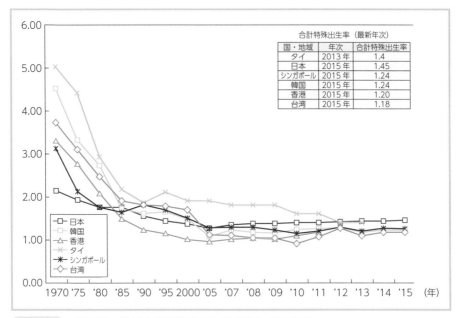

合計特殊出生率（最新年次）

国・地域	年次	合計特殊出生率
タイ	2013年	1.4
日本	2015年	1.45
シンガポール	2015年	1.24
韓国	2015年	1.24
香港	2015年	1.20
台湾	2015年	1.18

図Ⅲ-7b　　諸外国・地域の合計特殊出生率の動き（アジア）

資料：United Nations "Demographic Yearbook"，WHO "World Health Statistics"，各国統計
　　　日本は厚生労働省「人口動態統計」を基に内閣府作成
注：台湾の1970年は1971年，1975年は1976年，1980年は1981年の数値.
〔内閣府：諸外国の合計特殊出生率の動き（欧米・アジア）. 平成29年版　少子化社会対策白書　全体版,
〔https://www8.cao.go.jp/shoushi/shoushika/whitepaper/measures/w-2017/29pdfhonpen/pdf/s1-5.pdf〕
（最終確認：2021年12月1日）より引用〕

ンス61.0％であり，アイスランド69.4％,北欧諸国は約40〜60％であるように，欧米諸国の多くの国が30〜50％を超えるのに対し，日本では2％程度であることは大きな違いである[10]. つまり，婚外出生であっても，欧米諸国は母子やその家族に不利益のない社会システムが構築されているのである．一方，日本の場合は社会システムが十分に整っているとはいい難い現状である.

c. 子育てしやすい環境

　国際援助団体「セーブ・ザ・チルドレン」が発表する世界179ヵ国を対象とした「お母さんにやさしい国ランキング2015」[11] ではノルウェー1位，フィンランド2位，アイスランド3位，デンマーク4位，スウェーデン5位そして日本は32位であり，ワースト5位はアフリカ諸国が占めている．上位の国に共通していることは，国家をあげた育児に対する高い補助政策である．男女ともに取得可能な，給与の7〜8割が保証される育児休暇，児童給付金，スウェーデンでは女性の負担が増すことがないように，男性が取得しなければならない育児休暇制度などの工夫がされている.

2● 諸外国における母子保健水準と統計値

a. 諸外国における周産期死亡率，新生児死亡率，乳児死亡率

　周産期死亡率は出生1,000に対し，1970年の高水準国はスウェーデン16.5，デンマーク18.0，オランダ18.8であった．1990年は日本5.7，ドイツ6.0，スウェーデン6.5であり，こ

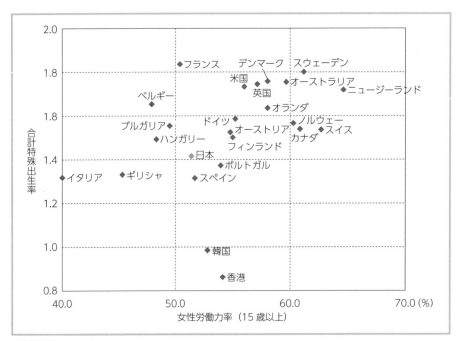

図Ⅲ-8　主要国における合計特殊出生率と女性労働力率（15歳以上）（2018年）

(注)合計特殊出生率：日本，香港，韓国，米国，フランス，ハンガリー，ノルウェー，ギリシャ，ニュージーランドは2018年．それ以外はすべて2017年．
(資料)国立社会保障・人口問題研究所「2020年版人口統計資料集」
[母子衛生研究会：図16　主要国における合計特殊出生率と女性労働力率.わが国の母子保健－令和3年刊行，p.45, 2021より許諾を得て転載]

の年から日本の周産期死亡の低さは世界最高水準になった．最近のデータでは日本2.3（2019年），オーストラリア3.1（2017年），イタリア3.8（2013年）であった（**表Ⅲ-2**）．

　新生児死亡率は出生1,000に対し，1980年は日本およびスウェーデン4.9，デンマークおよびフランス5.6であり，この年から日本の新生児死亡率の低さも世界最高水準になった．最近のデータでは日本0.9（2019年），スウェーデン1.6（2017年），オーストリア2.4（2017年）およびイタリア2.0（2013年）であった（**表Ⅲ-3**）．

　乳児死亡率は出生1,000に対し，1960年はスウェーデン，オランダ，英国の順で低く20前後で，当時の世界最高水準であった（1960年日本30.7）[12]．1990年は日本4.6，スウェーデン5.6，スイス7.1であり，この年から日本の乳児死亡率の低さは世界最高水準になった．最近のデータでは日本1.9（2019年），スウェーデン2.4（2017年），イタリア2.7（2017年）が世界で乳児死亡率の低い母子保健水準の高い国々である（**表Ⅲ-3**）．

　このように，現在日本は，乳児死亡率，新生児死亡率，周産期死亡率すべてにおいて，世界の最高水準にあることがわかる．

b. 諸外国における妊産婦死亡率

　諸外国の妊産婦死亡率は出生100,000に対し，1975年はスウェーデン1.9，オーストラリア5.6，カナダ7.5，日本28.7，1995年はイタリア3.2，ニュージーランド3.5，スウェーデン3.9，日本7.2，2015年はスウェーデン0.9，オーストラリア2.6，ドイツ・イタリア3.3，日本は2019年で3.4であった（**表Ⅲ-4**）．

表Ⅲ-4　諸外国の妊産婦死亡率（昭和50年～平成27年）

国名	1975 （昭和50）	1985 （昭和60）	1995 （平成7）	2005 （平成17）	2015 （平成27）
日本[*1]	28.7	15.8	7.2	5.8	3.4[19]
カナダ	7.5	4.0	4.5	5.9[04]	6.0[13]
米国	12.8	7.8	7.1	18.4	28.7
フランス	19.9	12.0	9.6	5.3	4.6[14]
ドイツ[*2]	39.6	10.7	5.4	4.1	3.3
イタリア	25.9	8.2	3.2	5.1[03]	3.3
オランダ	10.7	4.5	7.3	8.5	3.5
スウェーデン	1.9	5.1	3.9	5.9	0.9
スイス	12.7	5.4	8.5	5.5	6.9
英国[*3]	12.8	7.0	7.0	7.1	4.5
オーストラリア	5.6	3.2	8.2	4.7[04]	2.6
ニュージーランド	23.0	13.5	3.5	10.4	17.0[13]

（注）「国民衛生の動向」2020/2021
[*1] 人口動態統計
[*2] 1985年までは旧西ドイツの数値である.
[*3] 1985年まではイングランド・ウェールズの数値である.
03）2003　04）2004　13）2013　14）2014　19）2019
資料：[*1] Vital Statistics of Japan
Journal of Health and Welfare Statistics, Vol.67, Number 9, 2020/2021
UN, Demographic Yearbook
［母子衛生研究会：第73表　諸外国の妊産婦死亡率. 母子保健の主なる統計―令和3年刊行, p.110, 2021 より許諾を得て転載］

このように母子保健統計の中で妊産婦死亡率は唯一世界最高水準となることに遅れをとっていたが，1990（平成2）年以降改善がみられ，2000年代後半では世界の中で妊産婦死亡率の低い国の1つになった.

c. 諸外国における人工妊娠中絶

諸外国の人工妊娠中絶率は女性人口1,000人に対しスウェーデン17.7，フランス14.5，英国13.1（日本6.5）である（図Ⅲ-9）. さらに20歳未満の人工妊娠中絶率もスウェーデン，英国，フランスで高く，各国で20歳台前半が高くなっている[13]. 英国は15歳未満の中絶が多い点もさらに問題の深刻さをうかがわせている[14].

諸外国の取り組みの例として，英国では，無料で避妊方法や予期しない妊娠等に関する相談，性感染症の検査や治療，低用量ピルを含む避妊法の提供が行われている. フィンランドでは学校教育の中で，予期しない妊娠や性感染症の予防策を含む性教育が行われてきた. 学校保健師は，避妊や性感染症等を含めた生徒の健康や医療面の相談にのるほか，自治体によっては低用量ピルの提供等も行う. 医師の診察，処方箋，人工妊娠中絶の実施について親への相談が望ましいものの親の同意は不要としている. 英国，フィンランドとも未成年であっても相談内容は秘匿にされ，未成年者がためらわずに相談できるような体制をとっている.

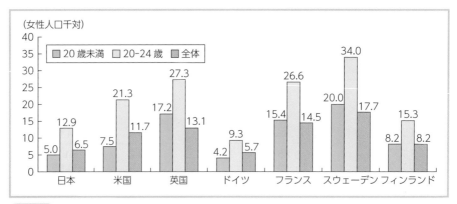

図Ⅲ-9　人口妊娠中絶率（国際比較）

（備考）1. 日本は厚生労働省「衛生行政報告例」, 米国はCenters for Disease Control and Prevention "Abortion Surveillance United States, 2014", その他はUnited Nations "United Nations Demographic Yearbook"より作成.
2. 20歳未満は15〜19歳, 全体は15〜49歳の女性人口千人当たりの中絶数.
3. 日本2016（平成28）年, フィンランド, ドイツは2015（平成27）年, 米国は2013（平成25）年, 英国は2012（平成24）年, スウェーデンは2010（平成22）年, フランスは2009（平成21）年の数値.
4. 米国は, カリフォルニア, フロリダ, メリーランド, ニューハンプシャー, テキサス, ワイオミングの各州を除いた数値.
〔内閣府：人工妊娠中絶率（国際比較）. 男女共同参画白書 平成30年版, 〔https://www.gender.go.jp/about_danjo/whitepaper/h30/zentai/html/zuhyo/zuhyo01-00-37.html〕（最終確認：2021年12月1日）より引用〕

D. 少子化の背景

　　出生率の低下要因は, 日本では婚外出生が依然少ないため, 未婚化と夫婦のもつ子ども数の低下にほぼ分解され, 前者の引き下げ効果は, 後者の効果に比べてはるかに大きい. また, そもそもの25〜34歳の女性人口自体も減少している.

1 ● 未婚化

　　日本は婚外子が少ない特徴があり, つまり婚姻率が低下すると出生率も下がるという相関関係にある.

　　婚姻件数は低下を続け, 2019（令和元）年は, 令和への改元のタイミングで婚姻するいわゆる「令和婚」の影響もあり, 59万9,007組（対前年比12,526組増）と7年ぶりに前年より増加した. 婚姻率も4.8で過去最低だった前年の4.7から0.1上回ったが, 1970年代前半と比べると半分程度の水準となっている[14].

　　「生涯未婚率」とは50歳時の未婚割合を指す. 50歳まで未婚なら, その後結婚する可能性はきわめて低い実際の状況に基づいて定められている. この生涯未婚率は, 国勢調査がスタートした1920年から1980年代までは, 男女とも5％を超えることはなかったが, 1990年代以降に急激に上昇し, 今後も上がり続ける見通しである（**図Ⅲ-10**）. 2040（令和22）年には男は約30％, 女は約20％にまで上昇すると推計されている. しかしながら未婚者の結婚意思は「いずれ結婚するつもり」が男性84.8％, 女性87.8％,「一生結婚するつもりはない」が男性10.4％, 女性8.0％であり[15], 希望と実際とで乖離が生じていることがわかる.

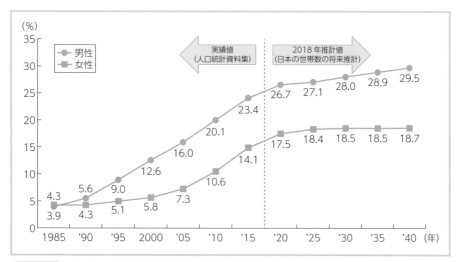

図Ⅲ-10　50歳時の未婚割合の推移

資料：国立社会保障・人口問題研究所「日本の世帯数の将来推計（全国推計）（2018年推計）」，「人口統計資料集」，2020年以降は「日本の世帯数の将来推計」より，45～49歳の未婚率と50～54歳の未婚率の平均．
〔厚生労働省：50歳時の未婚割合の推移．令和3年版厚生労働白書．〔https://www.mhlw.go.jp/wp/hakusyo/kousei/20/dl/2-01.pdf〕（最終確認：2021年12月1日）より引用〕

2● 夫婦のもつ子どもの数

a. 晩婚化と出産年齢

　年齢が上がるにつれ妊娠しにくくなり，また閉経を考慮しても妊娠可能な年齢には限界がある．すなわち結婚年齢が上昇すると妊娠可能な期間が短かくなるという相関関係がある．

　平均初婚年齢は，長期的にみると夫，妻ともに上昇を続け，晩婚化が進行している．2019（令和元）年で，夫が31.2歳，妻が29.6歳となっており，1985（昭和60）年と比較すると，夫は3.0歳，妻は4.1歳上昇している（**図Ⅲ-11**）．

　また，出生時の母親の平均年齢は上昇傾向にあったが2015（平成27）年から横ばいとなっている．出生順位別にみると，2019（令和元）年においては，第1子が30.7歳，第2子が32.7歳，第3子が33.8歳と上昇傾向が続いており，1985年と比較すると第1子では4.0歳，第2子では3.6歳，第3子では2.4歳それぞれ上昇している（**図Ⅲ-11**）．

b. 理想の子どもの数と実際の子どもの数との乖離

　国立社会保障・人口問題研究所の第15回調査（2015年）によれば，夫婦にたずねた理想的な子ども数（平均理想子ども数）は2.32人であった．完結出生児数（結婚持続期間が15～19年の初婚どうしの夫婦の平均出生子ども数）は2015（平成27）年で1.94であった[15]．

　理想の子どもの数と実際の子どもの数に0.38人の差が生じている．その理由として，「子育てにお金がかかりすぎるから」がもっとも高く，「高年齢で産むのはいやだから」「欲しいけれどもできないから」「これ以上，育児の心理的，肉体的負担に耐えられないから」が続く[16]．

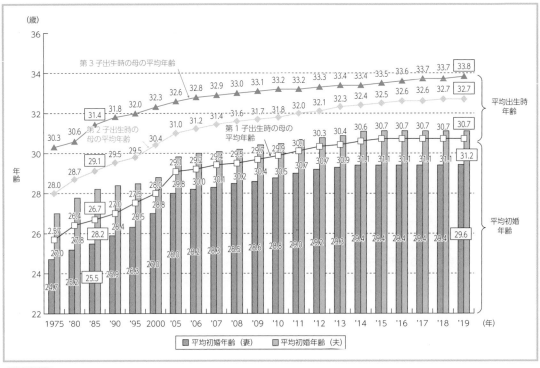

図Ⅲ-11　平均初婚年齢と出生順位別母の平均年齢の年次推移

資料：厚生労働省「人口動態統計」

［内閣府：第1-1-11図　平均初婚年齢と出生順位別母の平均年齢の年次推移. 令和3年版　少子化社会対策白書（全体版），〔https://www8.cao.go.jp/shoushi/shoushika/whitepaper/measures/w-2021/r03webhonpen/html/b1_s1-1-3.html〕（最終確認：2021年12月1日）より引用］

コラム

統計を学ぶ意義と楽しさ

　　統計は取っつきにくいイメージがあるが，実は「統計値からその背景を読み解く作業はとても楽しい作業なのだ」という実感をもってもらうことがこの節の大きなねらいである．統計は数値の暗記ばかりでつまらないもの，というイメージを払しょくできたら幸いである．

　　テレビドラマでみるような，かつては多くの子どもを妊娠し，次々と出産し，高い乳幼児死亡率のため幾人かの子どもは生後わずかで死亡し，多くの子どもたちは幼いきょうだいを亡くした体験をもちながら育っていった当時の背景を，数値から感じとってもらいたい．これらの統計値がその時代の背景を教えてくれる醍醐味であろう．

　　かつて明治・大正期は，妊娠分娩に際して女性は年間6,000〜7,000人が亡くなっていた．先ほどまでのテレビドラマの中の一コマが急にあなたの中で現実味を増して伝わってきたのではないのだろうか．こうして女性は，妊娠分娩は女の一大事と覚悟しながら，一方では女性の意思で避妊することさえもむずかしい，現実の毎日と向き合っていたのである．

　　また，「ひのえうま」のときには，わが子が生後世間からいわれなきつらい思いをしないよう，結婚で不利にならないよう考え，迷信だとわかりながらも日本中の多くの夫婦が受胎調整に努力した．さて皆さんは，この現象をどのように解釈するだろうか．当時の日本人をどのように感じるだろうか．皆さんも当事者の気もちになり，考えてみよう．

c. 少子化の課題

　将来の高齢者人口を支える世代の極端な減少は，日本全体の国力低下につながり，また年金制度に大きな不安を国民が感じている．少子化は社会保障制度や国力の点などでさまざまな問題はあるものの，1人ひとりの幸せの観点からは少子化が問題なのではなく，希望と現実のギャップが問題ではないだろうか．これまで述べてきた少子化をめぐる社会状況から見えてくる課題は，まず未婚者が希望があれば結婚できる世の中となること，経済力の向上，夫婦については子育ての金銭的負担の軽減，経済力の向上，不妊治療を受けやすい職場環境や治療費負担の軽減が必要であり，一方で結婚しなくても子どもを産み育てできる温かな世の中となること，さらに長い目で見れば子どものころから結婚や子どもをもつことへの肯定的な思いを育む環境と妊孕性（にんよう）と年齢の関係を知ることなど性教育の変化が必要かと思われる．

学習課題

1．世界の乳児死亡率，新生児死亡率，周産期死亡率の推移について概要を説明してみよう
2．世界の妊産婦死亡率の推移について概要を説明してみよう
3．世界最高峰の日本の母子保健医療の水準を継続して守っていくために看護師にできることは何か考えてみよう

練習問題

Q1 日本の周産期死亡率を国際的水準からみるとどのような位置にあるのか，1990年代以降の推移を述べなさい．

Q2 母子保健統計の算出方法で出生数を分母としているのはどれか．

（第109回国家試験，2020年）

1．妊娠満22週以後の死産率
2．周産期死亡率
3．乳児死亡率
4．死産率

［解答と解説 ▶ p.304］

‖ 引用文献 ‖
1）総務省：令和2年国勢調査　調査の結果．2021年6月，〔https://www.stat.go.jp/data/kokusei/2020/kekka/pdf/outline.pdf〕（最終確認：2021年12月1日）
2）厚生労働省：合計特殊出生率について，〔https://www.mhlw.go.jp/toukei/saikin/hw/jinkou/geppo/nengai11/sankou01.html〕（最終確認：2021年12月1日）
3）内閣府：令和3年版少子化社会対策白書＜概要＞．2021，〔https://www8.cao.go.jp/shoushi/shoushika/whitepaper/measures/w-2021/r03pdfgaiyoh/pdf/03gaiyoh.pdf〕（最終確認：2021年12月1日）
4）厚生労働省：令和2年（2020）人口動態統計月報年計（概数の概況），〔https://www.mhlw.go.jp/toukei/saikin/

hw/jinkou/geppo/nengai20/dl/gaikyouR2.pdf〕（最終確認：2021年12月1日）
5）日本産婦人科医会：産科異常出血への対応．研修ノート，〔https://www.jaog.or.jp/notes/note10548/〕（最終確認：2021年12月1日）
6）厚生労働省：「妊産婦のための食生活指針」の改定について，〔https://www.jsog.or.jp/news/pdf/20210402-1_kourousho.pdf〕（最終確認：2021年12月1日）2020
7）伊東宏晃：胎生期から乳幼児期における栄養環境と成長後の生活習慣病発病リスク．日本産科婦人科学会雑誌 **60**（9）：306-313，2008
8）厚生労働省：令和2年度の人工妊娠中絶数の状況について，2021，〔https://www.mhlw.go.jp/content/11920000/000784018.pdf〕（最終確認：2021年12月1日）
9）母子衛生研究会：第76表　諸外国の合計特殊出生率．母子保健の主なる統計－令和3年刊行，p.112，2021
10）母子衛生研究会：表22　先進諸国における婚外出生割合．わが国の母子保健－令和3年刊行，p.42，2021
11）セーブ・ザ・チルドレン・ジャパン：お母さんにやさしい国ランキング2015年，〔http://www.savechildren.or.jp/scjcmsmaru /press.php?d = 1956〕（最終確認：2021年12月1日）
12）総務省：乳児死亡率の年次推移－諸外国との比較　1947～2012年．乳児死亡の動き，〔https://www.soumu.go.jp/main_sosiki/singi/toukei/meetings/kihon_56/siryou_1o.pdf〕（最終確認：2021年12月1日）
13）前掲書8）第78表諸外国の年齢別，人工妊娠中絶件数．p. 113
14）婚姻件数及び婚姻率の年次推移．令和2年版　少子化社会対策白書　全体版，〔https://www8.cao.go.jp/shoushi/shoushika/whitepaper/measures/w-2020/r02pdfhonpen/pdf/s1-3.pdf〕（最終確認：2021年12月1日）
15）国立社会保障・人口問題研究所：第15回（2015年）出生動向基本調査（結婚と出産に関する全国調査），〔https://www.ipss.go.jp/ps-doukou/j/doukou15/NFS15_report3.pdf〕（最終確認：2021年12月1日）
16）内閣府：妻の年齢別にみた，理想の子供数を持たない理由．令和3年版　少子化社会対策白書（全体版），〔https://www8.cao.go.jp/shoushi/shoushika/whitepaper/measures/w-2021/r03pdfhonpen/pdf/s1-5.pdf〕（最終確認：2021年12月1日）

2 母子にかかわる法律と母子保健施策

この節で学ぶこと

1. 女性やその家族のニーズに合った看護ケアや情報の提供ができるようになるために，母子保健にかかわるさまざまな法的根拠と施策について理解を深める

A. 母子にかかわる法律 (表Ⅲ-5)

1 ● 親子の規定にかかわる法律

a. 戸籍法

戸籍法 (抜粋)

第49条　出生の届出は，**十四日以内**（国外で出生があつたときは，三箇月以内）にこれをしなければならない．

2　届書には，次の事項を記載しなければならない．

一　子の男女の別及び嫡出子又は嫡出でない子の別

二　出生の年月日時分及び場所

三　父母の氏名及び本籍，父又は母が外国人であるときは，その氏名及び国籍

四　その他法務省令で定める事項

3　医師，助産師又はその他の者が出産に立ち会つた場合には，医師，助産師，その他の者の順序に従つてそのうちの一人が法務省令・厚生労働省令の定めるところによつて作成する出生証明書を届書に添付しなければならない．ただし，やむを得ない事由があるときは，この限りでない．

第52条　嫡出子出生の届出は，父又は母がこれをし，子の出生前に父母が離婚をした場合には，母がこれをしなければならない．

2　嫡出でない子の出生の届出は，母がこれをしなければならない．

3　前二項の規定によつて届出をすべき者が届出をすることができない場合には，左の者は，その順序に従つて，届出をしなければならない．

第一　同居者

第二　出産に立ち会つた医師，助産師又はその他の者

4　第一項又は第二項の規定によつて届出をすべき者が届出をすることができない場合には，その者以外の法定代理人も，届出をすることができる．

表Ⅲ-5　周産期の経過と母子にかかわる法律との対応

時期	項目	法律	条項
妊娠〜	母性の尊重	母子保健法	2
妊娠期	妊娠の届出	母子保健法	15
妊娠期	妊娠健康診査	母子保健法 子ども・子育て支援法	13 59, 61
妊娠期	妊婦健診等の記録母子手帳への記載	母子保健法	16
妊娠21週6日まで	人工妊娠中絶：事由	母体保護法	14
妊娠期	妊娠中の女性の就労	労働基準法	64, 66, 67
妊娠期	マタニティ・ハラスメント等の防止対策	雇用の分野における男女の均等な機会及び待遇に確保等に関する法律	9
分娩前後	産前産後休業	労働基準法	65
分娩直後	出産育児一時金および出産手当金	健康保険法	106
妊娠期〜育児期	子どもの健全な成育に対する保護者の責務	成育基本法	6
妊娠期〜育児期	困窮者の出産扶助等	生活保護法	16, 35
妊娠期〜育児期	児童の福祉の保証	児童福祉法	19
妊娠期〜育児期	特定妊婦，要保護児童	児童福祉法	25
妊娠期〜育児期	地域に密着した住民による支援	民生委員法	
分娩時	入院助産	児童福祉法	22
分娩後14日以内*	出生届関連：提出期限等	戸籍法	49
産褥期	子育て世代包括支援	母子保健法	22
出産後〜1年以内	産後ケア事業	母子保健法	17
産褥期	新生児訪問指導	母子保健法	11
育児期	保護者の努力義務	予防接種法	9
育児期	乳児家庭全戸訪問事業	児童福祉法	6③
育児期	体罰禁止	児童福祉法	33, 47
育児期	片親家庭に対する福祉措置	母子および父子並びに寡婦福祉法	
育児期	母子家庭の経済的支援	児童扶養手当法	

*国際結婚，海外における出産時は3ヵ月以内.

　原則，出生14日以内に提出することが決められており，正当な理由なく提出期限の14日（14日は生まれた日を含む）以内に出生届をしなかった場合には戸籍法第135条により罰金刑が課されることもある.

　近年，さまざまな理由で戸籍のない子どもの存在が社会的な問題として取り上げられるようになってきた. **DV**（domestic violence）などが背景にあり女性が逃げているケースや望まぬ妊娠で自宅出産してしまって対処がわからなかったケース，不法滞在のカップルなどが考えられる.

2● 母子の健康にかかわる法律

a. 母子保健法

母子保健法 (抜粋)

(目的)

第1条　この法律は，母性並びに乳児及び幼児の健康の保持及び増進を図るため，母子保健に関する原理を明らかにするとともに，母性並びに乳児及び幼児に対する保健指導，健康診査，医務その他の措置を講じ，もつて国民保健の向上に寄与することを目的とする.

(母性の尊重)

第2条　**母性は**，すべての児童がすこやかに生まれ，かつ，育てられる基盤であることにかんがみ，**尊重され，かつ，保護されなければならない**.

(国及び地方公共団体の責務)

第5条　国及び地方公共団体は，母性並びに乳児及び幼児の健康の保持及び増進に努めなければならない.

2　国及び地方公共団体は，母性並びに乳児及び幼児の健康の保持及び増進に関する施策を講ずるに当たつては，その施策を通じて，前3条に規定する母子保健の理念が具現されるように配慮しなければならない.

(新生児の訪問指導)

第11条　市町村長は，前条の場合において，当該乳児が新生児であつて，育児上必要があると認めるときは，医師，保健師，助産師又はその他の職員をして当該新生児の保護者を**訪問させ，必要な指導を行わせるものとする**. ただし，当該新生児につき，第19条の（未熟児に関する）規定による指導が行われるときは，この限りでない.

2　前項の規定による新生児に対する訪問指導は，当該新生児が新生児でなくなつた後においても，継続することができる.

(妊娠の届出)

第15条　妊娠した者は，厚生労働省令で定める事項につき，速やかに，市町村長に妊娠の届出をするようにしなければならない.

第16条　市町村は，妊娠の届出をした者に対して，母子健康手帳を交付しなければならない.

2　妊産婦は，医師，歯科医師，助産師又は保健師について，健康診査又は保健指導を受けたときは，その都度，母子健康手帳に必要な事項の記載を受けなければならない. 乳児又は幼児の健康診査又は保健指導を受けた当該乳児又は幼児の保護者についても，同様とする.

3　母子健康手帳の様式は，厚生労働省令で定める.

(産後ケア事業)

第17条の2　市町村は，出産後一年を経過しない女子及び乳児の心身の状態に応じた保健指導，療養に伴う世話又は育児に関する指導，相談その他の援助（以下この項において「産後ケア」という.）を必要とする出産後一年を経過しない女子及び乳児につき，次の各号のいずれかに掲げる事業（以下この条において「産後ケア事業」という.）を行うよう努めなければならない.

　　一　病院，診療所，助産所その他厚生労働省令で定める施設であつて，産後ケアを行うもの（次号において「産後ケアセンター」という.）に産後ケアを必要とする出産後一年を経過しない女子及び乳児を短期間入所させ，産後ケアを行う事業
　　二　産後ケアセンターその他の厚生労働省令で定める施設に産後ケアを必要とする出産後一年を経過しない女子及び乳児を通わせ，産後ケアを行う事業
　　三　産後ケアを必要とする出産後一年を経過しない女子及び乳児の居宅を訪問し，産後ケアを行う事業

　母子保健法は1965（昭和40）年に制定された法律である．その立法の目的は，第1条にあり，母や子の健康を守ることである．そして，第2条では母性の尊重を第一に考えることが重要であると述べられている．**第15条**では**妊娠の届出**について規定されており，それをもって，妊娠中のさまざまなサービスが受けられるようになる（p.77参照）.

　第5条には国や地方自治体の責務が書かれており，母性を尊重しつつ目的を達成するための具体的な計画を立て実施することが社会に求められている．日本においてはこの法律を基盤とした施策が各自治体で取り組まれており，利用者は自治体の広報や産科施設の窓口などで，さまざまなサービスについて情報を得たり実際にサービスを受けたりすることができる（p.77参照）.

　第11条にある新生児訪問指導とは，新生児（生後28日以内，里帰りの場合は60日以内）の育児に関する指導として保健師や助産師が個別の家庭訪問を行い子どもの成長発達の確認や親の育児不安への対応を行うものである（p.77参照）.

　第16条では，**母子健康手帳の交付**について規定されている．妊婦健診などのデータが転記され自分の妊娠経過や分娩関連事項を親自身も把握することができ，セルフケアにもつなげられる．母子健康手帳は，世界各国から注目されさまざまな国が応用している.

　そして，妊娠中から産後1年までの母親の死因でもっとも多いのが自殺であったという報告[1]［国立成育医療研究センター，2018］を受け，妊娠期・育児期にある親の孤立や支援不足，**産後うつ**などへの国としての対応が必要であるという認識が高まり，母子保健法も一部改正（2021［令和3］年4月1日施行）され，市町村の**産後ケア事業**の実施の努力義務等が追加された.

b.　母体保護法

母体保護法（抜粋）
（この法律の目的）
　第1条　この法律は，不妊手術及び人工妊娠中絶に関する事項を定めること等により，母性の生命健康を保護することを目的とする.
（定義）
　第2条　この法律で不妊手術とは，生殖腺を除去することなしに，生殖を不能にする手術で厚生労働省令をもつて定めるものをいう.
　2　この法律で人工妊娠中絶とは，胎児が，母体外において，生命を保続することのできない時期に，人工的に，胎児及びその附属物を母体外に排出することをいう.

（医師の認定による人工妊娠中絶）

第14条　都道府県の区域を単位として設立された公益社団法人たる医師会の指定する医師（以下「指定医師」という.）は，次の各号の一に該当する者に対して，本人及び<u>配偶者の同意を得て</u>，人工妊娠中絶を行うことができる.

一　妊娠の継続又は分娩が身体的又は<u>経済的理由</u>により母体の健康を著しく害するおそれのあるもの

二　暴行若しくは脅迫によつて又は<u>抵抗若しくは拒絶することができない間に姦淫されて</u>妊娠したもの

2　前項の同意は，配偶者が知れないとき若しくはその意思を表示することができないとき又は妊娠後に配偶者がなくなつたときには本人の同意だけで足りる.

　現在の**母体保護法**の前身は，**優生保護法**である．優生保護法とは，1948（昭和23）年に制定され，その目的は優生上の見地から不良な子孫の出生を防止するとともに，母性の生命健康を保護することであると述べられていた．実際，優生保護法に基づき，多くの人が特定の疾病や障害を有することを理由に，生殖を不能にする手術または放射線の照射を受けることを強いられ，心身に多大な苦痛を受けてきた．1996（平成8）年に優性保護法は母体保護法に改題され，その目的は上記のとおりであり，優秀・優良な子孫を残すためという差別的な優生思想を排除した形に変更された.

　1996（平成8）年のこの改題・改正は，社会情勢の変化，リプロダクティブ・ヘルス／ライツの概念（第Ⅰ章3節参照）が導入されたことと相まって行われたものである．人工妊娠中絶は，あくまでも母体が健康であり続けるため，あるいは性暴力による望まぬ妊娠を終了させるために，中絶することが母親にとっても養育される子どもにとっても必要不可欠である場合にのみ適応となる．しかしながら，いまなお人工妊娠中絶は原則として夫あるいはパートナーの同意が必要であり女性の意思のみで決定できない．母体保護法の適応条件を満たさない中絶の場合は刑法第212条の**堕胎罪**にあたるとされるが，実際には母体保護法の「身体的又は<u>経済的理由</u>により母体の健康を著しく害するおそれ」が拡大解釈され，実施されている．2020（令和2）年の中絶件数は145,340件で近年減少の一途をたどっている．堕胎罪の認知件数はゼロである[2].

　性にかかわる法律としては，110年ぶりに改正された刑法第177条の**強制性交等罪**（旧**強姦罪**）がある．改正前は，強盗罪より低い量刑であること，強姦の規定が非常に限定されており，女子のみが被害者であったことなど，人権という観点からも問題が多いことが指摘されていた．2014（平成26）年10月から性犯罪の罰則に関する検討が行われ，ようやく2017（平成29）年7月13日改正刑法が施行された.

　看護職者も，臨床現場において人工妊娠中絶の処置にかかわる可能性があり，性暴力被害者にあうこともある．この歴史的な背景を認識し，リプロダクティブ・ヘルス／ライツの理念を理解したうえで女性の意思決定を支援していかなければならないだろう．そして，看護職者のみならず，女性たちや彼女らをとりまく者すべてがリプロダクティブ・ヘルス／ライツを理解するためには，やはり性や生に関する適切な教育や啓発が社会のなかで早い時期からなされなければならない．このことが女性のさまざまな健康問題の発生に歯止め

をかけることにもつながると考える.

c. 予防接種法, 感染症の予防及び感染症の患者に対する医療に関する法律

　予防接種に関しては, 1948（昭和23）年に制定された**予防接種法**に則って市町村（特別区）が住民に接種の原則義務を伝え接種の場を提供することとされている. ジフテリア, 百日咳, 急性灰白髄炎（ポリオ）, 麻疹, 風疹, 日本脳炎, 破傷風, インフルエンザ菌 b 型, 肺炎球菌, ヒトパピローマウイルス（HPV）, 水痘, B型肝炎は, A類疾病としてワクチンを定期接種し, それらの疾患の感染・蔓延を防止することが規定されている. 子どもの保護者は出生届の提出と引き替えに市町村（特別区）から予防接種問診票兼無料券などを受け取るようになっている.

　これら定期予防接種と同等に扱われているもので根拠法が異なるものにBCGがあり, これは「結核予防法」（1951［昭和26］年制定, 2007［平成19］年廃止）が吸収された「感染症の予防及び感染症の患者に対する医療に関する法律（感染症予防法）」（1998［平成10］年制定, 2013［平成25］年改正）で規定されている.

　また幼児期以降での接種が義務づけられているもの, あるいは任意の接種が勧められているものについては, そのつど事前の通知として市町村（特別区）から居住地に届くようになっている. また感染の流行などの状況により, 特別に接種が追加される場合もある. たとえば, 2008（平成20）年から5年間は, 麻疹および風疹の新たな流行を受け, 根絶を図るために中学1年生と高校3年にあたる時期の者にMRワクチンの第3期, 第4期接種が行われていた.

d. 周産期にある女性の就労にかかわる法律

(1) 労働基準法

> **労働基準法**（抜粋）
> **（男女同一賃金の原則）**
> 　第4条　使用者は, 労働者が女性であることを理由として, 賃金について, 男性と差別的取扱いをしてはならない.
> **（年次有給休暇）**
> 　第39条8　労働者が業務上負傷し, 又は疾病にかかり療養のために休業した期間及び育児休業, 介護休業等育児又は家族介護を行う労働者の福祉に関する法律第2条第1号に規定する育児休業又は同条第2号に規定する介護休業をした期間並びに産前産後の女性が第65条の規定によつて休業した期間は, 第1項及び第2項の規定の適用については, これを出勤したものとみなす.
> 　第6章の2　妊産婦等
> **（坑内業務の就業制限）**
> 　第64条の2　使用者は, 次の各号に掲げる女性を当該各号に定める業務に就かせてはならない.
> 　1. 妊娠中の女性及び坑内で行われる業務に従事しない旨を使用者に申し出た産後1年を経過しない女性　坑内で行われるすべての業務
> 　2. 前号に掲げる女性以外の満18歳以上の女性　坑内で行われる業務のうち人力により

　　行われる掘削の業務その他の女性に有害な業務として厚生労働省令で定めるもの

（危険有害業務の就業制限）

　　第64条の3　使用者は，妊娠中の女性及び産後1年を経過しない女性（以下「妊産婦」
　　という.）を，重量物を取り扱う業務，有害ガスを発散する場所における業務その他妊産
　　婦の妊娠，出産，哺育等に有害な業務に就かせてはならない.

　　2　前項の規定は，同項に規定する業務のうち女性の妊娠又は出産に係る機能に有害であ
　　る業務につき，厚生労働省令で，妊産婦以外の女性に関して，準用することができる.
　　（女子労働基準規則・第9条）

　　3　前2項に規定する業務の範囲及びこれらの規定によりこれらの業務に就かせてはなら
　　ない者の範囲は，厚生労働省令で定める.（女子労働基準規則・第10条）

（産前産後）

　　第65条　使用者は，**6週間**（多胎妊娠の場合にあつては，14週間）以内に出産する予
　　定の女性が休業を<u>請求した場合</u>においては，その者を就業させてはならない.

　　2　使用者は，**産後8週間を経過しない女性を就業させてはならない.** ただし，**産後6週
　　間を経過した女性が<u>請求した場合</u>**において，その者について**医師が支障がないと認めた業
　　務**に就かせることは，差し支えない.

　　3　使用者は，妊娠中の女性が<u>請求した場合</u>においては，他の軽易な業務に転換させなけ
　　ればならない.

　　第66条　使用者は，妊産婦が<u>請求した場合</u>においては，第32条の2第1項，第32条
　　の4第1項及び第32条の5第1項の規定にかかわらず，1週間について第32条第1項
　　の労働時間，1日について同条第2項の労働時間を超えて労働させてはならない.

　　2　使用者は，妊産婦が<u>請求した場合</u>においては，第33条第1項及び第3項並びに第
　　36条第1項の規定にかかわらず，時間外労働をさせてはならず，又は休日に労働させて
　　はならない.

　　3　使用者は，妊産婦が<u>請求した場合</u>においては，深夜業をさせてはならない.

（育児時間）

　　第67条　生後満1年に達しない生児を育てる女性は，第34条の休憩時間のほか，<u>1日
　　2回各々少なくとも30分</u>，その生児を育てるための時間を請求することができる.

　　2　使用者は，前項の育児時間中は，その女性を使用してはならない.

（生理日の就業が著しく困難な女性に対する措置）

　　第68条　使用者は，生理日の就業が著しく困難な女性が休暇を請求したときは，その者
　　を生理日に就業させてはならない.

　労働基準法は1947（昭和22）年に制定された法律である．労働者でありながらも人と
してあたり前の生活ができるよう決められた労働条件の基準を示している．労働基準法
第6章の2に妊産褥婦の雇用にかかわる産前産後や育児時間にかかわることが記載されて
いる．また4条には男女同一賃金の原則という条項があり，女性であることを理由に，賃
金について男性と差別的な取り扱いをしてはならない，としている．この点については直
接的に身体の健康とはかかわらないかと思われるが，とくにシングルマザーなど社会的な
背景がある者にとっては，経済状態は食生活や受診などにも影響を及ぼす可能性は高く，

母児の健康にもかかわってくる問題である.

(2) 雇用の分野における男女の均等な機会及び待遇の確保等に関する法律（以下，男女雇用機会均等法）

　男女雇用機会均等法は，もとは「勤労婦人福祉法」といって女性が働く場の整備を目的として1972（昭和47）年に制定された法律であった．その後1985（昭和60）年に女性（子）差別撤廃条約批准に向け名称変更が行われた．現在の法の理念は，「労働者が性別により差別されることなく，また，女性労働者にあっては母性を尊重されつつ，充実した職業生活を営むことができるようにすること」とされている．社会情勢に合わせ改正されているが，事業主への義務として差別禁止規定の強化，妊娠・出産等を理由とする不利益取り扱いの禁止（第9条）とともに，男性も対象に含む（2007年改正で追加）セクシャルハラスメント（セクハラ）や妊娠，出産等に関する言動に起因する問題（マタニティハラスメント；マタハラ）（2016年改定で追加）の防止対策が義務化（第11条）された法律となった.

e. 成育基本法

　子どもへの虐待や不十分な成育環境等が社会問題となっており，その背景として妊産婦や親の孤立，貧困等，またそれらを支援する社会保障や母子保健体制の不足等があるといわれている．そのような中，2018（平成30）年12月に成育過程にある者及びその保護者並びに妊産婦に対し必要な成育医療等を切れ目なく提供するための施策の総合的な推進に関する法律（**成育基本法**）が成立した．本法は子どもの尊厳を重んじること，子どもの健やかな成育を確保することが日本の重要な課題となっていることを明確にし，子どもの心身の健康問題，妊娠・出産および育児に関する問題等を包括的にとらえて，適切な医療，保健，教育，福祉等（**成育医療等**）を切れ目なく総合的に提供することを目的としており，6条には保護者の責務についても記載されている[3]．具体的な動きとしては，保健師等を配置して健診等の「母子保健サービス」と地域子育て支援拠点等の「子育て支援サービス」を一体的に提供し，必要な情報提供や関係機関との調整，支援プランの策定などを行う機関「子育て世代包括支援センター（日本版ネウボラ）」の市区町村レベルでの展開がある.

3 ● 母子の福祉にかかわる法律

a. 社会福祉法

　社会福祉法は1951（昭和26）年に制定され，社会福祉を目的とする事業の全分野に共通する基本事項を定めたものである．社会福祉を目的とする他の法律と補完し合いながら，福祉サービス利用者の利益の保護および地域における社会福祉の推進を図ることなどによって，社会福祉を増進させることを目的とした法律である.

　法律のなかでは，「市町村（特別区を含む）の設置する福祉に関する事務所は，市町村が処理することとされている生活保護法，児童福祉法，母子及び父子並びに寡婦福祉法や身体障害者福祉法および知的障害者福祉法に定める援護，育成または更生の措置に関する事務を行うこと」とされており，社会的な支援が必要な場合には福祉事務所に相談することができる.

(1) 生活保護法

　生活保護法は1950（昭和25）年に制定された．この法律の目的は，日本国憲法第25条に規定する理念に基づき，国が生活に困窮するすべての国民に対し，その困窮の程度に応じ，必要な保護を行い，その最低限度の生活を保障するとともに，その自立を助長することとされている．生活の基盤が安定しなければ子育ては成り立たない．保護の種類として，生活扶助，教育扶助，住宅扶助，医療扶助，介護扶助，出産扶助，生業扶助，葬祭扶助がある．さまざまな理由で生活が立ちゆかなくなったすべての国民が申請の権利をもっているが，原則世帯単位で受給可否の判定が行われる．

(2) 児童福祉法

　児童福祉法は1947（昭和22）年に制定された．児童福祉法は，「すべての国民は，児童が心身ともに健やかに生まれ，かつ，育成されるよう努めなければならない」ということを理念として掲げている．この法律が，都道府県に対して**児童相談所**の設置を義務づけている．この法律でいう児童とは満18歳に満たないものと定義されている．児童相談所の役割としては，児童のさまざまな問題について，家庭やその他からの相談にのること，必要な調査・判定を行うこと，必要時，児童の一時保護を行うこととされている．そして，東京都目黒区や千葉県野田市での虐待死事件が契機となり，2019（令和元）年には後述する児童虐待防止法とともに法律の一部改正が行われ，児童の権利擁護として**体罰の禁止**が盛り込まれた．親だけでなく児童の保護を行う施設の職員についても子どもに対する体罰は許されないということが明記された[4]．

　児童福祉法には，第7条にこの法に基づいた業務を行う施設の種類が記載されている．母子保健にかかわる専門職には関連の深い施設である．

　2章6節には，要保護児童の保護措置等について記載されている．第25条では虐待発生リスクが予測されるなど，養育に関して妊娠中から支援が必要な者（**特定妊婦**）について触れている（特定妊婦については『母性看護学Ⅱ』参照）．多くは児童相談所，福祉事務所，市町村が児童の施設入所の決定を行うが，医療現場でもその必要性についてアセスメントする場合がある．そのような場合は，それら施設への情報提供や相談を合わせ連携することもある．第26条以降に関連機関の具体的な措置等について記されている．表Ⅲ-6に，

表Ⅲ-6　児童福祉法に定められた施設

助産施設	経済的理由により通常の入院による助産を受けられない場合に利用できる．妊産婦からの申請により自治体が入所措置をする
乳児院	保育に欠ける乳児（1歳未満が主．それ以上の年齢は原則児童養護施設となる），あるいは必要であれば小学校入学前まで利用することができる
母子生活支援施設	保護と生活支援を目的にした施設で，18歳未満の子どもを養育している母子家庭，または何らかの事情で離婚の届出ができないなど，母子家庭に準じる家庭の女性が，子どもと一緒に利用できる
保育所認定子ども園	（保育に欠ける状況にある主に保護者からの希望と契約）就学前の乳児および幼児が入所できる．預かる乳幼児の年齢によって，さまざまな施設基準がある．関連：認定子ども園，幼保連携施設
児童家庭支援センター	平成10年度の児童福祉法改正に伴って新たに創設されたもので，児童心理療育施設，児童養護施設，児童自立支援施設，母子生活支援施設，乳児院に附置される．上記各施設が培ってきた育児ならびに教育の手法を生かす形で18歳未満の子どもに関するさまざまな相談を受け付けられる場所である．また，児童相談所と連携しながら助言・指導，調整および一時的な保護も行う

本法に定められた施設をあげる．22条には出産にかかる費用の公費負担についても記載されている．

(3) 母子及び父子並びに寡婦福祉法

　母子及び父子並びに寡婦福祉法は1964（昭和39）年に制定され，その目的は，第1条によれば，「母子家庭等（父子家庭も含む）及び寡婦の福祉に関する原理を明らかにするとともに，母子家庭等及び寡婦に対し，その生活の安定と向上のために必要な措置を講じ，もつて母子家庭等及び寡婦の福祉を図ることを目的とする」である．

　そして，この法律のなかで，**母子福祉資金**の貸し付けなどを規定している．貸し付けの種別としては，事業開始資金，事業継続資金，修学資金，技能習得資金，修業資金，就職支度資金，医療介護資金，生活資金，就学支度資金，住宅資金，転宅資金，結婚資金がある．

　また，38条には母子・父子福祉施設についての規定があり，「都道府県，市町村，社会福祉法人その他の者は，母子家庭の母及び父子家庭の父並びに児童が，その心身の健康を保持し，生活の向上を図るために利用する母子・父子福祉施設を設置することができる」としている．施設の種類としては，母子・父子福祉センター（2015［平成27］年10月現在58施設），母子・父子休養ホーム（同左3施設）がある．母子・父子福祉センターは，無料または低額な料金で，母子家庭，父子家庭に対して，各種の相談に応ずるとともに，生活指導および生業の指導を行うなど母子家庭，父子家庭の福祉のための便宜を総合的に供与することを目的とする施設である．母子・父子休養ホームは，無料または低額な料金で，母子家庭，父子家庭に対して，レクリエーションそのほか休養のための便宜を供与することを目的とする施設である．

b. 民生委員法

　民生委員法は1948（昭和23）年に制定された法である．**民生委員**は，社会奉仕の精神をもって，常に住民の立場に立って相談に応じ，および必要な援助を行い，もって社会福祉の増進に努めるものとされている．地域では，保健師などとも連携し，幅広い住民の支援をしている．民生委員は，都道府県知事の推薦によって，厚生労働大臣が委嘱する．民生委員は地域に密着した人材であり虐待の発見にも貢献しうる．

c. 児童扶養手当法

　児童扶養手当法は，1961（昭和36）年に制定された．父と生計を同じくしていない児童が育成される家庭の生活の安定と自立の促進および，児童の心身の健やかな成長に寄与するため，当該児童について児童扶養手当を支給し，もって児童の福祉の増進を図ることを目的としている．つまり，母親が請求する手当である．

　そして，児童扶養手当の支給を受けた母は，自ら進んでその自立を図り，家庭の生活の安定と向上に努めなければならないこと，児童扶養手当の支給は，婚姻を解消した父等が児童に対して履行すべき扶養義務の程度または内容を変更するものではないこと，が明記されている．

4 ● 女性や子どもに対する暴力の防止にかかわる法律

a. 売春防止法

　売春防止法は1956（昭和31）年に制定された.「売春が人としての尊厳を害し，性道徳に反し，社会の善良の風俗をみだすものであることにかんがみ，売春を助長する行為等を処罰するとともに，性行または環境に照らして売春を行うおそれのある女子に対する補導処分及び保護更生の措置を講ずることによって，売春の防止を図ることを目的とする」と述べられている.

　この法では，刑事処分，補導処分とともに，保護更正のための施設としての婦人相談所についても規定している．また第2条では売春をさせるつもりで契約した者や場所を提供した者に対する罰則もあるが，補導処分を受けるのは売春をした女性であるとしている.しかし，現在では売春防止法を根拠法とした保護施設がDV被害女性などの一時保護所として利用されるなど，女性たちの現実の困難な状況と根拠法との離齬（そご）が現場から指摘され，国会で審議された結果，2024年4月に「困難な問題を抱える女性への支援に関する法律」が施行されることとなった.

b. 配偶者からの暴力の防止及び被害者の保護等に関する法律

　2001（平成13）年には，児童虐待防止法の成立に遅れ，配偶者等の暴力の防止および被害者の保護に関する法案が，超党派の女性議員たちを中心に国会に提出され可決成立した．この「**配偶者からの暴力の防止及び被害者の保護等に関する法律**（通称，**配偶者暴力防止法，DV防止法**）」ができる以前は，警察も家庭とくに夫婦の問題には立ち入らなかったが，制定の1年前には警察の検挙件数がその前の年の倍になり，さらにその後もおおむね増加している．そして実際の犯罪統計においても，配偶者間での刑法犯の91.5%は女性が被害者であり，被害の性別格差は大きいが，法律の名称には両性どちらでも当てはまる「配偶者」が使われており，前文に女性の被害が圧倒的であることの断わりが入るという形の法律になっている.

　DV防止法に基づき設置された配偶者暴力相談支援センターでの相談件数も年々増加し2018（平成30）年度は114,481件であり，この数字からも社会的に大きな問題であることがわかる[5].

　21世紀になり，日本ではようやく，配偶者間であってもお互いに尊重されるのは当然であり，暴力が重大な人権問題であるということが認識されはじめた．しかし，婚姻関係のない恋人間の暴力（いわゆるデートDV）などはこの法律ではカバーされず，保護の対象にならないという問題や，あくまでも保護法であり加害者への罰則がないという点で，暴力防止の観点からまだ議論が必要である.

c. 児童虐待の防止等に関する法律

　児童虐待の防止等に関する法律は2000（平成12）年に制定された.背景には，子どもが虐待・ネグレクト（養育放棄）などの親の不適切な養育によって死亡するという事実が多数明るみに出るようになったことがある．法治国家である日本としては，将来を担う子どもが安心して暮らせる社会をつくることは必須であった.NPO法人子どもの虐待防止センターなど，民間の団体などが長い間地道にこの問題に取り組み，啓発・対応を続け，ようやく法律が成立した.第1条には「この法律は，児童虐待が児童の人権を著しく侵害し，その心身の

成長及び人格の形成に重大な影響を与えるとともに，我が国における将来の世代の育成にも懸念を及ぼすことにかんがみ，児童に対する虐待の禁止，児童虐待の予防及び早期発見その他の児童虐待の防止に関する国及び地方公共団体の責務，児童虐待を受けた児童の保護及び自立の支援のための措置等を定めることにより，児童虐待の防止等に関する施策を促進し，もつて児童の権利利益の擁護に資することを目的とする」とある．また，「この法律において，「児童虐待」とは，保護者がその監護する児童について行う行為」と定義されており，保護者限定での罰則については，諸外国の例からみても異質であるといわれている．

この法律で定義している虐待行為には，①身体に外傷が生じるような，あるいはそのおそれのある暴行，②わいせつな行為をする，あるいはさせる，③心身の正常な発達をさまたげるような減食や長時間の放置，④著しい暴言やDVの目撃，そのほか②や④の見過ごし等，がある（詳細は原文を参照）．

この法に関しては，第5条に，医療職が児童虐待を発見しやすい立場にあることを自覚し，児童虐待の早期発見に努めなければならないことが述べられており，また第6条では，発見した者は，すみやかに，これを児童相談所等に通告しなければならないと定めている．そして，性虐待に関しては，米国での有名女優の性暴力被害の告発に端を発した＃Me too 運動は世界中に広がり，その後日本でも裁判での不当判決への抗議として始まったフラワーデモにおいて，幼少期に父親から性虐待を受けた当事者が声をあげるようになり，深刻な問題であることが社会に認知されるようになってきた．

d. 警察法

警察法は1954（昭和29）年に制定された．法律には目的や役割等も書かれている．

何か起きたときに看護職者や健康被害を受けた者がどこへ相談すればよいのかについては，自治体によって1つの部署が細分化され，どの部署が何を担当しているのかがわかりにくい場合もある．女性の健康を考えるときに，警察の組織のなかで関係の深いのは，女性への暴力である**DV**，**ストーカー**などを扱う生活安全課，**強姦**などを扱う刑事課である．また，子どもの虐待に関しては児童相談所が扱うことになるが，日本の児童虐待防止法では加害者が監護者であるという条件があるため，加害者がそれ以外の親族などの場合では，児童相談所では扱ってもらえない．そのような場合は警察に相談となる．

● 生活安全課関係

悪質商法等の生活経済関係捜査，廃棄物等の環境関係捜査，風俗関係捜査等，少年・ストーカー・DV関係相談，少年事件・家出人届出，許可等（風俗営業，質屋・古物営業，警備業，銃砲・刀剣等），インターネット犯罪などを扱う．

● 刑事課関係

盗難事件捜査，強行（傷害・放火・強盗・強制性交等など）事件捜査，各種鑑識活動などを扱う．

B. 母子保健施策・事業

母子を取り巻く状況は，母子保健法ができた時代とは大きく異なっている．母子の健康の保持増進に国や自治体が力を入れるという理念そのものは変わっていないが，核家族

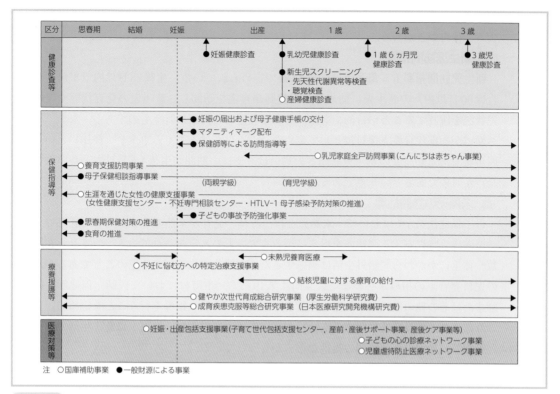

図Ⅲ-12　母子保健対策の体系
［厚生労働統計協会：母子保健対策の体系．国民衛生の動向2020/2021，2020より引用］

化や晩婚・晩産化，少子化などにより，母子のニーズも変化し，健康を守るための具体的な施策や事業は見直され新たな事業が発足している（**図Ⅲ-12**）．そして具体的な支援の名称や対応窓口などは自治体ごとに異なるため，母子保健にかかわる社会資源を利用する場合は，それぞれの地域で調べることが必要なことも多い．

1 ● 母子保健にかかわる事業

妊娠・出産は自由診療であるが，以下のような事業で補助がなされている．

a. 妊婦健康診査

妊婦健康診査（妊婦健診）は，**母子保健法第13条**で定められている．2014（平成26）年9月に施行された子ども・子育て支援法でも「地域子ども・子育て支援事業」として妊婦健診を位置づけている．

この健診は，妊娠高血圧腎症や子宮内胎児発育遅延などの妊婦や胎児の異常の早期発見や対処，健康増進のためのはたらきかけをする場として医療機関が行っている．妊娠23週までは4週間に1回，妊娠24～35週までは2週間に1回，妊娠36週以降分娩までは1週間に1回の受診が原則であるが，異常があればその限りではない．妊娠は，病気ではないので基本的に診察費用は自費となる．妊産婦の経済的負担を軽減し健診に来てもらうために，以前から妊婦には健診の補助券が2回分各自治体から配布されていたが，近年，少子化対策の意味も含め，母子保健法のもと国と自治体の支出で補助券が14回分（厚生労働

省の基準）発行されるようになった．ただし，助成額（受診ごとの上限額）は自治体によってばらつきがある．

b. 新生児訪問指導

　新生児訪問指導も，母子保健法第11条で定められている．生後28日以内（里帰りの場合は60日以内）の新生児に助産師や保健師が自宅を訪問し，新生児の発育状態や親の育児状況を確認することが目的である．これは希望者を対象に行うものである．なお，厚生労働省が次世代育成支援対策として定めた「こんにちは赤ちゃん事業」[6]（後述）という訪問事業もあるが，この新生児訪問との違いは，支援の期間が生後4ヵ月以内と長い点と，全戸が対象であるという点である．

c. 未熟児の訪問指導

　母子保健法第6条において，未熟児とは，身体の発育が未熟のまま出生した乳児で，正常児が出生時に有する諸機能を得るに至るまでのものと定義されている．つまり，在胎週数や体重にかかわらず胎外生活に適応するための機能が未熟である児のことであるが，その児に養育上の指導が必要な場合，同法第19条で，市町村において医師，保健師，助産師またはその他の職員が未熟児の保護者を訪問し，必要な指導を行うことを定めている．これにより，成長発達に関する支援，在宅高度医療への支援，育児・母乳・生活・栄養などの相談，地域の資源情報の提供など[7]が行われている．

●**未熟児（母子保健法の第6条第6項にいう諸機能を得るに至るまでの者）とは**
（1）　出生時の体重が2,000グラム以下の者
（2）　生活力が特に薄弱であって次に掲げるいずれかの症状を示す者
ア　一般状態
　（ア）　運動不安，痙攣のある者
　（イ）　運動が異常に少ない者
　（ウ）　体温が摂氏34度以下の者
イ　呼吸器，循環器系
　（ア）　強度のチアノーゼが持続する者又はチアノーゼ発作を繰り返す者
　（イ）　呼吸数が毎分50を超えて増加の傾向にあるか又は毎分30以下の者
　（ウ）　出血傾向の強い者
ウ　消化器系
　（ア）　生後24時間以上排便のない者
　（イ）　生後48時間以上おう吐が持続している者
　（ウ）　血性吐物，血性便のある者
エ　黄疸
　生後数時間以内に現れるか，異常に強い黄疸のある者

d. 乳幼児健康診査
●乳児健康診査
●1歳6ヵ月児健康診査
●2歳児歯科健康診査

● 3歳児健康診査

● 1歳児の歯の教室

　これらの健診は，前述した母子保健法により定められており，保健所・保健センター等で実施されていたり，医療機関が委託を受けて行っていたりする．

e. 乳児家庭全戸訪問事業（こんにちは赤ちゃん事業）

　前述の新生児訪問指導と似たような訪問事業に，児童福祉法で定めている「**乳児家庭全戸訪問事業（こんにちは赤ちゃん事業）**」がある．これは生後4ヵ月までの子がいる全家庭を対象にしており，養育環境を把握し，養育者の育児の不安や悩みに対応するものであるが，虐待の可能性のスクリーニングという一面ももつ．

f. 予防接種

　前述の予防接種法などに基づき，感染防止のため，各種感染症に対する**予防接種**が乳幼児期から勧められており，その費用は行政が負担している．出生届を自治体の役所に提出すると，乳幼児期に接種が勧められているものについては無料で受けるための用紙（兼予診票）が保護者に渡される．

g. 子育て世代包括支援

　フィンランドのネウボラというシステムが注目され，母子保健法第22条に基づき，日本でも同様に妊娠期からの切れ目のない子育て支援を行うセンター（**子育て世代包括支援センター**）を市区町村レベルで設置するようになった．ネウボラとはアドバイスの場所という意味である[8]．日本でも，かつては産婆や妊娠出産子育てを経験したその地域の女性たちが，同様の役割を担っていた．また新生児訪問などで地域の保健師が出産施設を退院した後もかかわり，乳幼児健診などでつながっていくという体制は現在も運用されている．しかし，核家族の増加や転居による育児期家族の孤立の増加，個々人のニーズに合わせた出産場所の選択，あるいは分娩予約制限など受け入れ側の事情による選択制限など，さまざまな状況から親が孤立し支援を受けにくくなっているという現状がある．そこで，その課題を克服するため子育て期の親を支える地域のシステムが必要であると考えられるようになってきた．現在では，特定妊婦の把握とそこからの継続支援に関連機関が連携し力を入れている．各自治体による相談窓口や親学級の開催なども行われている．

h. 産後ケア事業

　母子保健法第17条の2に基づき，産褥期に退院後も継続して支援する事業も拡充されている．通常，出産後，女性は自身の身体復古状況の確認と早期新生児期の児の異常の発見を中心に診てもらうために出産した施設で6〜8日程度入院している．しかし，その期間は育児に慣れるには不十分であると感じる女性も少なからずいる．帰宅してからの支援が十分に得られない女性もいる．そのような場合に，親子で宿泊しながら助産師やトレーニングを受けた産後ヘルパーなどの専門職から支援の提供を受けられる**産後ケア**を利用することができる．自治体，助産所などで行われているものや，ホテルが企画しているものなどさまざまである．産後ケア事業の補助金を交付されている市区町村は941ヵ所にのぼる（2020年現在）[9]．

i. 地域子ども・子育て支援事業（13事業）

　子ども・子育て支援法 第59条に基づき，すべての子育て家庭を支援するため，次の13

事業について推進している．13事業のなかには新たにつくられたもの，既存の事業のさらなる拡充を目指すものがある．

　①利用者支援事業【新規】

　②地域子育て支援拠点事業

　③妊婦健康診査（前述）

　④乳児家庭全戸訪問事業（こんにちは赤ちゃん事業，前述）

　⑤養育支援訪問事業

　⑥子育て短期支援事業

　⑦子育て援助活動支援事業（ファミリー・サポート・センター事業）

　⑧一時預かり事業【一部新規】

　⑨延長保育事業【一部新規】

　⑩病児保育事業

　⑪放課後児童健全育成事業（放課後児童クラブ）【一部新規】

　⑫実費徴収に係る補足給付を行う事業【新規】

　⑬多様な主体が本制度に参入することを促進するための事業【一部新規】

j.　特別養子縁組制度

　特別養子縁組制度は家庭に恵まれず，親とともに生活できない子どもと新たな養親とを結びつけるために，民法などに基づき1988（昭和63）年につくられた制度である．この制度で親子関係を結ぶための条件が厳しく利用しづらいという現場からの声が多かったため，2020（令和2）年に制度が改正され条件が緩和された[10]．

2●経済的支援策

a.　出産手当金，出産育児一時金

　健康保険法第4章第3節に，「出産育児一時金及び出産手当金の支給」について規定がある．保険に入っている本人あるいはその被扶養者が出産した場合，条件を満たし申請がされれば経済的な支援が受けられるものである[11]．

b.　育児休業給付金

　雇用保険法にて規定されており，被保険者の申請によって事業主が休業を認めたものに対して給付されるものである．

c.　乳幼児医療費助成

　乳幼児の病気やけがなどによる，病院への通院・入院にかかる医療費に対する補助制度がある．これは市区町村が独自の子育て支援策として設けている．**乳幼児医療費助成制度**を利用できるのは，児が健康保険に加入していることが条件である．そのうえで，その市区町村が定める条件を満たせば（所得制限がある自治体もある），所定の手続きを済ませると，「乳幼児医療証」が交付される（自治体によっては健康保険証に子どもの名前が記載されるだけの場合もある）．

　ちなみに，定住支援策の1つとして乳幼児医療費制度の所得制限を撤廃し，入院医療費の全額助成を小学6年生まで拡大するなどの方針をあげている自治体もある．この制度は，市区町村によって，対象となる年齢や，助成の内容，助成のしかたなどが異なるので，居

住地の役所に確認する必要がある.

d. 児童手当

　児童手当の支給対象は小学校終了前の児童を養育している者である. ただし, 所得制限が設けられている.

e. 生活保護

　さまざまな理由で経済的に困窮し, 憲法に示されている「日本国民として健康で文化的な最低限度の生活」を営むための最低水準の生活費も手に入れることができなくなった状態のときに申請できる (p.83参照). **生活保護**とはその生活を保障するために不足した部分の補助をするという経済的支援のことであり, 生活保護法に基づく. 当然ながら支援を得るにはできるだけのことをしたうえで, という条件がある. 生活保護は8種類の扶助からなっており, 日常生活の需要を満たす生活扶助をはじめ, 医療扶助や出産扶助などがある.

f. 入院助産制度

　保健上入院して分娩する必要があるにもかかわらず, 経済的な理由で入院することが困難な妊産婦を支援する制度である. 児童福祉法にある助産施設に入所し, 自治体より経費の補助を受けることができる. 所得制限もあるので各自治体に詳細の問い合わせが必要である.

g. 児童扶養手当

　18歳に達する日以後の最初の3月31日までの間にあり (20歳未満で中度以上の障害を有する児童を含む), 次のいずれかの状態にある児童 (ただし, 児童の母または養育者が, 老齢福祉年金以外の年金を受給できる場合, 児童が父に支給される年金の加算の対象になっている場合を除く) を扶養している者に, **児童扶養手当**が支給される.

- ●父母が離婚した児童
- ●父が死亡した児童
- ●父が生死不明である児童
- ●父に1年以上遺棄されている児童
- ●父が法令により1年以上拘禁されている児童
- ●母が婚姻によらないで生まれた児童
- ●父が重度の障害を有する児童

h. 産科医療補償制度

　産科医療補償制度とは出産の際に発症した重度脳性まひの子どもと家族の経済的負担を補償し, 原因を分析することで再発防止に活かすなど, 産科医療の質の向上を図ることを目的としており, 申請期限は満1歳から5歳までとされている[12]. 公益財団法人日本医療機能評価機構が, この制度の運営をしている.

i. 未熟児養育医療

　母子保健法の第20条では, 未熟児 (p.88参照) で医師が入院養育を必要と認めたものに対し, その養育に必要な医療 (以下「**養育医療**」という) の給付を行うことができると定めている. またはそれが困難な場合, それに要する費用を支給することができる.

　この養育医療の給付および養育医療の給付に要する費用の徴収に関し, 運用に必要な事項を定めているのが2013 (平成25) 年に制定された「母子保健法に基づく養育医療の給付等に関する規則」(2016 [平成28] 年9月改正)[13]である. この規則には, 医療を受ける児の条

件や費用の給付を受ける際の養育家庭の経済状況などの条件，申請方法などが記されている．

C. 母子保健にかかわる課題と政策

1 ● 健やか親子21—第2次計画

「健やか親子21」は，2001（平成13）年に策定された国民運動計画である [14]．

　この取り組みを始めるきっかけとなった社会背景としては，1989（平成元）年の合計特殊出生率が過去最低となり1.57ショックといわれて以来，微増の年もあったが全体的には低下の一途をたどり，生産年齢人口の減少に歯止めがかからない状況が続いていること，晩婚化や晩産化が進み未婚率も上昇したこと，核家族化や育児の孤立が目立ってきたこと，子どもの相対的な貧困率が先進国のなかでも高いこと，母子保健領域における健康格差が開いてきていたことなどがあった．

　これらの問題とそこから派生していると考えられるさまざまな問題を中心に，21世紀の母子保健にかかわる大きな4つの課題を提唱し，問題解決に向けた各種の取り組みが行われることとなった．この計画は，当初10年の評価期間としていたが，4年間延長され2013（平成25）年11月に最終評価報告が行われた．69指標中目標を達成した項目は20項目，達成はしなかったが改善が認められたものが40項目であった．なかでも，10歳代の自殺率と全出生数中の低出生体重児の割合は悪化していた．

　この「健やか親子21」の評価をもとに，2015（平成27）年度から最初の計画で目標達成ができなかった課題，悪化した指標などを解決するための第2次計画 [15] が始まった．第2次計画は，2024（平成36）年を期限とし，3つの基盤課題と2つの重点課題をあげ，とくに力を入れて取り組むことがうたわれている（図Ⅲ-13，表Ⅲ-7）．

2 ● 男女共同参画社会基本法に基づく政策

男女共同参画社会基本法は1999（平成11）年に制定された．「少子高齢化の進展，国内経済活動の成熟化等我が国の社会経済情勢の急速な変化に対応していく上で，男女が，互いにその人権を尊重しつつ責任も分かち合い，性別にかかわりなく，その個性と能力を十分に発揮することができる男女共同参画社会の実現は，緊要な課題となっている」という考え方から，そのような社会を実現するために制定された法律である．この法に則った政策を考えていくときには，国や自治体だけでなく民間も共同してかかわること，また国民1人ひとりもその社会の実現に寄与することが責務であるとも述べられている．

3 ● 少子化社会対策基本法に基づく政策

少子化社会対策基本法は2003（平成15）年に制定された．前述したように，1989（平成元）年には戦後の日本でもっとも合計特殊出生率が低かった1966（昭和41，丙午）年を下回る1.57となり，日本の少子化が社会的にも懸念されはじめた．

　2003（平成15）年には，それが1.29となった．当初日本における年金制度が，合計特殊出生率が1.3を下回らないことを前提に考えられていたために，「1.29ショック」という言葉も生まれた．この子どもを産む数の急激な減少は，今後の国民生活に多大な影響を及

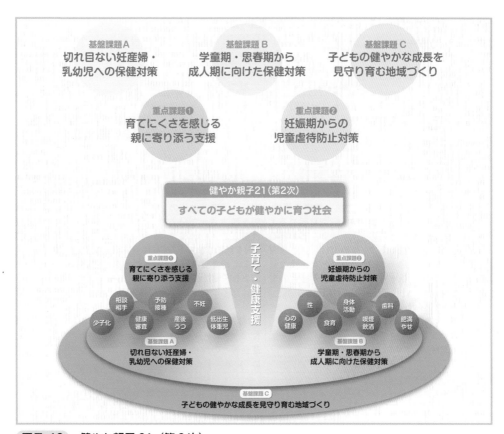

図Ⅲ-13　健やか親子21（第2次）

[厚生労働省：健やか親子21（第2次），〔http://www.mhlw.go.jp/file/06-Seisakujouhou-11900000-Koyoukintoujidoukateikyoku/0000067539.pdf〕（最終確認：2022年3月9日）より引用]

ぼすことが社会問題として認識され，国としても少子化に歯止めをかけるための何らかの対策を立てる必要がある，として立てられた法律である．この法律に基づき結婚，妊娠，子ども・子育てに温かい社会の実現を目指した少子化社会対策として2020（令和2）年には第4次の大綱が定められた[16]．対策の柱（**図Ⅲ-14**）としては，結婚・子育て世代が将来にわたる展望を描ける環境をつくる，多様化する子育て家庭のさまざまなニーズに応える，地域の実情に応じたきめ細かな取り組みを進める，結婚，妊娠・出産，子ども・子育てに温かい社会をつくる，科学技術の成果など新たなリソースを積極的に活用するという5点が示された[16]．

4 ● そのほかの少子化対策・子育て支援

少子化社会対策基本法の項でも説明したが，この法律が制定される前からすでに少子化の問題は認識されていた．そして，国の基本方針として少子化対策推進基本方針が省を越えて決定され，その具体的な方策として「新エンゼルプラン」[17]が5年計画として策定されたのが1999（平成11）年である．その内容としては，保育の充実や，仕事と子育ての両立のための労働環境整備などのほかに，母子保健医療体制の整備として，周産期医療

表Ⅲ-7　「健やか親子 21（第 2 次）」の基盤課題・重点課題と目標

課題	基盤課題 A 切れ目ない妊産婦・乳幼児への保健対策	基盤課題 B 学童期・思春期から成人期に向けた保健対策	基盤課題 C 子どもの健やかな成長を見守り育む地域づくり	重点課題 1 育てにくさを感じる親に寄り添う支援	重点課題 2 妊娠期からの児童虐待防止対策
目標	安心・安全な妊娠・出産・育児のための切れ目ない妊産婦・乳幼児保健対策の充実	子どもが主体的に取り組む健康づくりの推進と次世代の健康を育む保健対策の充実	妊産婦や子どもの成長を見守り親子を孤立させない地域づくり	親や子どもの多様性を尊重し，それを支える社会の構築	児童虐待のない社会の構築
	●妊娠・出産・育児期における母子保健対策の充実に取り組むとともに，各事業間や関連機関間の連携体制を強化します ●また，情報を有効に活用し，母子保健事業の評価・分析体制をつくり，切れ目ない支援ができる体制を目指します	●児童・生徒が，自ら心身の健康に関心をもち，健康の維持・向上に取り組めるよう，さまざまな分野が協力し，健康教育の推進と次世代の健康を支える社会の実現を目指します	●社会全体で子どもの健やかな成長を見守り，子育て世代の親を孤立させないよう支えていく地域づくりを目指します ●国や地方公共団体による子育て支援施策に限らず，地域にあるさまざまなNPOや民間団体，母子愛育会や母子保健推進員等との連携を進めていきます	●親子それぞれが発信するさまざまな育てにくさ*のサインを受け止め，丁寧に向き合い，子育てに寄り添う支援を充実させることを重点課題の1つとします．	●児童虐待の発生を防止するためには，妊娠期の母親に向けた情報提供など，早期からの予防が重要です ●また，できるだけ早期に発見・対応するために新生児訪問などの母子保健事業と関係機関の連携を強くしていきます

*育てにくさとは，子育てにかかわる者が感じる育児上の困難感で，その背景として，子どもの要因，親の要因，親子関係に関する要因，支援状況を含めた環境に関する要因などさまざまな要素を含みます．育てにくさの概念は広く，一部には発達障害等が原因となっている場合等もあります．
〔厚生労働省：健やか親子21（第2次），〔http://www.mhlw.go.jp/file/06-Seisakujouhou-11900000-Koyoukintoujidoukateikyoku/0000067539.pdf〕（最終確認：2022年3月9日）より引用〕

ネットワークの整備も盛り込まれていた．計画終了時点で保育所が増え，延長保育が可能な施設やファミリー・サポート・センターの数も増加したが十分な効果は得られていない[18,19]．

　厚生労働省の雇用均等・児童家庭局でもいくつかの母子保健にかかわる施策を打ち出している．その1つが，保育所にかかわるさまざまな規制の緩和である．育児が男女の共同責任ということが強調され，女性のみが育児・家事の責任を担うものとされ，その結果社会的な活動が制限されている現状を打破するために，子育て支援を受けやすくするものである．また，子育て家庭の経済的負担を軽減するため，児童手当の支給対象年齢の拡大や，「くるみんマーク」の付与など子育てしながら働き続けられるよう職場環境の整備を推進する施策が行われている．さらに，母子保健の分野においては妊産婦死亡率の減少など従来からの課題に加え，近年では低出生体重児の割合を減らすこと，乳幼児突然死症候群（sudden infant death syndrome：SIDS）の予防，父親の育児休業取得割合を増やすことなども取り組まれるようになってきた．

　このように，少子化社会対策基本法ができる前後より，母子保健にもかかわるさまざまな試みがなされているが，社会構造の変容は遅々としており，人材不足なども相まって，残された課題も多いのが現状である．

〈基本的な目標〉
・「希望出生率1.8」の実現に向け，令和の時代にふさわしい環境を整備し，国民が結婚，妊娠・出産，子育てに希望を見出せるとともに，男女が互いの生き方を尊重しつつ，主体的な選択により，希望する時期に結婚でき，かつ，希望するタイミングで希望する数の子どもを持てる社会をつくる（結婚，妊娠・出産，子育ては個人の自由な意思決定に基づくものであり，個々人の決定に特定の価値観を押し付けたり，プレッシャーを与えたりすることがあってはならないことに十分留意）

〈基本的な考え方〉

1 結婚・子育て世代が将来にわたる展望を描ける環境をつくる
・若い世代が将来に展望を持てる雇用環境などの整備
・結婚を希望する者への支援
・男女ともに仕事と子育てを両立できる環境の整備
・子育てなどにより離職した女性の再就職支援，地域活動への参画支援
・男性の家事・育児参画の促進　・働き方改革と暮らし方改革

2 多様化する子育て家庭のさまざまなニーズに応える
・子育てに関する支援（経済的支援，心理的・肉体的負担の軽減など）
・在宅子育て家庭に対する支援
・多子世帯，多胎児を育てる家庭に対する支援
・妊娠期からの子育て期にわたる切れ目のない支援
・子育ての担い手の多様化と世代間での助け合い

3 地域の実情に応じたきめ細かな取り組みを進める
・結婚，子育てに関する地方公共団体の取り組みに対する支援
・地方創生と連携した取組の推進

4 結婚，妊娠・出産，子ども・子育てに温かい社会をつくる
・結婚を希望する人を応援し，子育て世帯をやさしく包み込む社会的機運の醸成
・妊娠中の方や子ども連れに優しい施設や外出しやすい環境の整備
・結婚，妊娠・出産，子ども・子育てに関する効果的な情報発信

5 科学技術の成果など新たなリソースを積極的に活用する
・結婚支援・子育て分野における ICT や AI 等の科学技術の成果の活用促進

このほか，ライフステージ（結婚前，結婚，妊娠・出産，子育て）ごとに施策の方向性を整理

図Ⅲ-14　少子化社会対策大綱（2020 年）の目標と考え方

［内閣府：少子化社会対策大綱（概要）．2020．〔http://www8.cao.go.jp/shoushi/shoushika/law/pdf/r020529/shoushika_taikou_g.pdf〕（最終確認：2021 年 11 月 17 日）より引用］

地域子育て支援センター

　厚生労働省（当時は厚生省）の通達「特別保育事業の実施について」に基づく施設として地域子育て支援センターというものがある．地域子育て支援センターは，1993（平成5）年に事業が創設され，「新エンゼルプラン」などに基づいて数を増やしてきた．この施設は，地域全体で子育てを支援する基盤の形成を図るため，子育て家庭の支援活動の企画，調整，実施を担当する職員を配置し，子育て家庭などに対して育児不安などについてのアドバイス，子育てサークルなどへの支援，ベビーシッターなど地域の保育資源の情報提供などを通して，地域の子育て家庭に対する育児支援を行うことを目的としている．

　また厚生労働省は，地域子育て支援拠点事業として，「一般型」「連携型」の2種類で子育て支援の機能などの拡充を推進しようとしている．2019（令和元）年の拠点数は，それぞれ6,674ヵ所，904ヵ所であり，合わせて7,578ヵ所となっている[1]．

引用文献
1) 厚生労働省：地域子育て支援拠点事業の実施か所数の推移，令和元年．〔https://www.mhlw.go.jp/content/000666541.pdf〕（最終確認：2021 年 8 月 20 日）

学習課題

1. もし，いま，自分やパートナーが妊娠した場合，どのような社会資源が必要になるか考えてみよう
2. 母子保健に関する社会資源について調べてみよう
3. 旧優生保護法に関する裁判を調べてみよう

練習問題

Q1 母子保健にかかわる資源や施策について正しいものを選びなさい.
1. 人工妊娠中絶が規定されているのは母体保護法であり，適応条件としては，母体の健康を害する身体的または経済的理由がある場合，胎児に染色体異常などが認められた場合，暴行などによって姦淫された場合，とされている.
2. 労働基準法では，使用者が，妊産婦に対して，重量物を取り扱う業務や有害ガスを発散する場所における業務などに就かせることを禁じている.
3. 生活保護には，生活扶助のほか，医療扶助や出産扶助がある.
4. 親から虐待されている児童を発見したときには，子どもの意思を尊重して児童相談所への通告をするかどうか決めなければならない.

［解答と解説 ▶ p.304］

引用文献

1) 国立成育医療研究センター：人口動態統計（死亡・出生・死産）から見る妊娠中・産後の死亡の現状，2018，〔https://www.ncchd.go.jp/press/2018/maternal-deaths.html〕（2021年8月6日最終確認）
2) 厚生労働省：令和2年の人工妊娠中絶数の状況について，〔https://www.mhlw.go.jp/content/11920000/000784018.pdf〕（最終確認：2021年8月6日）
3) 国立印刷局：官報　平成30年12月14日（号外　第276号），〔https://kanpou.npb.go.jp/old/20181214/20181214g00276/20181214g002760075f.html〕（最終確認：2022年3月9日）
4) 児童福祉法：〔https://elaws.e-gov.go.jp/document?lawid = 322AC0000000164〕（最終確認：2021年8月6日）
5) 内閣府男女共同参画局：配偶者暴力相談支援センターにおける配偶者からの暴力が関係する相談件数等の結果について（平成30年度分）．令和元年9月25日，〔https://www.gender.go.jp/policy/no_violence/e-vaw/data/pdf/2018soudan.pdf〕（最終確認：2021年1月7日）
6) 厚生労働省：乳児家庭全戸訪問事業（こんにちは赤ちゃん事業），〔http://www.mhlw.go.jp/bunya/kodomo/kosodate12/01.html〕（最終確認：2022年3月9日）
7) 大阪府立母子保健総合医療センター企画調査部／佐藤拓代：低出生体重児保健指導マニュアル～小さく生まれた赤ちゃんの地域支援～，〔https://www.mhlw.go.jp/seisakunitsuite/bunya/kodomo/kodomo_kosodate/boshi-hoken/dl/kenkou-0314c.pdf〕（最終確認：2022年3月9日）
8) 高橋睦子：フィンランドの出産・子どもネウボラ（子ども家族のための切れ目ない支援），〔http://www8.cao.go.jp/shoushi/shoushika/meeting/taskforce_2nd/k_6/pdf/s3-1.pdf〕（最終確認：2022年3月9日）
9) 厚生労働省：産後ケア事業の利用者の実体に関する調査研究事業　報告書（2020年9月），〔https://www.mhlw.go.jp/content/000694012.pdf〕（最終確認：2021年1月7日）
10) 法務省：民法等の一部を改正する法律（特別養子関係）について，〔http://www.moj.go.jp/MINJI/minji07_00248.html〕（最終確認：2021年1月7日）
11) 全国健康保険協会：出産に関する給付，〔https://www.kyoukaikenpo.or.jp/g3/cat320/sb3170/sbb31712/1948-273〕（最終確認：2022年3月9日）
12) 厚生労働省：産科医療補償制度について，〔http://www.mhlw.go.jp/stf/seisakunitsuite/bunya/kenkou_iryou/iryou/i-anzen/sanka-iryou/index.html〕（最終確認：2022年3月9日）
13) 御宿町：母子保健法に基づく養育医療の給付等に関する規則，〔http://www.town.onjuku.chiba.jp/soumuka/d1w_reiki/425902100007000000MH/425902100007000000MH/425902100007000000MH.html〕（最終確認：2019年2月4日）
14) 「健やか親子21」21世紀初頭における母子保健の国民運動計画（2001-2014年），〔http://rhino.med.yamanashi.ac.jp/sukoyaka/abstract.html〕（最終確認：2022年3月9日）
15) 厚生労働省：健やか親子21（第2次），〔http://www.mhlw.go.jp/file/06-Seisakujouhou-11900000-Koyoukintou-jidoukateikyoku/0000067539.pdf〕（最終確認：2022年3月9日）
16) 内閣府：少子化社会対策大綱（概要）．2020，〔https://www8.cao.go.jp/shoushi/shoushika/law/pdf/r020529/shoushika_taikou_g.pdf〕（最終確認：2021年1月7日）
17) 厚生労働省：新エンゼルプランについて，〔http://mhlw.go.jp/www1/topics/syousika/tp0816-3_18.html〕（最終確認：2022年3月9日）
18) 厚生労働省：新新エンゼルプラン（仮称）の策定に向けての意見交換会，配付資料：新新エンゼルプラン（仮称）の策定について，〔http://www.mhlw.go.jp/topics/bukyoku/seisaku/syousika/event/041026/1.html〕（最終確認：2022年3月9日）
19) 厚生労働省：第15回社会保障審議会資料，資料4-1次世代育成支援対策，最近の少子化をめぐる動向について，〔http://www.mhlw.go.jp/shingi/2004/09/s0929-12f.html〕（最終確認：2022年3月9日）

3 周産期医療体制

この節で学ぶこと

1. 周産期医療体制の概要を把握することができる
2. 周産期医療体制の改善が必要となった背景を理解できる
3. 総合周産期母子医療センター・地域周産期母子医療センターの概要を把握することができる

A. 周産期医療体制の改善が必要となった背景

　「周産期」とは，妊娠22週から出生後7日未満までの期間をいう．この時期は，合併症妊娠や分娩時の新生児仮死など，母体・胎児や新生児の生命にかかわる事態が発生する可能性がある．周産期を含めた前後の期間における医療は，突発的な緊急事態に備えて産科・小児科双方からの一貫した総合的な体制が必要であることから，とくに「周産期医療」と表現される．まず，これまでの周産期医療体制と，その改善が必要になった背景を概観する．

1 ● 新生児搬送の整備

　日本ではこれまで，とくに異常がなければ地域の病院や診療所で妊婦は健診を受け，分娩後，児が低出生体重児である場合や疾患がある場合は，児を**新生児集中治療室**（neonatal intensive care unit：**NICU**）が整備された病院へ搬送するというパターンが一般的であった．現在は妊娠中からの母児の管理という考え方になっている．NICUとは，新生児（neonatal）の集中治療室（ICU）を指す．低出生体重児（未熟児）や，先天性の病気をもった重症新生児に対し，呼吸や循環機能の管理といった専門医療を24時間体制で提供する．なお，新生児成育治療室（回復期治療室 growth care unit［GCU］）は，NICUで治療して安定後，退院までの成長・発達をみる部門である．

　このNICUの充実とともに，日本は1990年代には，周産期死亡率，新生児死亡率，乳児死亡率は世界最高水準を実現した．

2 ● 母体搬送の課題

　上記のようにNICUの整備により児に対する救命水準は向上したが，母体の救命に対するシステムの整備が遅れたため妊産婦死亡率は世界最高水準に到達する時期が遅れた．

　当時，妊娠・分娩・産褥期の母体に何らかの異常が生じたときに，より高次の医療機関に搬送していた．緊急事態が起こってから，重篤な患者を抱えながら産科医師が長時間か

けて複数施設に連絡し，受け入れ病院を探していた．受け入れ搬送先病院を確保するのに時間がかかり，救命が困難となってしまう事例も発生し，妊婦の搬送システムに問題があった．

　また，妊娠期から出生児がその未熟性などによって出生直後から重篤な病態に陥るであろうことが予想される場合に，出生後ではなく妊娠中から母児を集中管理する必要があり，MFICU（後述）の設立が開始された．

3 ● 周産期医療の危機

　分娩数の減少，訴訟リスクの存在，重い責任，昼夜を問わない過重労働，新たに産科・新生児科医になる若い医師の減少と産科医・新生児科医の高齢化などにより，産科医・新生児科医が減少し，分娩取り扱い施設数も減少した．2000年代後半，周産期医療は危機的な状況にあった．そのようななか，出産できる施設が自宅の近隣に存在しなくなった地域や，母体の救急搬送先の決定に時間がかかったことなどの事例が「お産難民」「たらいまわし事件」などと報道され，世間の注目を集めた．全国各地で同様の事例が起き，社会問題となった．これらの事例は産科医療の抱える諸問題と連鎖して発生していた．また，分娩数が減少する一方で高年齢妊産婦や低出生体重児が増加している．それはハイリスク妊婦・分娩の増加ということであり，高度な周産期医療に対するニーズが高まった．産科医師の高い志と頑張りのうえにかろうじて成り立ってきたこれまでの産科医療は限界を迎え，周産期医療体制の構築は急務であった．このような状況から2010（平成22）年，厚生労働省より「周産期医療体制整備指針」が示され，周産期医療体制が整備された．

コラム

周産期医療を取り巻く2000年代中盤から後半の社会背景

　2006（平成18）年，奈良県で起きた事例では19の病院が，現在，患者を受け入れられる状況にないと，母体搬送の受け入れ要請に対し回答した．マスコミはこの状態を「妊婦たらいまわし事件」とよびセンセーショナルに報道した．

　奈良県の事例の後，2008（平成20）年東京都の産婦が脳内出血を起こした事例においても，複数の周産期医療施設から当該患者を受け入れることができない状態であると搬送を断られた．

　医学や看護学を学ぶ者は，冷静に事件の起きた背景をみる必要がある．マスコミの使う「たらいまわし」「受け入れ拒否」という表現は，国民がこのような報道や表現を目にした場合，医療者側は瀕死の患者を玄関先で追い払っているか，または受け入れられる状態であるにもかかわらず，患者を拒否したかのような印象をもつのではないだろうか．また，「妊婦たらいまわし事件」とよばれたものには，マスコミの報道する内容が片寄っており，適切とはいえない報道のあり方であったことも後に論じられた．奈良県の患者側の情報として，一度も妊娠の確定診断や妊婦の健康診査を受けていないという行動を報道しないまま，一方的な医療機関のミスと糾弾したことは，その後報道姿勢を問われ問題となった．

　この2事例の報道の影響は大きく，これが大きな機会となり全国の周産期医療体制の見直しと充実に大きくつながったのである．それにより，本来直接救命にあたるべき医師が，直接電話をして，受け入れ病院を一つ一つ探していた非効率的な方法から，周産期搬送コーディネーターや周産期医療ネットワークなどの充実および産科医療補償制度のスタートという，発展的な事象につながったことも見逃せない．

B. 周産期医療体制

1● 周産期母子医療センター

　産科・小児科双方から一貫した総合的かつ高度な周産期医療を提供できる施設が，**周産期母子医療センター**である．産科側では，緊急帝王切開などにすみやかに対応する体制，小児科側では，新生児集中治療室などの医療設備や体制を備えている．**総合周産期母子医療センター**と**地域周産期母子医療センター**があり，施設・設備の状況や体制によって，都道府県知事が指定，認定する．三次周産期医療機関にあたる（**表Ⅲ-8**，**図Ⅲ-15**）．

a. 総合周産期母子医療センター

　総合周産期母子医療センターは，母体および新生児にきわめて高度な医療を提供する．母体および新生児搬送を24時間受け入れる体制をもつ．母体救命を含むハイリスク妊娠

表Ⅲ-8　一次・二次・三次周産期医療機関

一次周産期医療機関	正常分娩を中心とするローリスクの妊産婦・新生児への対応を行う．小規模病院や有床・無床診療所と助産所が含まれる
二次周産期医療機関	ミドルリスクの妊産婦・新生児を対象とする，産科を有する救急指定病院．三次医療機関（基幹病院）での対応を要さない妊産婦・新生児の休日や夜間対応を含めた受け入れを行う
三次周産期医療機関	ハイリスクの妊産婦・新生児への高度医療の提供や24時間体制の周産期救急医療を担う．周産期母子医療センターや大学病院（基幹病院）

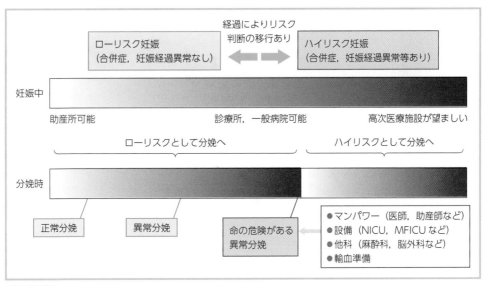

図Ⅲ-15　ローリスク・ハイリスク妊娠

妊娠の1/250が妊産婦の死に直結するリスク（1950［昭和25］年の日本の妊産婦死亡割合と同じ）[*]．現在は周産期医療によりそのうちの99%が救命されている．

[*]池田智明：乳幼児死亡と妊産婦死亡の分析と提言に関する研究．平成18年度厚生労働科学研究費補助金
［厚生労働省：周産期医療体制のあり方に関する検討会（第1回，2015年8月31日），資料2周産期医療体制の現状について，〔http://www.mhlw.go.jp/file/05-Shingikai-10801000-Iseikyoku-Soumuka/0000096037.pdf〕（最終確認：2021年10月22日）より引用］

および新生児医療などに対応する施設であり，母体・胎児集中治療室（maternal-fetal intensive care unit：MFICU）および新生児集中治療室（ICU）を有する．MFICUとは前置胎盤や重い妊娠高血圧症候群，また流産・早産などリスクの高い母体・胎児に対応するための設備を指し，妊娠期から管理することでより安全な分娩，出生後の児の迅速な処置などが可能となる．

b. 地域周産期母子医療センター

　地域周産期母子医療センターは，前述の総合周産期母子医療センターに準じ，産科・小児科（新生児医療を担当するもの）を備え，周産期にかかる比較的高度な医療を行う施設である．

2● 周産期医療ネットワーク

　周産期搬送する地域を，それぞれの都道府県の状況に応じてブロックを決め，ブロックごとに総合周産期母子医療センターを中核とした周産期医療ネットワークを構築し，ブロック内で連携している（**図Ⅲ-16, 17**）．地域周産期母子医療センターは総合周産期母子医療センター1ヵ所に対し，数ヵ所存在している．

　総合周産期母子医療センターに**周産期医療情報センター**が設置されており，妊婦や新生

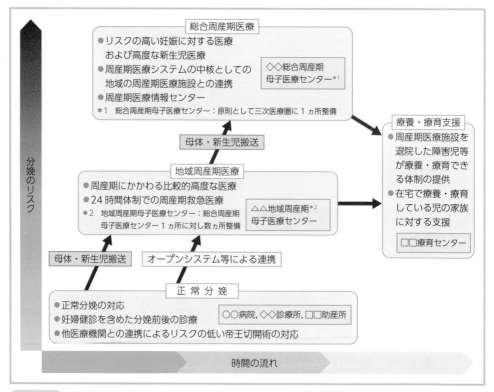

図Ⅲ-16　周産期医療体制

［厚生労働省：資料2 周産期医療体制の現状について．周産期医療体制のあり方に関する検討会（第1回，2015年8月31日），〔http://www.mhlw.go.jp/file/05-Shingikai-10801000-Iseikyoku-Soumuka/0000096037.pdf〕（最終確認：2021年10月22日）より引用］

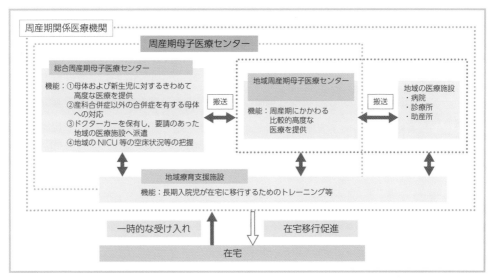

図Ⅲ-17　周産期医療体制の充実

・総合周産期母子医療センターおよびそれを支える地域周産期母子医療センターのMFICU（母体・胎児集中治療室），NICU（新生児集中治療室）等に長期入院している小児が在宅に移行するためのトレーニング等を行う地域療育支援施設を設置する病院，および在宅に戻った小児をいつでも一時的に受け入れる病院の整備と充実を図っている．
〔厚生労働省：資料2 周産期医療体制の現状について．周産期医療体制のあり方に関する検討会（第1回，2015年8月31日），〔http://www.mhlw.go.jp/file/05-Shingikai-10801000-Iseikyoku-Soumuka/0000096037.pdf〕（最終確認：2022年3月3日）より作成〕

児に高度医療を提供する病院の空床状況などをコンピューター端末で閲覧できるシステムを整えている．具体的には，周産期医療に関する診療科別医師の存否および勤務状況，空きベッド数，手術の可否，検査および処置の可否，重症例の受け入れ可否ならびに搬送に出向く医師の存否等に関する情報を収集し，提供する．**救急時**には地域の周産期医療関連施設から適切な受け入れ施設の選定，確認および回答，ドクターカーの派遣などを行う．この機能を**周産期救急情報システム**という．

　また，周産期医療情報センターは地域の周産期医療関連施設に対し，周産期医療に関する基礎的知識や最新の技術の情報の提供，地域周産期医療関連施設から依頼された検査を行っている．さらに，産科および新生児の医療に関する各種情報を収集整備し，地域における周産期医療のデータ解析，評価を行うシステム（周産期医療情報システム）を整備することに努めている．

3● オープンシステム，セミオープンシステム

　オープンシステム，セミオープンシステムとは，基幹病院の設備とスタッフを地域の診療所の医師・助産所の助産師に開放（オープン）して，共同で病院を利用するシステムである．基幹病院とは設備の整った規模の大きな病院で，たとえば大学病院や周産期母子医療センターなどの三次周産期医療機関である．妊婦健診は近くの診療所などで受け，分娩は診療設備が整っている基幹病院で行うことができる制度である．ここでは日本赤十字医療センターと愛育病院で行われている例を示す（**図Ⅲ-18**）．それぞれの医療機関が妊産婦の診療情報を共有・活用し，検査の重複などがないようにしている．

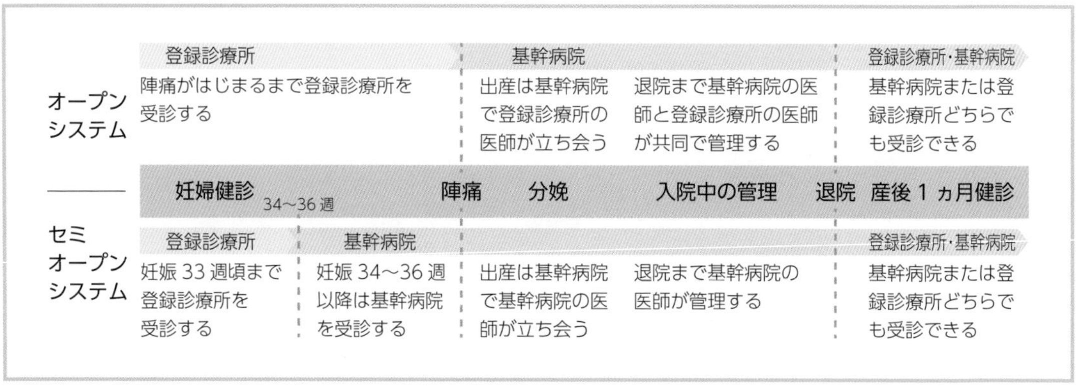

	妊婦健診 34〜36週	陣痛	分娩	入院中の管理	退院	産後1ヵ月健診
オープンシステム	**登録診療所** 陣痛がはじまるまで登録診療所を受診する	**基幹病院** 出産は基幹病院で登録診療所の医師が立ち会う		退院まで基幹病院の医師と登録診療所の医師が共同で管理する		**登録診療所・基幹病院** 基幹病院または登録診療所どちらでも受診できる
セミオープンシステム	**登録診療所** 妊娠33週頃まで登録診療所を受診する	**基幹病院** 妊娠34〜36週以降は基幹病院を受診する	出産は基幹病院で基幹病院の医師が立ち会う	退院まで基幹病院の医師が管理する		**登録診療所・基幹病院** 基幹病院または登録診療所どちらでも受診できる

図Ⅲ-18　オープンシステム，セミオープンシステム

〔日本赤十字社医療センター：オープン・セミオープンシステム，〔http://www.med.jrc.or.jp/hospital/clinic/tabid/41210efault.aspx〕（最終確認：2021年10月22日）および愛育病院：産科オープン・セミオープンシステム，〔http://www.aiiku.net/img/cooperation/index/opensystem.pdf〕（最終確認：2021年10月22日）を参考に作成〕

　妊産婦にとって，妊婦健診では，距離的に近く待ち時間が比較的少ない診療所に行くことにより通院が楽になる．また分娩は，設備・マンパワーの整った基幹病院で行うことができ，分娩の安全性が高まるなどのメリットがある．医療機関にとっても，分娩を取り扱う診療所や病院が少なくなり，産科医師不足が深刻化する中，医療機関の特性を生かした役割分担が可能となり（基幹病院ではこれまで妊婦健診をしていた時間をハイリスク妊産婦の治療にあてることができるなど），負担が軽減するというメリットがある．

- **オープンシステム**：妊婦の健康診査は連携医療機関で実施し，分娩は提携している基幹病院で，連携医療機関の医師・助産師が出向いて分娩を行う方式である．
- **セミオープンシステム**：分娩を受けもつ基幹病院と，身近な診療所・助産所などの連携医療機関が相互の紹介を通して，患者のリスクをふまえ，医療機能に応じた役割分担を決める取り組みである．たとえば，妊婦健康診査はセミオープンシステムに参画している連携医療機関が受けもち，分娩は提携している基幹病院で，基幹病院の医師が担当し実施する．

C. 日本の周産期医療の課題

1 ● 産科医師と助産師の協働

　分娩数は減少しても，分娩を扱う産科医師や新生児科医師は，他分野の医師に比較し減少傾向にあり，妊婦の高齢化や低出生体重児の増加など妊娠分娩のリスクは上昇している現状にある．そのようななかで，総合周産期母子医療センター，地域周産期母子医療センターでは，これまでのように1人の産科医師や数人の助産師のみで対応するのではなく，複数の科の医師や看護師と，産科医師や助産師が協働し，それぞれの専門性を活かし母児の救命にあたる時代となり，多職種協働のなかで看護師・助産師の役割はますます大きくなっている．

　リスクの低いあるいは正常に経過した妊婦や産婦は，助産師が助産外来で健康診査を実

施し，病院内の助産施設（院内助産所）で助産師が分娩を担当し，医師はハイリスク事例や疾患をもった異常事例に特化することができるような周産期の医療体制の構築をいっそう進める必要がある．

2 ● 産科混合病棟

　わが国の分娩の場所は2018（平成30）年で病院55.1％，診療所44.3％，助産所0.5％，自宅その他0.1％である（母子保健の主なる統計2018）．病院における分娩の場所でもっとも多い場所は，もはや産科ではなく，約8割は産科を含む複数の科の混合病棟（産科混合病棟）で生まれている．分娩数の減少により，病院経営上，産科単科を維持するのはむずかしく，混合病棟のなかの1つの科が産科であるという位置づけの病棟もある．

　産科混合病棟にはいくつか問題点がある．小児科医師である北島は，新生児のMRSAの発症が婦人科がん患者の多い時期と重複していた事実を突き止めた[1]．新生児への感染防止のために，新生児の部屋をゾーニングするなどし，がん患者の看護と動線が重複しない対策が必要である．また，筆者らは，婦人科のがん患者や外科の乳がん患者と産科患者が存在する産科混合病棟において，分娩と死亡のタイミングが重複し，十分な看護を提供できていない状況を明らかにした[2]．夜間の人員配置が少ないときはさらに看護の提供が十分ではないことも示された[2]．死亡患者と産婦のそれぞれの看護に専念できる人員配置が必要であり，産科混合病棟そのもののありかたも改善が必要である．

学習課題

1．周産期医療体制の改善がなぜ必要となったのか考えてみよう
2．周産期医療体制の主な改善点で，どのような利点が生じたか考えてみよう

練習問題

Q1 新生児死亡率，乳児死亡率，周産期死亡率が世界最高峰の水準を達した時期より，なぜ妊産婦死亡率の改善は遅れたのか．

[解答と解説 ▶ p.304]

引用文献

1）北島博之：わが国の多くの総合病院における産科混合病棟とMRSAによる新生児院内感染との関係．日本環境感染学会誌**23**（2）:129-134, 2008
2）齋藤いずみ：データから見た産科混合病棟　他科の患者の死亡時看護および分娩時の看護の重複，助産雑誌**72**（4）：253-258, 2018

第IV章

生殖に関する形態機能とライフサイクル

学習目標

1．人体の発生と性分化について述べることができる
2．遺伝の概略について述べることができる
3．ライフサイクルに応じた生殖機能について述べることができる

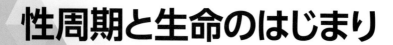

性周期と生命のはじまり

A. 発　生

　発生とは広義には，動植物の受精卵の発生から組織や器官の分化を経て配偶子形成を行う成熟した個体になるまでの過程のことであり，老化や再生も含む．しかし，一般的には，個体における形態形成の初期過程として，受精卵が卵割を経て各器官の形態形成をする初期発生の過程を指すことが多く，発生学も胚の発生を研究する学問ととらえられているため，受精卵の発生と組織や器官への分化が研究の主題となっている．ヒトでは，生殖細胞，性染色体と性の決定，受精と着床，初期発生（内胚葉，外胚葉，中胚葉，間葉の分化），そして胎児と胎盤の発育が，発生の初期過程ととらえられる．

B. 性周期と妊娠の成立

　原始生命の誕生から35億年，また，有性生殖としての生命体となって15億年，進化の過程を経て，ヒトは60兆個もの細胞をもっている．
　ヒトの生命のはじまりは，1つの受精卵である．受精卵は，1回の射精で放出される4,000万個以上の精子の中の一精子と，女性が一生のうちに放出する500個の卵子の中の一卵子が出会うという天文学的な確率の下に形成される．誕生してからのいかなる競争よりも高い競争率で受精卵は形成されて誕生にいたるのである．

1 ● 性周期とは

　性周期とは，女性において月経期，卵胞期，黄体期の繰り返しからなる周期的変化をいい，一般に1つの周期は**28日**である．個人差があり，周期の正常範囲は25～38日である．性成熟期の女性では間脳-下垂体-卵巣系で下向性の刺激調節と上向性のフィードバック機構により周期的変化が起こる．すなわち，間脳視床下部ではGnRHの放出，下垂体でFSH, LHの分泌により卵巣が刺激され，卵胞よりエストラジオール，黄体よりエストラジオールとプロゲステロンが主として分泌される（**表Ⅳ-1**）．この性ステロイドホルモンの消長により子宮内膜が**増殖期**（**卵胞期**），**分泌期**，**剝脱期**（**月経期**）という周期的な変化を受けて，月経が28日おきに出現する（**図Ⅳ-1**）．このほかに，子宮頸管，腟，乳房，

表Ⅳ-1　性周期に関係する性ステロイドホルモン

分泌器官	視床下部	下垂体（前葉）	下垂体（前葉）	卵巣	卵巣
和名	ゴナドトロピン放出ホルモン（性腺刺激ホルモン放出ホルモン）	卵胞刺激ホルモン	黄体化ホルモン（黄体形成ホルモン）	卵胞ホルモン（エストロゲン）*2	黄体ホルモン（プロゲステロン）
英語名	gonadotropin releasing hormone	follecle stimulate hormone	luteinizing hormone	estrogen	progesterone
略語	GnRH*1	FSH	LH	E	P
主な作用	FSH, LHの分泌促進	卵胞発育を促進するエストロゲンの分泌を促す	FSHと協力して卵胞発育を促進する. エストロゲンが血中で上昇したことを感知してLHサージを起こし, 排卵を起こす	子宮内膜を肥厚させる. 増加により, 血中FSHの低下と血中LHの上昇をもたらす. 消退によって月経がはじまる. GnRHの分泌調整	子宮内膜を肥厚させる. 消退によって月経がはじまる. フィードバックによりGnRHの分泌調整

*1 GnRHは, LHRH（黄体化ホルモン放出ホルモン）とも表記される.
*2 エストロゲンは, エストロン（E$_1$）, エストラジオール（E$_2$）, エストリオール（E$_3$）の3種類からなる.

体温なども性ステロイドホルモンの影響を受けて変化する. これらの周期的変化を総称して性周期という[1].

　体温は, 月経から排卵までの約14日間は低い状態が続き, 排卵を境に約14日間高い状態が続く. そして体温が下がり月経が起こると, 次の性周期が開始される. 体温はこのように低温期と高温期の二相性の周期を示す. 毎朝覚醒時に, 安静な状態で計測する体温を**基礎体温**といい, 体温の変化から性周期を確認することができる.

2 ● 性周期とホルモンの関係

　卵巣には胎児期より, およそ700万個の原始卵胞が存在し, 出生後200万個に減り, 思春期には30万個程度に減る. その中で, 一生のうち卵子として排出されるのは500個ほどである. 卵子とは, いかに選ばれた細胞であるかがうかがえる.

　思春期になると, **図Ⅳ-2**のように, 視床下部からは男性, 女性にかかわらず, **GnRH**が分泌される. それに対して, 女性は下垂体前葉からFSHを分泌し, 卵子をつくろうとし, 体型を女性らしくする. 男性は精巣（睾丸）からであるが, **テストステロン**を分泌し, 精子をつくろうとし, また男性らしい体型をつくる. 性周期は, **視床下部―下垂体―卵巣**からのホルモン分泌を卵子の成熟の視点からとらえると理解しやすい（**表Ⅳ-1**）. 性周期は連続しているが, ここではきりのよい月経の終わりから解説する.

a. 月経終了後から排卵まで

　月経が終了すると, GnRHが視床下部から分泌されて, 下垂体前葉からの**FSH分泌**に作用する. このFSHによって, 卵巣内に数十万個ある原始卵胞の中から, 通常1つだけ成熟卵胞（主席卵胞）ができる. 卵胞は成熟するにしたがって, 自ら**卵胞ホルモン（エストロゲン）**を放出する. また, エストロゲンの一定量の上昇をきっかけに, 視床下部のGnRHは下垂体前葉からの**LH分泌**にはたらきかけ, LH量は一時的に上昇し（ピークは10〜12時間）, 排卵を促すという反応が起きる. これを**LHサージ**とよぶ. LHサージは尿中の

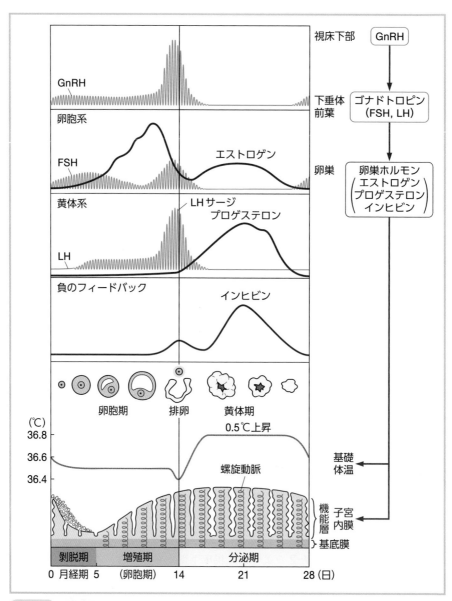

図Ⅳ-1　性周期におけるホルモン分泌・卵巣・子宮・体温の変化

[北村佳久：月経周期におけるホルモン分泌・卵巣・子宮・体温の変化. パートナー機能形態学, 改訂第3版, 岩崎克典, 原　英彰, 三島健一(編), p.264, 南江堂, 2018より作成]

LH値が20 mIU/mL以上となったことをいう。これにより, 排卵直前の大きさのグラーフ卵胞（成熟卵胞）の卵母細胞の成熟分裂を再開させ, このピークからヒトでは24～36時間後に, 卵巣の壁を成熟卵胞が通過して卵子が腹腔内に飛び出す。これが, **排卵**である。

　インヒビン（inhibin）は, 卵胞刺激ホルモン（FSH）によって合成, 放出が促進され, 血中に放出されたインヒビンは, フィードバック作用によって, 下垂体前葉に直接作用してFSHの分泌を特異的に抑制する。通常, インヒビンの作用により, 下垂体からのFSHの放出は抑制されているが, 排卵が起きることにより, インヒビン分泌は抑制され, FSH

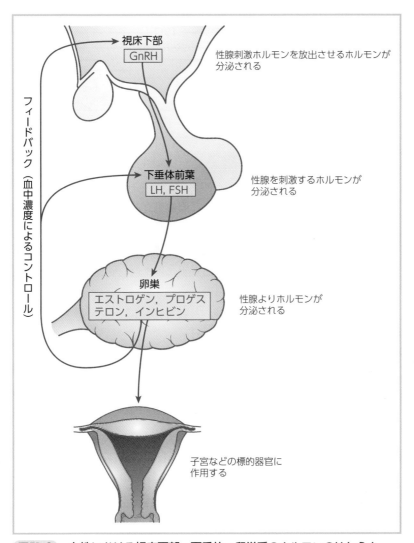

視床下部
GnRH

性腺刺激ホルモンを放出させるホルモンが
分泌される

フィードバック（血中濃度によるコントロール）

下垂体前葉
LH, FSH

性腺を刺激するホルモンが
分泌される

卵巣
エストロゲン，プロゲス
テロン，インヒビン

性腺よりホルモンが
分泌される

子宮などの標的器官に
作用する

図Ⅳ-2　女性における視床下部─下垂体─卵巣系のホルモンのはたらき

が急激に放出される．したがって，インヒビンの血中濃度は，FSHの血中濃度変化と逆相関し，成熟卵胞の発育とともに増加し，排卵後には急激に低下する．

　この排卵時には，排卵痛とよばれる症状が出現することがある．そのほかに，自覚症状としては，帯下の量が増え，さらっと水様性になるという現象もある．その際の帯下をスライドグラスにのせ，顕微鏡で見ると，羊歯状結晶の観察ができる．

b. 排卵後から月経もしくは妊娠

　排卵によって，卵巣から腹腔内に出た卵子は卵管采に取り込まれて卵管，子宮へと向かう．排卵後の卵巣内には，卵胞の残骸が残っていて，それを**黄体**とよぶ．この黄体が**黄体ホルモン（プロゲステロン）**を分泌し，子宮内膜を肥厚させるはたらきをもつのだが，妊娠が成立しない場合，黄体は白体となって，縮む．そうすると黄体ホルモンも低下し，肥厚した子宮壁のうちの機能層を維持できなくなって，機能層は脱落する．これが，**月経**で

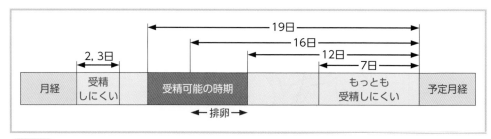

図Ⅳ-3　受精可能な時期

［荒木　勤：最新産科学, 改訂第22版, p.20, 文光堂, 2008 を参考に作成］

ある．月経時にはプロスタグランジンが子宮収縮作用を起こすため，月経痛が起きやすくなる．

　一方で，卵が受精・着床し，妊娠が成立すると，胎盤形成までの12週間ほどホルモンを分泌し続け，妊娠継続に向かって，子宮内の栄養を維持し続け子宮壁が肥厚していく．これが作用して，基礎体温も上昇する．

3 ● 性周期における受精可能な時期

　精子の受精能力は射精後24〜48時間，卵子の受精能力は排卵後約24時間であり，性交のタイミングが合えば妊娠が成立する．受精可能な時期を**図Ⅳ-3**に示す．予定月経の19日前〜12日前が受精の可能性がある時期であり，妊娠を望む場合はこの時期の性交が勧められる．

4 ● 性周期の正常と異常を見分けるポイント

　初経から数年（40周期程度）は無排卵性月経のことが多く，また，性周期の規則性が確立しないことがあるので，性周期の不規則性に関しては正常と考えてよいが，初経から数年以上経過した女性に性周期の不規則性が認められた場合，注意が必要である．若い女性のダイエット志向などから，機能的な無月経も増加している．3ヵ月間月経がなければ受診し，検査を受ける必要がある．

　性周期の正常性は基礎体温，とくに排卵後の高温期が11〜14日であることによって黄体機能を評価することができる（**図Ⅳ-1**）．黄体機能というのは，正常であれば，排卵から月経までの期間を**11〜14日間**は維持できる．したがって，排卵後のいわゆる**高温層**が11日未満の女性は，黄体機能不全が疑われる．月経は正常で3〜7日継続する．量によって，過多月経，過少月経，無月経がある．過多月経では，月経の日数が長く，経血量が多い．原因として，機能的なものと器質的なものがある．過少月経や無月経では機能的な原因が圧倒的に多い．要点を**表Ⅳ-2**にまとめたので参考にして欲しい．

C. 受精のメカニズムと妊娠の成立

1 ● 精子の機能

　精子は頭部と鞭からなる直径0.05 mmのもので，1〜3 mm/分の速度をもつ．精子の頭

表Ⅳ-2　月経に関するポイント

月経の発来	初経の発来は12～13歳．周期が一定するには2～3年かかる 早発月経：10歳未満の初経 遅発月経：15歳以上の初経
月経周期	25～38日．通常28日 稀発月経：39日以上の周期 頻発月経：24日以内の周期
閉経	早発閉経：43歳未満の閉経 遅発閉経：55歳以後の閉経
無月経	原発性無月経：満18歳になっても月経がない 続発性無月経：これまであった月経が3ヵ月以上停止する

部には卵膜を溶かす酵素と，遺伝情報（デオキシリボ核酸 deoxyribonucleic acid：DNA）があり，運動のエネルギーは頸部にあるミトコンドリアが供給する．精子の中でも活動性が高いものが子宮や卵管を通過しながら，キャパシテーションとよばれる受精能力を獲得し，早ければ射精後5分後に卵管膨大部において卵子にたどり着く．

　これを許す女性側の機能として，エストロゲンによって頸管粘液が貫通性をもつ時期がある．通常の頸管粘液は精子を通さないが，排卵の時期には粘稠度が低下し，水様性となることで，精子が通りやすくなる．排卵日前後に帯下がさらっとした状態になるのはこのためである．

　子宮頸管を通過できる精子数は射精された精子数の1,000分の1，つまり，射精された精子が1億であれば，10万になる．卵管の直径は1 mm程度である．そこに侵入できるのは100程度の精子にまで限られる．

2● 受　精

　精子は，卵子が放出する化学物質によって誘引され，精子走化性という性質をもつため，射精後の精子は，卵子に向かって進む．精子が卵の外壁にある放線冠に接触すると，**先体反応**により，放線冠に侵入し，透明帯に到着，貫通する．精子が卵子内に入った瞬間（透明帯貫通）にカルシウムイオン膜が卵子を包むため，ほかの精子は侵入できなくなる（透明帯反応）とともに，精子と卵子の細胞膜が融合して**受精**が成立する．卵の核膜，精子の核膜は消失し，前核*（prenuclear：PN）となる．精子の侵入後，6～20時間に前核は確認できる．雄性前核は受精卵で形成される精子由来の核であり，受精卵の端部で形成された後，受精卵の中心部へと移動し，卵子由来の核である**雌性前核**と融合する．このようにして，父親と母親の遺伝情報をもつ子どもの核が形成される．

3● 着床と妊娠の成立

　受精卵はやがて**卵割**とよばれる細胞分裂を繰り返し，受精から3日で**桑実胚**，5日後には**胚盤胞**（胞胚）となる．胚盤胞は，外側は栄養膜細胞（のちに胎盤の絨毛となる），内

---

*多細胞生物において，減数分裂によってできた卵の核および精子の核が合体を起こすまでの間のものを指す．生殖核という場合もある．

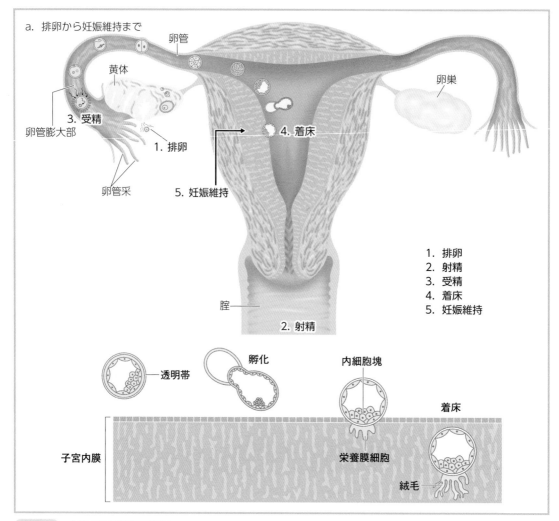

a. 排卵から妊娠維持まで
卵管
黄体
卵巣
3. 受精
卵管膨大部
1. 排卵
4. 着床
卵管采
5. 妊娠維持
腟
2. 射精

1. 排卵
2. 射精
3. 受精
4. 着床
5. 妊娠維持

透明帯
孵化
内細胞塊
着床
子宮内膜
栄養膜細胞
絨毛

図Ⅳ-4　**妊娠の成立する機序**

側は内細胞塊（のちに胎芽となる）と分化している．この受精卵が卵管内を輸送されているともいえる時期には，桑実胚，胚盤胞ともに透明体に包まれている．受精後6〜7日ごろ，胚盤胞が子宮腔に達し，十分に大きくなると，タンパク質融解酵素（トリプシン）が胚盤胞から分泌され，透明体を破り，**孵化（ハッチング）**を起こす．その後，子宮内膜を融解し侵入を開始する．胚盤胞が，子宮内膜内に完全に埋没し，**着床**が完成するのは受精後約10日である．

　着床の完成をもって，**妊娠の成立**とする（**図Ⅳ-4**）．着床によって胚が深く子宮内膜に入り込むと，胚は母体から栄養されるようになる．着床が起きると尿中のヒト絨毛性ゴナドトロピン（human chorionic gonadotropin：hCG）が上昇し，尿妊娠反応検査が可能となる．着床後もhCGが黄体の維持に寄与し，胎盤形成に至るまでそのはたらきを維持する．

学習課題

1．正常な性周期について述べてみよう
2．妊娠の成立の要点を5つあげてみよう

練習問題

Q1 性周期を司るホルモンについて正しいのはどれか．1つ選べ．
1．視床下部から出るのはエストロゲンである．
2．卵胞刺激ホルモンはLHサージを起こす．
3．黄体ホルモンは，着床期内膜の整備や維持に重要である．
4．視床下部は卵胞ホルモン，黄体ホルモンを分泌する．

Q2 妊娠の成立について正しいのはどれか．1つ選べ．
1．精子の受精能力は射精後12時間のみ保たれる．
2．卵子の受精能力は排卵後通常48時間保たれる．
3．受精は卵管膨大部で起こる．
4．卵子は，受精後24時間で着床する．

[解答と解説 ▶ p.304]

‖引用文献‖

1）日本産科婦人科学会（編）：産科婦人科用語集・用語解説集，改訂第4版，p.186，日本産科婦人科学会，2018

2 遺　伝

この節で学ぶこと

1. 遺伝の基本概念について述べることができる
2. 代表的な遺伝性疾患について述べることができる

A. 遺伝のメカニズム

1● 遺伝子と遺伝

　遺伝とは，生殖によって，親から子へと形質が伝わるという現象のことであり，母性看護学領域では，昨今の出生前診断に対する関心度の高まりにみられるように，次子の遺伝性疾患の再発率が問題となることが多い．まず，遺伝の基本的な概念として，体細胞分裂と減数分裂の違い，遺伝の自然史をふまえ，さらに，代表的な遺伝性疾患について学習する必要がある．

　ヒトの細胞の核の中には，染色体（chromosome）つまり，常染色体44本（22組の相同染色体）と性染色体2本（1組）がある．染色体は，デオキシリボ核酸（deoxyribonucleic acid：DNA）の二重らせん構造となっており，DNAには，さまざまな役割（主にタンパク質合成）を果たすための暗号のような塩基対，つまり遺伝子（gene）が並んでいる．実際にタンパク質をつくるにはDNAのみならずリボ核酸（ribonucleic acid：RNA）が必要であり，平易な言葉でいうと，DNAは主に塩基配列を正確に読み取ること，RNAは鋳型としてタンパク質をつくるはたらき（転写）をする．常染色体は，目，鼻，耳，口など顔のつくり，髪の毛の色および血液型などすべての体に関する情報をもっている．

　体細胞分裂：常染色体は，性別にかかわりなく2本ずつ対をなし，22対の相同染色体をなしている．そのうち遺伝子は，ヒトでは約3万塩基対あると考えられており，父親と母親から一通りの遺伝子をそれぞれ1セットずつ受け継いでいる．これに従って，体細胞分裂が受精卵の段階から胎芽期，胎児期，その後の成長に従って，正確に転写，翻訳されて，娘細胞をつくり続け，ヒトの体が形成されていく（**図Ⅳ-5**）．

2● 減数分裂

　卵原細胞も精原細胞も**減数分裂**に先だってDNA複製（減数分裂前DNA合成）を行い，染色体の数を倍増させる．その後減数第一分裂では，相同染色体が2組つまり，染色体数としては4本が紡錘体の中央部に対合して集まり，二価染色体となる．このときに乗換え（キアズマ）とよばれる塩基配列の組換えが起きる．この減数第一分裂における分裂の多様性は天文学的な数値であり，子孫への遺伝的多様性をつくりあげ，環境の変化や進化に

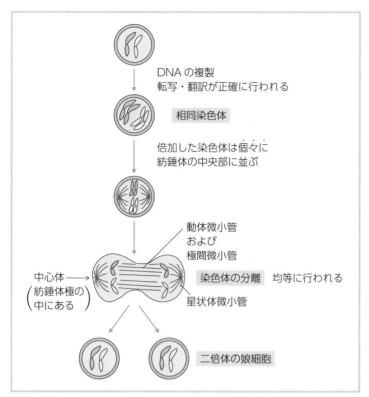

DNA の複製
転写・翻訳が正確に行われる

相同染色体

倍加した染色体は個々に
紡錘体の中央部に並ぶ

動体微小管
および
極間微小管

中心体 ——→
（紡錘体極の
中にある）

染色体の分離　均等に行われる

星状体微小管

二倍体の娘細胞

図Ⅳ-5　体細胞分裂

大きな役割を果たしている．減数第一分裂によって染色体を2本ずつもつ2つの細胞ができる．引き続いて新たなDNA合成を介することなく減数第二分裂が起きる．減数第二分裂では，2本の姉妹染色分体が別の方向に分かれて，娘細胞は4個できる．こうしてできた細胞にはもとの相同染色体の半分のDNAつまり，1本の染色体をもつ細胞が4個できる（**図Ⅳ-6**）．

　卵細胞の場合，4個できた細胞のうち1個がより成熟した卵母細胞となり，精子と受精した後，減数第二分裂が完結する．他の3個の細胞は極体とよばれ，減数第一分裂で1つ極体ができ，減数第二分裂で2つ極体ができるが，受精後は消失する．**図Ⅳ-6**のように，減数第一分裂が毎月1つの第一次卵母細胞の形成によって完了されている．引き続き，2本の姉妹染色分体が別の方向に分かれて，第二次卵母細胞が形成され，排卵する．これらは卵巣内で行われる．

　精子においても，2本のDNAをもつ精原細胞が，いったん，減数分裂前DNA合成を行うことによって4本の染色体（二価染色体）をもち，乗換えの後分裂して第一次精母細胞を形成し，それらがDNA合成することなく，減数第一分裂を起こすので，2本の染色体をもつ2個の第二次精母細胞が形成される．その後減数第二分裂が起き，1本の染色体をもつ4つの精子細胞ができる．卵子と異なるのは，4つの精子細胞は，同等の能力をもっている点と受精卵の性別を遺伝学的に決めるのは精子である点である．これらは精細管の中で行われる．

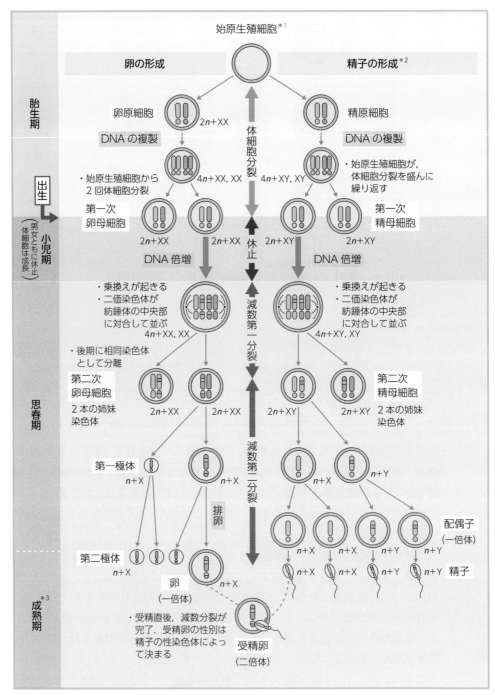

図Ⅳ-6　始原生殖細胞からの胎生期の体細胞分裂と減数分裂における相異

*[1] 始原生殖細胞：発生初期の未分化全能細胞.

*[2] 精子形成：SRY遺伝子を有すると精子の形成がなされる.

*[3] 男性では精子形成が生涯続く. 女性では毎月１つの卵ができる. 閉経で終了.

表Ⅳ-3 日本における臨床遺伝の変遷

1956年	日本人類遺伝学会設立
1960年代	羊水染色体検査の導入 優性思想と生命倫理の対立に社会的な関心が高まる
1970年代	妊婦健診に超音波検査が導入されることにより，超音波検査を主とした出生前診断の普及 遺伝カウンセリングの必要性が高まる
1977年	新生児マススクリーニングの開始（新生児の採血による．先天性代謝異常等6疾患）
1986年	日本臨床遺伝学会設立
1990年代	羊水染色体検査の国内普及
1996年	優生保護法が母体保護法に改正 母体保護法指定医師が指定される
1998年	母体採血による母体血清マーカー検査が認定施設で実施
2000年代	ゲノムの構造や機能解明，周産期死亡率の低下，高齢初産の増加
2001年	臨床遺伝専門医の認定開始
2003年	認定遺伝カウンセラーの育成開始
2005年	日本遺伝カウンセリング学会設立 日本遺伝看護学会設立
2010年代	出産の高年化が進む（2011年第一子出生時母親年齢が30.1歳）
2011年	新生児マススクリーニングの対象疾患がタンデムマス法により大幅に拡大
2013年	無侵襲性出生前遺伝学的検査（NIPT，新型出生前診断）が認定施設で開始
2017年	遺伝看護専門看護師の認定開始

B. 遺伝性疾患

1 ● 代表的な遺伝性疾患

　流産や死産をした際に，また，遺伝的な問題を抱える人の妊娠にまつわる不安など，周産期にかかわる医療者は対象者の不安を理解し，科学的な根拠を提示する必要がある．**表Ⅳ-3**の近年の臨床遺伝の変遷に示すように，技術的には遺伝子診断も行えるようになった．ある遺伝性疾患が特定の遺伝子の変異で起こることがすでにわかっている場合は，その遺伝子を調べることにより，その疾患であるかどうかをはっきりさせることができる．遺伝子診断の目的の多くは，対象者本人の臨床診断を確定することにあるといえる．診断が確定することにより，疾患に対しての適切な治療や対応も可能となりうる．現在では，遺伝専門医，遺伝カウンセラーが中心となり，中立的で科学的な情報提供を含むカウンセリングを行っている施設もある．遺伝カウンセラーが対象者へ先天異常の説明をする際に用いる図の例を**図Ⅳ-7**に示す．

2 ● 遺伝性疾患の分類

　以下に，遺伝性疾患の分類を示す．

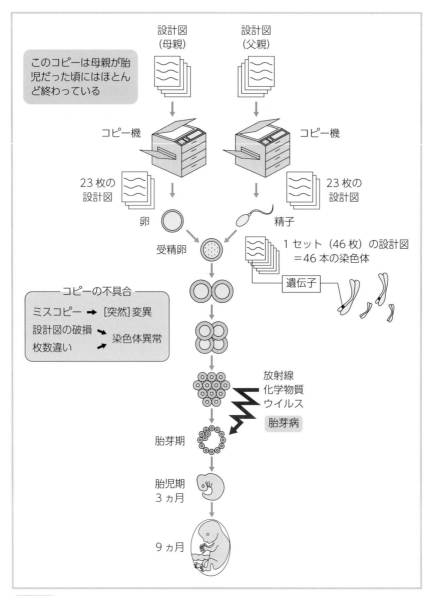

図Ⅳ-7　先天異常の説明のために遺伝カウンセリング現場で描くメモの例

［千代豪昭：序章 先天異常の発生確率をクライエントにどう理解させるか．遺伝カウンセラーのための臨床遺伝学講義ノート，千代豪昭（監），p.6，オーム社，2010より引用］

●単一遺伝子病（メンデル遺伝病）
　①常染色体顕性（優性）*遺伝病，②常染色体潜性（劣性）*遺伝病，
　③Ｘ連鎖潜性遺伝病
●ミトコンドリア遺伝病
●多因子遺伝病
●染色体異常症（減数第一分裂時に起きやすい）

｝家族集団性あり

なお，遺伝性ではないが，体内異常環境など外因による胎芽病・胎児病も先天異常には含まれる．

a. 単一遺伝子病（メンデル遺伝病）

（1）常染色体顕性遺伝病

1番から22番までの染色体の上に存在する顕性遺伝子による疾患である．一般的に患者の頻度に性差はない．疾病遺伝子Aと正常遺伝子aとの組合せAaでも発症する．疾病遺伝子Aと疾病遺伝子Aとの組合せAAは重症になるか流産することが多くなる．患者は親・子・孫など世代から世代へと連続して存在する．疾患は，ハンチントン病，レックリングハウゼン病，骨形成不全など．

（2）常染色体潜性遺伝病

疾病遺伝子aと疾病遺伝子aとの組合せである遺伝子型aaのホモ接合のときのみ発症する．患者の性差はない．正常な遺伝子がないため，一般的に発症年齢が低く，重症になる．疾患は，フェニルケトン尿症，小頭症，全盲症など．疾病遺伝子aと正常遺伝子Aとの組合せAaは患者ではなく，保因者とよばれる．

（3）X連鎖潜性遺伝病

性染色体上に存在する遺伝子による疾患である．X染色体上であり，ほとんどの疾患が伴性潜性であるため，患者の頻度は男性が多い．疾患は，血友病A，デュシェンヌ型進行性筋ジストロフィー，ハンター症候群など．

b. ミトコンドリア遺伝病

核外の細胞質中に存在する遺伝子による疾患であり，非メンデル遺伝である．精子はミトコンドリアをもたないので，ミトコンドリア遺伝病は母系遺伝である．疾患は，レーベル病，ミトコンドリアミオパチー，など．

c. 多因子遺伝病

多くの遺伝子とさまざまな環境因子による疾患であり，非メンデル遺伝である．疾患は，糖尿病，アレルギー性疾患，先天奇形，統合失調症など．

d. 染色体異常症

染色体異常の自然史として，精子の染色体異常が約15％，卵子の染色体異常が約25％とされ，受精卵の3分の1，妊娠初期の流産の5〜6割が染色体異常，そして最終的には，出生児の0.6％が染色体異常であるといわれている[1]（**図Ⅳ-8**）．染色体異常には，数的異常，構造異常，モザイクとキメラ，一時的異常などがある．数的異常には，通常1対2本の相同染色体が，1本（モノソミー），3本（トリソミー）になる場合であり，たとえば，ダウン症候群の9割は21トリソミーであるといわれているが，これは，21番目の相同染色体が3本あるためである．全妊娠の約1割が流産するといわれるが，その半数は染色体異常などの胎児側の原因であるといわれている．染色体異常は，単一遺伝子病などとは異なり，基本的には家族集団性はない．疾患は，常染色体異数性異常では，ダウン（Down）症（21トリソミー），18トリソミー（Edwards症候群），13トリソミー（Patau症候群）など

---

*遺伝子の2つの型のうち，特徴が現れやすい遺伝子を「優性」，現れにくい遺伝子を「劣性」とよんできたが，日本遺伝学会は価値として優れている/劣っていることを示しているという誤解を避けるため，2017年発行の遺伝学用語集で「優性」を「顕性」，「劣性」を「潜性」と変更した．

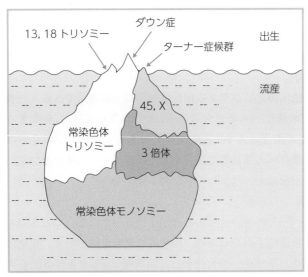

図Ⅳ-8　染色体異常症の氷山

［Gametogenesis and cenception, pregnancy loss, and infertility. In Gardner RJM, Sutherland GR : Chrompsome abnormalities and genetic counseling, 3rd ed. New York, Oxford University Press, 2004, p.359-360 より著者が翻訳して引用］

があげられ，性染色体異数性異常では，ターナー（Turner）症候群（45，X），クラインフェルター（Klinefelter）症候群（47,XXY），47,XYY,47XXX などが知られている．これら以外を含めても，新生児における染色体異常症頻度は，160出生に1例（0.6％）である．常染色体異常症の多くは出生時に遺伝子診断が可能である．性染色体異常については，ターナー症候群を除いて出生時に外見から疑われることにより，診断が必要になる性染色体異常は少なく，思春期になってから第二次性徴の違いから発見されることが多い．

C.　遺伝診療科における周産期から育児期までの支援例

文献2）から以下のような症例を紹介する．

　Aさん39歳は妊娠17週のとき高齢妊娠にて羊水検査を受け，45，X/46，XX（ターナー症候群モザイク）であることがわかったことを発端に，遺伝カウンセリングを受け，妊娠の継続について，また，今後の育児について医療チームの支援を受けた．医療チームは，妊娠期には遺伝診療科と産科が，予測されるAさんのさまざまな選択肢に対応できるようにタイムリーに連携し，出生以後は産科・小児科・遺伝診療科の専門職がそれぞれの立場からチームとして支援した（**図Ⅳ-9**）．
　健常児の出産を終えて，児の染色体検査についてAさんは次のように語っている．
　「今検査をしてわかったからといって，すぐに治療できることがないなら（染色体検査は）しなくてよい．本人（子ども）に痛みがあるとか，何か障害があって自由に動けないということではないので…．身長が低いことや子どもが産めない可能性などは，これから本人が判断して決めるのがよいです」

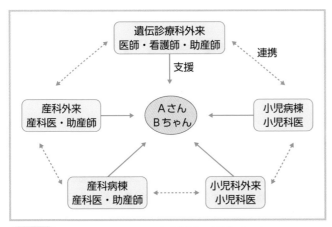

図Ⅳ-9　Aさんと B ちゃんを支援する医療チーム
［鈴木由美, 渡辺裕子, 千葉弘子ほか：大学病院遺伝診療部における遺伝看護実
践. 小児看護29 (9)：158-163, 2006 より引用］

　このような主体的な発言ができるためには，本人に妊娠出産の経過の中で正確な情報を
提供しながらも，Aさんの人生にとっての事象の意味づけを尊重する専門職の姿勢が重要
になる．

学習課題

1. ヒトの染色体数を常染色体と性染色体に分けて書いてみよう
2. 出生における先天性異常のうち，家族集団性のあるものと［突然］変異によるものを区別してみよう

練習問題

Q1 精子の性染色体はどれか．　　　　　　　　　　　　　（第99回国家試験，2010年）

1. X染色体1種類
2. XY染色体1種類
3. X染色体とY染色体の2種類
4. XX染色体とXY染色体の2種類

Q2 Down（ダウン）症候群を生じるのはどれか．　　　　　（第102回国家試験，2013年）

1. 13トリソミー
2. 18トリソミー
3. 21トリソミー
4. 性染色体異常

［解答と解説 ▶ p.304］

■ 引用文献 ■
1) 大濱紘三, 三春範夫：染色体異常の発生頻度. 臨床染色体診断法, 古庄敏行（監）, p.64-74, 金原出版, 1996
2) 鈴木由美, 渡辺裕子, 千葉弘子ほか：大学病院遺伝診療部における遺伝看護実践. 小児看護29 (2)：158-163, 2006

3 性分化のメカニズム

この節で学ぶこと

1．性の決定（とくに性決定遺伝子）について理解することができる
2．自己の性への受け入れが困難な症例がある医学的根拠を理解することができる

　性の決定について以下の4点を分けて理解するとわかりやすい．また，4点目は精神的な意味での性についてである．

1. 染色体上の性（chromosomal sex，genetic sex）：受精により決定される性染色体による性
2. 性腺の性（gonadal sex）：外性器，内性器の形態的特徴による性
3. 身体的性（somatic sex）：からだつきなど身体の形態的特徴による性
4. 性同一性：性的なアイデンティティによる性

1 ● 染色体上の性

　精子は頭部に常染色体の半分である22本と，XまたはY性染色体を1本，計23本をもつ．卵子もまた，計23本の染色体をもつが，性染色体はXである．受精の瞬間に生物学的な性は決定するが，それは精子の性染色体に依存する．その性の決定は，Y染色体の短腕上にあるSRY（性決定遺伝子，sex‐determining region of chromosome Y）によって決定する．

2 ● 性腺の性

　受精後35日すると，体細胞系とは異なり，生殖器官を形成するために，始原生殖細胞（primordial germ cell）が形成され，胎生6週ごろアメーバ運動をしながら腹膜から出て，生殖器（生殖腺原基）へと移動する．生殖腺原基は卵巣にも精巣にもどちらにも分化できる．受精した際の性別によって女子ならば卵巣を形成し，男子ならば精巣を形成する（**図Ⅳ-10，11**）．

　男子ではSRYの作用により生殖腺原基から精巣が形成され，分化した精巣からは抗ミュラー管ホルモン（anti-Müllerian hormone：AMH）とテストステロンが分泌される．抗ミュラー管ホルモンはミューラー管を退縮させ，テストステロンは**ウォルフ**（Wolff）**管**の発達を促す．ウォルフ管は精巣上体，輸精管，精嚢などの生殖器官へと分化する．逆に，女子の場合はSRYがないので，ウォルフ管は退縮し，8週ごろ**ミュラー**（Müller）**管**が発達し，女子の**性分化**が始まる．卵巣がつくられ，同時に子宮や腟が発達していく（**図Ⅳ-12**）．

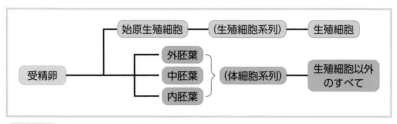

図Ⅳ-10　受精卵からの分化

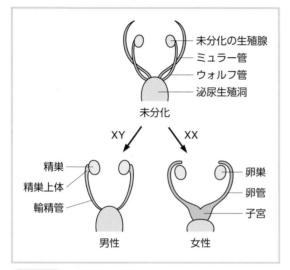

図Ⅳ-11　生殖腺の分化

[北村佳久：生殖腺と外生殖器の分化. パートナー機能形態学, 改訂第2版, 藤原道弘(監), 高野行夫, 岩崎克典, 原　英彰(編), p.239, 南江堂, 2013より引用]

3● 身体的性

　骨格は胎生期から男女により差があるが, からだつきの決定的な性差は, 第二次性徴が発来する思春期に決まる.

4● 性同一性

　胎児精巣からテストステロンが出れば, 胎児の脳は男性型になり, 出生後も体型と脳は男性となる. ジェンダー・アイデンティティについては第Ⅱ章1節（p.40）を参照されたい.

5● 性分化疾患

　従来, 出生時に外表（外陰部など）で性別がはっきりと判断しにくい児に対して, 真性・仮性半陰陽[1] などの外表奇形を性分化異常症, 性発達障害などと称されてきた疾患であるが, 2006年に国際的に**性分化疾患**（disorders of sex differentiation：DSDs）という疾患名が包括的に用いられるようになった[2].

　定義としては, 染色体, 性腺, または解剖学的な性が非定型である先天的状態とされて

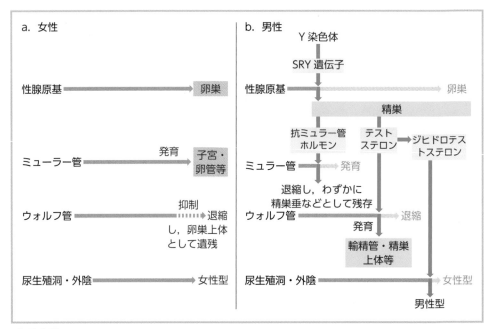

図Ⅳ-12　女性への分化と SRY 遺伝子による男性への分化
哺乳類は本来，女性に分化するものだが(a)，SRY 遺伝子が存在すると，bのような機序で男性に分化していく．

いる．つまり，男性であれば，染色体と精巣および男性内外性器の組み合わせ，女性であれば，染色体と卵巣および女性内外性器の組合せのいずれかが定型ではないものである．発生頻度は高くないが，60種類以上の症候群・疾患群が含まれている．

　　＜疾患例＞
・ホルモンの異常である**アンドロゲン不応症**（染色体46,XYだが，アンドロゲン受容体が働かず，外性器外表ともに女性）
・**先天性副腎皮質過形成**（常染色体潜性遺伝，男女ともに生じる）
・**卵精巣性性分化疾患**（染色体は多様に変異，卵巣と精巣の両方の組織を含む性腺をもつ）．
・身体的顕著な異常が認められる**クラインフェルター症候群**，**ターナー症候群**などがある．

　　知能には問題がないが，第二次性徴までに診断を下して治療を行うことが予後に影響する疾患・症候群が多く，それに伴ってまたは先天的に妊孕性に問題がある場合が多い．
　　社会的には，生物学的性別を区別するときには重要である．たとえば，スポーツなどにおいて，染色体は男性であっても，外表として女性の場合などにおいて特異な成績を上げるなどの現象が起きる．

⊙ラ⊕

器官発生のメカニズム

　ヒトの身体はおおむね妊娠12週までに形成される. 妊娠12週といえば, 最終月経から3ヵ月経ち, 胎児の体長は3cmとなる. この時期, 妊娠に気づかなかったり, 気づいていてもおなか自体は大きくなっていないので, 胎児の成長を母親が実感することはむずかしいが, 母子を支える専門職としては非常に重要な器官形成期であることを認識しなければならない.

　受精卵は着床して細胞分裂を繰り返し, 受精後20日ごろ, わずか2mmの受精卵の中で最初の鼓動ともいえる心臓が動き出し, 血液もつくられはじめる. 方向の定まらない循環が起きるが, わずか1週間で血液循環が完成する. 同時期, 受精後4週ではじめの器官ともいえる神経管をつくる. これは後の脊髄に相当するが, これにより, 身体の上下, 左右が決まる. 宇宙での実験でわかったことだが, この神経管の形成に重力が必要であるといわれている. つまり, 重力のあるところ（地球など）で生命が育まれていると考えられる.

　はじめは1つの細胞であった受精卵が, 最終的には手や足などさまざまな組織を形成するのは不思議な現象である. メカニズムとしては, 細胞間の親和性によってくっつきやすい細胞とそうでない細胞があって, お互いを認識しながら組織を形成すると考えられている. 細胞間の親和性については, カドヘリンが代表として知られている. たとえば, 手は受精後30日で櫂（パドル）のような形を形成するが, その後5日で水かきのようになり, 指らしくなるために指と指の間の細胞が死んでいき, 最終的に手の形を形成する.

学習課題

　1. 性決定遺伝子とは何かを説明してみよう
　2. 性同一性障害について発展的に学習しまとめてみよう

▌引用文献▐

1）緒方　勤：真性半陰陽. 小児科診療 10：1585-1589, 2002
2）大山健司：日本の性分化疾患の実情. 日本小児科学会誌 115：1-4, 2011

4　生殖器の形態と機能

この節で学ぶこと

1．生殖器の形態について図示できる
2．生殖器の機能の変化について述べることができる

A.　女性の生殖器の形態と発達，変化

1 ● 女性生殖器の形態 （図Ⅳ-13）

　骨盤内に卵巣，卵管采，卵管，子宮，腟，が位置している．位置として，生殖器は腹腔内にないこと，卵巣と卵管はつながっていないことなどは確認しておく必要がある．異所性妊娠などでの出血がたまりやすい場所として，ダグラス（Douglas）窩も確認しておこう．子宮は，大きく頸部と体部に分けられる．子宮の大きさは成人で鶏卵大である．卵巣の大きさは親指の先ほどである．子宮内膜は腺上皮，子宮頸部は扁平上皮で覆われている．

2 ● ライフサイクルにおける女性生殖器の発達，変化

　図Ⅳ-14に女性のライフサイクル別に生殖器を模式化した．女子の第二性徴では，乳房の発育，陰毛の発生，初経の順に出現することが多い．初経の発来は平均12歳である．

　卵巣の大きさは思春期前期で5 g，成熟期で10 g，老年期で4 gなど，重量も加齢とともに減少する（図Ⅳ-15）．卵子数は胎児期にピークであり，年齢とともに減少し，40歳代の更年期に急激に減少する（図Ⅳ-16）．妊娠する能力のことを妊孕性（にんようせい）というが，卵子数の減少に伴い35歳を過ぎると妊孕性の低下が顕著になり，40歳を過ぎると急激に低下する．卵巣に存在する卵胞（卵子）数が間接的に反映される血液データとして，抗ミュラー管ホルモン（anti-Müllerian hormone：AMH）[1]がある（図Ⅳ-17）．不妊症女性に対する生殖補助医療を提供する際，卵巣刺激に対する低反応，および卵巣刺激過剰症候群（OHSS：ovarian hyperstimulation syndrome）のリスク予測に有用とされている．

　成人期に起きる女性生殖器のがんは主に子宮頸がん，子宮体がん，また，卵巣がんもある．がんではないが，思春期から成人期にかけての若い女性に卵巣腫瘍が好発する．卵巣が直径4 cmを超えると，卵巣茎捻転（らんそうけいねんてん）とよばれる状態になりやすくなる．

　子宮筋腫などの器質的な異常があると，月経痛や月経過多（1回の月経総経血量が150 g以上）が生じる．

　小児期に特徴的な生殖器の疾患としては細菌による非特異的腟炎であるが，成人期になると性感染症による炎症が多くなる．小児の場合，四つんばいの体位である胸膝位をとってもらうと外陰部を診察しやすく，また母親を同席させるなど，小児がこわがらないよう

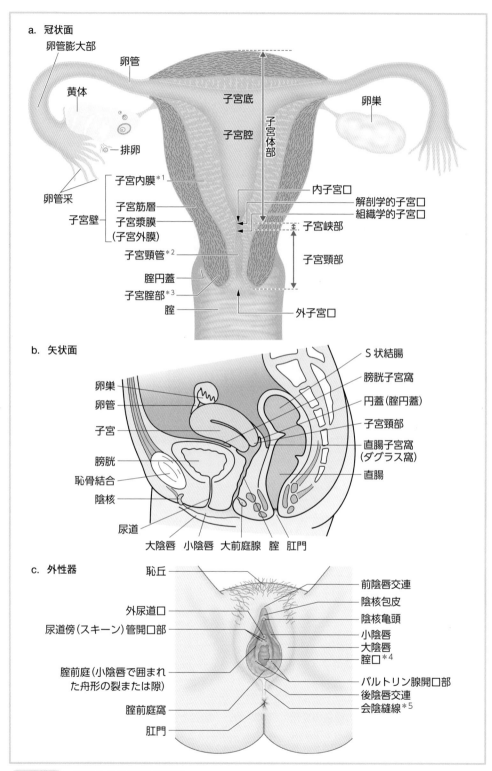

図Ⅳ-13　成熟女性生殖器の形態

*¹ 子宮体部をおおう子宮内膜は腺上皮細胞と間質細胞からなる.
*² 子宮頸管は粘液を分泌する円柱上皮でおおわれている.
*³ 子宮腟部は角化をともなわない重層扁平上皮でおおわれている. 子宮頸管粘膜と子宮腟部粘膜の移行部は子宮頸
　　がんの好発部位である.
*⁴ 腟口は, 未性交者では扁平上皮におおわれた硬い結合織性のひだである処女膜によって部分的に塞がれている.
*⁵ この周辺数 cm を会陰という.

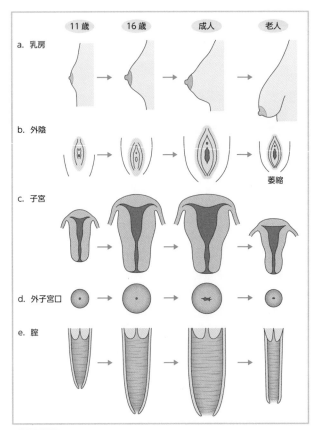

図Ⅳ-14　思春期から老年期までの女性の内外性殖器の変化

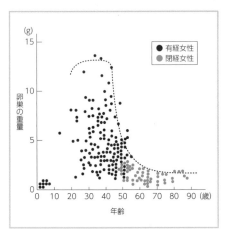

図Ⅳ-15　加齢による卵巣の重量の変化

[一戸喜兵衛, 田中俊誠：更年期の始まりと閉経齢について. 産婦人科の世界**39**：841-849, 1987 より引用]

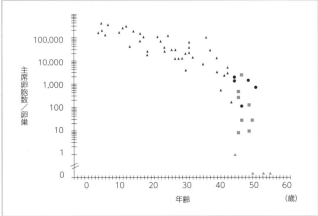

図Ⅳ-16　加齢と主席卵胞数の関係

▲：7 ～ 44歳の女性44人，●：40歳代有経女性5人，■：40歳代閉経期女性8人，▲：閉経後女性4人

[Block E：Quantitative morphological investigations of follicular system in women. Act Anat **14**：108, 1952 およびRichardson SJ, Senikas V, Nelson JF：Follicular depletion during the menopausal transition：Evidence for accelerated loss and ultimate exhaustion. J Clin Endocrinal Metab **65**：1231 − 1237, 1987 より引用]

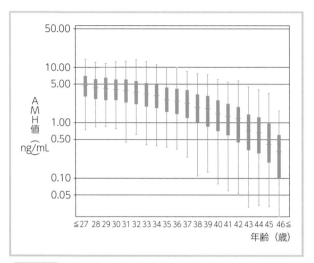

図Ⅳ-17　**女性年齢別の AMH 値**

[山本貴寛, 小澤順子, 岩見菜々子ほか：新試薬アクセス AMH の解析結果 〜 JISART 多施設共同研究, 日本生殖医学会誌**61**（4）：487, 2016 より引用]

な配慮が必要である．そのほかの年代では内診台に乗ってもらうことが多いが，その際の診察においては，生殖器，とくに腟の発達に伴って，診察に使用する腟鏡のサイズを変える必要がある．思春期でSサイズ，成人期でMサイズ，産褥期でLサイズ，老人性腟萎縮のある場合は，SS 〜 SSSサイズなどである．

B.　男性の生殖器の形態，機能と発達

1 ● 男性生殖器の形態と機能

　　図Ⅳ-18は男性生殖器を模式化したものである．男性生殖器の中心的役割を担っているのは**精巣**であり，睾丸ともいう．**精巣**は精巣髄膜に何重にも包まれて陰嚢の中におさまっている．精子の生成は精巣の中にある，直径0.2 mm長さ70 cmの糸のような組織である曲精細管内で起こる．生成に最適な温度（体温より1〜2℃低い）を保つ意味もあり，陰嚢は体外にあると考えられている．

　　睾丸は，胎児期の3ヵ月ごろには腹膜の外の臍帯付着部位あたりにあるが，だんだん下がってきて，4ヵ月ごろには膀胱上部に，そして7ヵ月では膀胱下部まで降りる．新生児期には陰嚢にまで降りてきているのが正常であり，成熟徴候の1つとしてもとらえられるため，新生児の男児のフィジカルアセスメント時には陰嚢内に睾丸があるかどうか触知し，ころころとした睾丸が触れない場合は停留睾丸と判断して，経過を観察する．

　　陰茎は，平常時は左右の脚の間の前方に懸垂する柔らかい器官であり，尿道がなかを通っており，通常は排尿のために用いられる．尿道は精子を含む精液と尿との両方が通過するが，弁により精液と尿は別に放出される．陰茎は通常は柔軟で垂れているが，性的興奮やその他の生理現象により，海綿体が充血して固く大きく隆起する**勃起**の状態となる．そのさいに性的快感であるオルガズム（**図Ⅳ-19**）を伴い，尿道から精液が放出されるこ

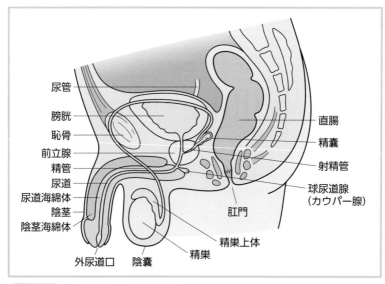

図Ⅳ-18　成熟男性生殖器の解剖

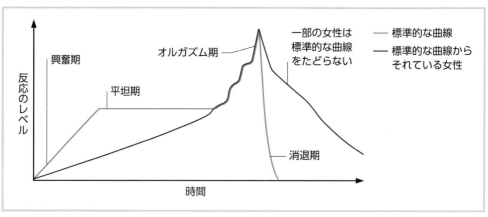

図Ⅳ-19　性反応の過程
この図は性反応の古典的な4つの過程を示している(緑). ほとんどの人はこのカーブのような過程をたどるが, 一部の女性では紫の過程をたどる.
[Brewer S, Bhattacharya S, Davies J et al:性反応周期. みえる生命誕生—受胎・妊娠・出産, 池ノ上 克, 前原澄子(監訳), 山本英子, 鈴木幸子(訳), p.66, 南江堂, 2013 より引用]

　とを**射精**という. 射精までの精子の経路として, 精子は精巣から精巣上体へ流入し, 膀胱後壁に続く精管内を通り, 射精管を経て尿道を通り, 外尿道口から放出される.
　陰茎には包皮があり, 新生児から第二次性徴期まで勃起時でも包皮をかぶっている状態が正常である. 第二次性徴期から成人期にかけて陰茎は勃起時に包皮を超えて増大する. 勃起時にも包皮をかぶっている場合は, 包茎とよぶ. 日本では包皮を切除しなければならない人はまれであるが, 欧米では宗教上の儀式として「割礼」(circumcision) とよぶ包皮の切除を新生児に行う場合がある.

表Ⅳ-4　性機能不全群（sexual dysfunction）の分類（DSM-5）

射精遅延	delayed ejaculation
勃起障害	erectile disorder
女性オルガズム障害	female orgasmic disorder
女性の性的関心・興奮障害	female sexual interest/arousal disorder
性器-骨盤痛・挿入障害	genito-pelvic pain/penetration disorder
男性の性欲低下障害	male hypoactive sexual desire disorder
早漏	premature（early）ejaculation
物質・医薬品誘発性性機能不全	substance/medication-induced sexual dysfunction
他の特定される性機能不全	other specified sexual dysfunction
特定不能の性機能不全	unspecified sexual dysfunction

［American Psychiatric Association（編）：性機能不全群. DSM-5 精神疾患の診断・統計マニュアル, 高橋三郎, 大野　裕（監訳）, p.415-441, 医学書院, 2014 より作成］

2 ● ライフサイクルにおける男性生殖器の発達

　　男子の第二次性徴では，男性生殖器（とくに精巣）の増大，陰毛の発生，精通の順に出現することが多い．精巣からテストステロンが分泌され身体の変化を促進する．男性生殖器の発達は，テストステロンやアンドロステロンのように男子の第二次性徴を促すホルモンの影響を受けてほぼ一定の順序を経る．順序については，タナー段階（Ⅰ〜Ⅴ）のⅡからを男女ともに第二次性徴としている．思春期男子におきる初めての射精を精通といい，最頻値は13歳である[2]．

C. 性反応

　　性的欲求や性的刺激に始まる一連の受容体の反応を**性反応**という．

　　性反応には性反応周期という**性交**を中心とした反応段階があり，**図Ⅳ-19**のように1966年にマスターズとジョンソン[3]が示した4段階（興奮または欲望期，高原または平坦期，オルガズム期，消退期）と1979年にカプラン[4]が示した3段階（欲望相，興奮相，オルガズム相）がある．DSM-5による性機能不全群（性機能障害）の分類を**表Ⅳ-4**に示す．しかしながら，性交前から性交後までの全体像を示したものがマスターズらのものであるので，**表Ⅳ-5**には，マスターズらのものを示す．男女ともに同じような過程をたどるが，**オルガズム**（性的興奮の絶頂）期の後に男性では消退期が急速にくるが，一部の女性ではゆるやかに消退していく．

　　日本語版Female Sexual Function Indexを用いて，近年の日本における青年期の女性の性機能を調査した岩田[5]によると，女性の性機能を構成する6領域（性欲，性的興奮，潤滑，オルガズム，性的満足度，性交痛）において，もっとも性機能総得点に相関していたのは，性的興奮と潤滑であり，得点は低い（つまり，オルガズムについては未経験者が多いことを意味している）ものの，オルガズムは3番目に相関していた．そこから，女性が能動的にセックスできる状況をパートナーとつくること，オルガズム未経験である女性自身がオルガズムを知ることで，自分の性機能を能動的に高めることができると考察している．

　　男性のオルガズムは射精という状態から明白であるが，女性のオルガズムは乳頭の勃起

表Ⅳ-5　女性の性反応周期

時期	心理	性器	乳房	全身
（欲望期）	性的なファンタジーや性欲の自覚	（身体的変化はない）		
興奮期〜高原期 数分から数時間：強い興奮は30秒から3分ぐらい	期待感，喜びの感情	クリトリスの勃起 大陰唇が平坦になる(未産婦)，厚くなる (経産婦) 小陰唇の膨脹，赤みを増す 腟の湿潤と潤滑液の分泌，下部の膨脹と後腟円蓋の拡張 子宮の上昇 肛門の収縮 オルガズム前の子宮の収縮	乳頭の勃起 乳房の静脈の怒張 乳房の増大25%	心拍数の増加 血圧上昇 筋肉の緊張 発汗 瞳孔の拡大 セックスフラッシュ（胸や喉の皮膚が赤みを帯びる）
オルガズム期 3〜60秒	快感の絶頂 解放感	クリトリスは引っ込む 腟と陰唇はリズミカルに収縮する (3/4秒間隔で3〜15回) 強い子宮収縮 直腸の収縮	乳頭の勃起持続 乳房増大の持続 授乳中では乳汁の射出	全身の筋緊張 セックスフラッシュが著明 呼吸数倍増 心拍数の倍増 血圧が最高に上昇 (200 mmHg) わずかの間聴覚，味覚，視覚が減退
消退期 10〜15分，オルガズムがなかった場合には1日	リラックスした気分	クリトリス，陰唇，腟が元の位置や大きさに戻る 子宮は精液プール (後腟円蓋)に下降する	乳頭，乳房が元のサイズに戻る	生理機能が元に戻る セックスフラッシュが消える

［鈴木幸子：セクシュアリティと健康．女性生涯看護学，吉沢豊予子(編)，p.145，真興交易(株)医書出版部，2004より引用］

はあるものの，主として子宮・腟内の状態であり，客観的にはわかりにくい．また，必ずオルガズムに達する人は男性に比較して女性は少ない[6]（**図Ⅳ-20**）．

　性行為に対する男性と女性のとらえ方として，両者とも愛情表現ととらえているが，相違点としては，比較的女性はふれあいととらえており，男性は快楽，ストレス解消などととらえることがあげられる．性反応は，身体的な反応であるだけでなく，精神的な反応でもあるために，快楽性への欲求が関係していると考えられる．

　性についての悩みは，自分のセクシュアリティに関する心配の表明がなければ，医療者側にも伝わりにくいので，看護職は，話しやすい雰囲気をつくるなどの工夫が必要である．性機能不全の中でも，痛みなどを伴うものとして，更年期，老年期に多くみられる性交痛などがあり，これらに対しては潤滑ゼリーなどの紹介も有用である．

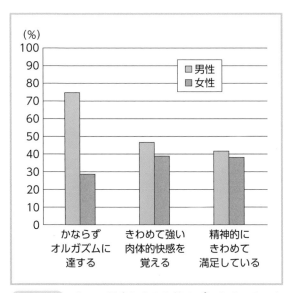

図Ⅳ-20　３つの尺度からみた第１パートナーとのセックスにおける満足度

［ロバートＴマイケル，ジョンＨガニョン，エドワードＯローマンほか：セックス・イン・アメリカ―初めての実態調査，近藤隆文（訳），p.197－217，日本放送出版協会，1996より引用］

学習課題

1．女性の内性器，外性器の違いについて考えてみよう
2．卵巣の重量とエストロゲンの分泌の関連について考えてみよう
3．新生児の男児の陰嚢に睾丸を確認するフィジカルアセスメント法について発展学習しよう
4．男性器の形態学的名称を覚えよう

▎引用文献▎

1）西村和子：AMH（anti-Müllerian hormone:抗ミュラー管ホルモン）．生物試料分析 **43**（2）：92-99, 2020
2）日本児童教育振興財団内日本性教育協会（編）：「若者の性」白書第8回青少年の性行動全国調査報告，p.234，小学館，2019
3）Brewer S., Bhattacharya S., Davies J., et al：性反応周期．みえる生命誕生―受胎・妊娠・出産，池ノ上 克，前原澄子（監訳），山本英子，鈴木幸子（訳），p.66，南江堂，2013
4）カプラン HS：続 ニューセックスセラピー―性的欲望の障害とセックスセラピーにおける新しい概念と技法，野口昌也（訳），p.13-35，星和書店，1982
5）岩田歩子，林　文子，早乙女智子ほか：Female Sexual Function Index調査票を用いた青年期女性の性機能調査．日本性科学会雑誌 **36**（1）：37-44，2018
6）ロバートＴマイケル，ジョンＨガニョン，エドワードＯローマンほか：セックス・イン・アメリカ―初めての実態調査，近藤隆文（訳），p.197-217，日本放送出版協会，1996

第V章

性と生殖の健康を支える看護技術

学習目標

1. 母性看護における情報収集，ヘルスアセスメント，セルフケアを引き出す技術を実践に生かすことができる
2. 母性看護の看護過程の特徴を理解する
3. 親になることとそれを支援する看護について理解し，児を迎える家族をアセスメントするための視点を身につける

1 情報収集・ヘルスアセスメントの技術

この節で学ぶこと

1. 婦人科疾患をもつ患者の診察における基本的な看護援助について理解することができる
2. 婦人科での診察におけるコミュニケーション技術と倫理的配慮について理解することができる

A. 婦人科診察における基本的な看護の心構え

1 ● 対象の特徴

　婦人科における診察は，疾患の有無にかかわらず検診も含めると，女性のライフサイクルにおいて誰しもが受けるものである．また，妊娠出産というライフイベントでは，数ヵ月にわたって定期的に通い診察を受けることになる．対象となる年代も思春期から老年期まで幅広く，援助の際には，その年代の発達段階に合わせた配慮が必要となる．

　また診察対象となる身体部位は，対象者にとって非常に羞恥心を伴う生殖器であり，気軽に受診する女性はいないと考えてもよい．婦人科疾患で手術を受けた患者を対象とした調査において，婦人科でもっとも羞恥を体験した場面は，外来での初めての内診であった．また入院時の内診については，50歳以上の患者のほうが，それ以下の年齢の患者よりも羞恥の程度が高かった[1]とされている．また，婦人科受診の経験がない若年者にとっても緊張や羞恥心は強まる．羞恥心の程度は年齢に関係なく，慣れない診察に緊張と不安をもって臨む対象者の心理を十分に理解し，援助を行う必要がある．

2 ● 婦人科診察におけるケアリング

　ケアリングの概念については，「相手に寄り添いたい」という看護師の能動的な思い，看護師の実践知としての看護実践，看護師の生き方や生き様，の3つがその構成要素ともいわれている[2]．分娩期のケアにおいて，褥婦がもっとも重要だと認識した看護職者のケアリング行為は「私を安心させてくれる」であった[3]とされている．これらをふまえて，婦人科診察におけるケアリングとは，患者の安心と安全を最優先し，婦人科診察で抱きやすい緊張感や羞恥心を十分に理解し，それらを最大限に軽減できるようなかかわりや援助について考え，実践することである．

3 ● リプロダクティブ・ヘルス / ライツ

　産婦人科を受診する女性にかかわる際には，リプロダクティブ・ヘルス/ライツの概念

を理解しておく必要がある（p.11参照）．すべての女性は生涯にわたって，性と生殖に関する健康を保障され，その健康を享受する権利がある．産婦人科を受診する女性は，意図しない妊娠や，性感染症，不妊・不育症，がん，性暴力などさまざまな理由で受診する場合がある．すべての患者に対して，女性のリプロダクティブ・ヘルス／ライツの概念に基づいて，その発達段階に応じた性と生殖における健康と疾患の治療および予防を目指すケアを提供しなければならない．そして，女性の身体に関することを自分自身で決める権利があることを説明し，女性の価値観や選択をもっとも尊重してかかわる必要がある．

4 ● 対象者への配慮

（1）羞恥心への配慮

婦人科の診察では，問診，外診・内診にかかわらず羞恥心が伴うことが多いため，羞恥心へ配慮した援助が求められる．患者とかかわる際には，自己紹介をして柔和な雰囲気づくりに努め，信頼関係の構築を目指す．問診や内診などの際には，その目的や方法をわかりやすく説明し，診察の必要性について伝える．診察部位はきわめてプライベートな部分であることから，露出を最小限とすることを目的として，診察時間が長引かないよう物品準備や医師の補助は十分に確認しておくことが必須である．

（2）倫理的配慮

プライバシー保護の観点から問診は個室で行い，プライベートな情報や家族にも知られたくない相談もあることから，1対1で話ができる環境を整える．問診で得られた情報は取り扱いに細心の注意を払い，個人情報の保護に努め，女性から秘匿に関する要望があった場合は，情報を共有する職種間で統一した対応をとらなければならない．

（3）発達段階への配慮

婦人科では，女性の各ライフサイクルの段階に合わせた援助が必要となる．思春期であれば，第二次性徴における身体的変化と思春期の発達課題に着目し，家族関係だけではなく友人との交友関係にも視野を広げる．更年期であれば，閉経前後のホルモン変動による身体的症状と患者を取り巻く社会的役割（妻，母親，職場の立場など）にも配慮したかかわりが必要である．老年期では，外陰部が萎縮するため内診時に痛みを感じやすくなることから，診察器具（クスコ腟鏡など）のサイズ選択に配慮しなければならない（p.129参照）．

B. 婦人科診察における援助の実際

1 ● 問診とその援助

a. 問診の概要と援助

産婦人科受診時には，多くの施設では初めに自記式の問診表を記入してもらい，女性の現在の自覚症状や既往歴，家族歴，嗜好品の有無などの基本的情報を収集する．その後の問診は，問診票に沿って，これまでの月経歴や性交歴，妊娠・出産歴などを詳細に聴き取る機会となる．女性によっては言語化することに躊躇する場合や羞恥心や夫／パートナーへの気兼ねなどから性交歴や妊娠歴を自己申告しない場合もあるが，今後の診察や治療に

おいて重要であり，結果的に患者本人にとって治療上有益となること，情報は保護され秘匿とすることもできることを説明する必要がある．

b. 遺伝性疾患への配慮

　家族歴では，近親者の現病歴や既往歴に遺伝性疾患が含まれることがある．妊婦の場合は，胎児の遺伝性疾患の罹患リスクが推定され，その後の医師の診察では対象者への十分な情報提供が必要となることがある．看護職者は，遺伝性疾患に関して理解したうえで，詳細なジェノグラム（genogram，家系図）の書き方を知っておく必要がある（p.152参照）．

c. 情報収集・アセスメントの視点

　母性看護では，アセスメントの視点として**オレムのセルフケア不足理論**を用いることが多い．オレムの理論におけるアセスメント枠は，①普遍的セルフケア，②発達上のセルフケア，③健康逸脱によるセルフケアがある（p.151参照）．普遍的セルフケアに関するアセスメントの視点は食生活行動，日常生活動作，睡眠や休息，排泄，清潔，就労状況などの基本的な項目に加えて，婦人科においては性行動，ボディイメージ，排泄に関して尿失禁の有無や外陰部の清潔などがある．また発達上のセルフケアではパートナーとの関係や家族役割に加えて，母親役割の獲得や更年期の受容などの発達課題に関することについて情報収集する．健康逸脱によるセルフケアに関しては，現在の自覚症状に対する対処法や疾患の受容などについてアセスメントする．このようなセルフケアの視点で情報収集し，患者のリプロダクティブ・ヘルスに関するアセスメントにつなげる．

2 ● 内診とその援助

a. 内診とは

　内診は双合診ともいい，医師が腟内に示指と中指を挿入し，もう片方の手で腹壁上から子宮を挟み込むように触診する．子宮や卵巣，卵管の圧痛や硬結の有無を確認することで，外診ではわからない異常を確認する診察方法である．周産期の女性においては，子宮口の成熟度や分娩進行度を把握するためにも必須となる診察である．

b. 内診室の構造

　婦人科における内診台（**図Ⅴ-1a**）と内診台上のカーテンがある内診室の構造（**図Ⅴ-1d**）は，日本独特の診察設備であり，海外では標準的ではない．内診台とカーテンの歴史ははっきりしないが，大正期や昭和初期の内診台には目隠しとしてカーテンではなく幌がついていた．カーテンには，①視界の遮断，②性的類推の排除，③物理的空間分離，④テリトリー化，⑤対象化（診察部位が観察の対象であることを際立たせる）という機能があるが，その目的は「恥辱心の低減」と認識されている[4]．これらのことから，日本には海外と比較して，患者が内診に対して羞恥心を強く感じる文化が以前からあることがわかる．

c. 内診時の援助

　内診を初めて受ける場合は，内診に対する緊張や抵抗があるため，診察の目的や方法を診察前に説明し，リラックスを促す必要がある．また男性医師が診察する場合は，女性の看護職者がなるべく付き添い・補助することで患者の安心感につなげることができる．診察をスムーズに進めるために必要物品は事前に配置し，医師の補助をする場合は手順に手

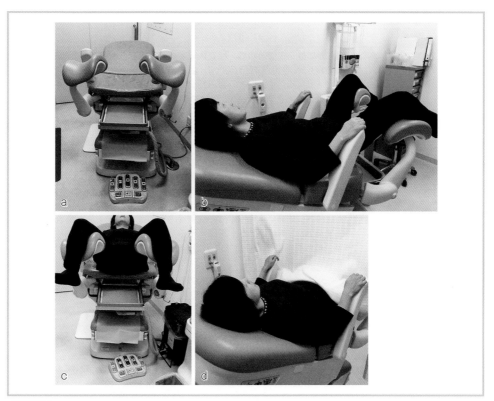

図V-1　内診台と診察時の様子

間取らないようにする．内診で使用する診察器具や洗浄液は冷たさを感じさせないように温めておく．出血や患者の急変が予測される場合は緊急時に必要な物品の場所を確認しておく．患者に不潔感を抱かせないように，内診室は清潔に整え，内診台とその周辺を患者目線で確認しておくとよい．診察時には患者誤認防止のために，女性が内診室に入室した際には直接本人の氏名を確認する．下着を外した後に内診台へ移動してもらうことになるが，内診台への乗降は安全に行われるべきである．内診台からの転落を避けるため，女性が台に乗ったことを確認してから台を操作するが，妊娠末期の妊婦や高齢者の場合は衣服の着脱と移動に介助が必要になることもある．内診では外性器を露出するため，羞恥心への配慮と合わせて身体的苦痛（寒さ）への配慮として，掛け物を使用して不必要な露出を避ける．診察中は医療者間での不要な発言を控え，診察と関係のない会話は避けるべきである．診察後はねぎらいの言葉をかけ，内診台の操作が止まったことを確認してから降りることを伝える（**表V-1**）．

表Ⅴ-1　内診時の援助におけるかかわり方の例

	良い例	悪い例
内診室入室時	あらかじめ，医師と診察・検査内容を確認しておく．「看護師の○○です．お名前を確認させてください」と，自己紹介し，必ず患者の氏名をフルネームで確認する	診察・検査の内容を確認しないまま，機械的に医師の補助をする 自己紹介しない 氏名を確認しない
内診台への移動時	「下着を外されましたら，内診台におかけになってください．台が動きますので，深く腰をかけてください」と，安全を確保する	女性が内診台に座るのを確認せずに，台を操作する
患者が砕石位をとった時	「掛け物を使用いたします．」と，不必要な露出を避けるため，バスタオルなどで下半身を覆う．患者の座位が診察に不適切な場合には「すみませんが，あと○cmほど前(または後ろ)に来て(または下がって)もらえますか?」と声がけする．開脚が不十分な場合にも同様に開脚を促すように声がけする	掛け物を使用しない 「もうちょっと前に(または後ろ)」のような曖昧な声がけをする 開脚が不十分な場合に説明なしに患者の脚を拡げる 開脚のまま長く待たせる
診察時	「ゆっくりと深呼吸をして，お腹の力を抜いてください」と，リラックスを促す 「今から診察器具が入ります」と，患者に触れて診察することを事前に説明する． 患者に必要ない医療者間での会話は避ける	声をかけずに診察する 患者の状態について医療者間で話す． ひそひそと話す 笑い声をあげる 雑談をする
診察終了時	「診察は終了です．お疲れさまでした．台が元の位置に戻り，止まるまで，降りないでください」と伝える 安全を確保する	労いの言葉をかけない．診察終了を告げない 女性が台から安全に降りることを確認しない

学習課題

1．婦人科を受診する女性の心理についてまとめてみよう
2．問診時のアセスメントの視点についてまとめてみよう
3．内診介助時の援助ポイントをまとめてみよう

▋引用文献▋

1）目時のり，藤原裕子，俵智恵子ほか：婦人科疾患患者が感じる羞恥とその緩和への援助．看護技術 **44**（15）：38-42,1998
2）西田絵美：看護における＜ケアリング＞の基底原理への視座：＜ケアリング＞とは何か．日本看護倫理学会誌 **10**（1）：8-15,2018
3）佐原玉恵，内藤直子：Caring Behaviors Assessment Tool日本語版（CBA－J）の信頼性・妥当性と活用に関する研究－分娩期の女性のケアに焦点をあてて－．家族看護学研究 **15**（3）：47-54,2010
4）白井千晶：産婦人科における内診台と医師－患者の相互行為（2）　内診台上のカーテンを中心に．人文論集 **67**（2）：23-44,2017

2 主体的なセルフケアを引き出す技術

この節で学ぶこと

1. 女性が家庭内や社会で担っている役割を理解し，女性とその家族を中心としたケアの必要性を理解する
2. 女性が自己決定するための支援を理解する
3. 主体的なセルフケアを引き出すためのヘルスプロモーションの方法を理解する

A. 女性/家族を中心としたケア

　フェミニストたちのウーマンリブ運動やリプロダクティブ・ヘルス/ライツ（reproductive health and rights：RHR，p.11参照）の提唱といった歴史的な流れも受け，現在の日本の女性は以前に比べれば多様な生き方を選べるようになり，自身の健康に関する情報の入手や意思決定が尊重されるようになった．また，女性の年齢階級別就業率[1]をみても，以前はM字曲線を描いていた就業率のカーブが改善され，何らかの形でキャリアを継続している女性が増加している（p.51，図Ⅱ-8参照）．現在では多くの女性が，社会に出て仕事をもちながら，家庭では妻として，母として，娘として家事，育児，介護といくつもの役割を担っている．

　では，家族が生活していくための中心的な存在である女性が，病気になり長期的な治療が必要となった場合，どのようなことがその家族に起こるであろうか．たとえば，それまで女性が担っていた買い物や毎食の調理と片づけ，子どもの学校の準備や習い事の送り迎え，洗濯や掃除，デイケアへ通う親の日程調整など家族はそれら1つひとつの役割を分担して引き受けるとなると，今までの生活が激変することになるかもしれない．医師から病気について説明を受けた女性は，単に疾患に対する治療方針を考えるだけではなく，その治療方法によって家族の生活にどのような影響が出るのか，どのような調整をしなければならないのかといった多くの問題に直面しているのである．よって，医療現場で女性と接するときには，その女性の背景にある家族の様子を具体的に想像し，起こりうる問題や家族の対処能力などもふまえて心理社会面へのケアを行っていくことが重要である．

B. 自己決定の尊重

1 ●「患者中心の医療」から「患者協働の医療」へ（図Ⅴ-2）

　近年，多職種連携（inter-professional work：IPW）を取り入れた医療が推進され，患者をチームの中心とした「患者中心の医療」モデルのもと看護職者もさまざまな専門職と連携してきた．これは英国で1990年代に入って生まれた新しい概念であり[2]，医療者は実

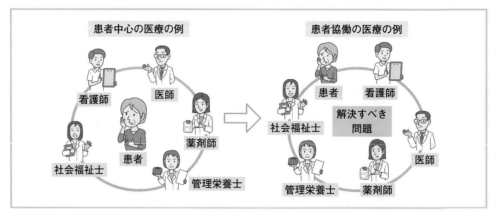

図Ⅴ-2　「患者中心の医療」から「患者協働の医療」へ

際の疾患だけでなく（患者の認識や不安などの）患者が抱える病いを認知し，患者を全人的に理解しながら関係を強化していくことが重要な要素とされている．さらに最近では，**「患者協働の医療」**という新たなチーム医療のモデルも提唱されている．これは，モデルの中心は「解決すべき問題」であり，患者・家族をチームの一員としてみなすものである．患者の意思や希望を尊重するだけでなく，患者自身が自分の治療方針や生き方をどうしたいのかについて，医療者から治療法の選択肢やそのメリット・デメリット等アドバイスを受けながら検討するなど問題解決に一緒に取り組むことが重視されつつある．患者の気持ちをより重視し主体となってもらうことで，潜在的生命力をより引き出すことができる．

2 ● 自己決定の支援

　日本では，自分の意見を強く主張することはあまり美徳とされてこなかった．そのなかでも，いまだにジェンダーギャップ指数が世界で120位前後で低迷している（p.52，**表Ⅱ-3**参照）日本の女性は，昔から家庭や社会のなかで何かを自分で決定したり主張したりする機会が多かったとはいえないであろう．医療の場においてもそれは同様であり，自分自身の治療方針を決めるときでさえ，医師にすべてを委ねてしまう患者が多い．

　看護職者として女性の仕事や家庭の事情，生きがいや趣味など価値観に関する情報をアセスメントし，女性が自らの治療方針や生き方をどうしたいのかという**自己決定**を引き出せるような支援の視点をもつことが望ましい．決して急がず治療や入院生活に関する説明をできる限りわかりやすく伝える，選択肢をはっきり示す，患者自ら検索ができるように専門用語を正しく伝える，説明した内容を患者本人がどう認識しているかを確認する，共感的な態度で聞く，医療者は患者の治療についての考えや思いを知りたいと思っていることを伝えるなど，慎重にサポートしていくことが大切である．

C.　個人レベルのヘルスプロモーションの方法の紹介

　女性の健康を支えるための**ヘルスプロモーション**においては，健康問題に直面するより前の，小児期・思春期からの健康教育やがん検診などの普及による予防と早期発見が鍵となる．

1 ● プレコンセプションケア

　思春期には**月経痛**や**貧血**，**月経前症候群**（pre menstrual syndrome：PMS）などの月経に関連する症状に悩まされる女性も多い．また，さまざまなメディア媒体の影響で過度のやせを理想の体型ととらえ，無理なダイエットを行い，栄養不足やホルモンの変調で自律神経の調節が不安定になったり無月経となることもある．

　プレコンセプションケアとは，将来の妊娠のための健康管理を提供すること[3]であり，「前思春期から生殖可能年齢にあるすべての人々の身体的，心理的および社会的な健康の保持および増進」を目的として行われている[4~6]．過度なやせ，性感染症，喫煙などを予防すること，月経・妊娠・妊孕性・避妊の知識，月経を記録するといったセルフケアの方法などを伝えることによって，女性の生涯を通した健康と次世代の健康をよりよいものとするためのケアである．なお，このときに性的マイノリティの人々や障害，健康問題のある人々への配慮ならびに産む・産まないの自由も含めたRHRの尊重に留意する．

2 ● 女性のヘルスケアに関連する予防接種

　日本で定期接種となっている**予防接種**には，風疹ウイルスやB型肝炎ウイルス，ヒトパピローマウイルス（HPV）など妊娠・出産時の母子感染を予防するものがある．幼少期から漏れがないように接種を受けていくことはもちろん大切であるが，予防接種においても，保護者や医療者は，子の発達段階や理解度に応じた十分な説明を行い，接種を受けるかどうかの本人の自己決定を尊重する意識をもつようこころがける．

3 ● がん予防のためのワクチン，がん検診

　国立がん研究センターの**AYA**（adolescent and young adult）**世代**のがんに関する調査によると，20~39歳のがん患者のうち約80%が女性であり，とくに25歳以降になると子宮頸がんと乳がんの増加によって急激に罹患率が高くなっている．

　子宮頸がんなどを予防できるヒトパピローマウイルス（HPV）ワクチンは，2022年2月現在，日本では積極的勧奨は中断されているが，2022年4月より再開が決定している．また，定期接種として位置づけられており公費での接種が可能である．問題となっている有害事象とHPVワクチンに因果関係は示されていないこと，接種後に重篤な症状が起きた場合も救済制度によって補償を受けられること[7]など，HPVワクチンに関する正確な情報を十分に伝えていくことが重要である．

　また，**がん検診**はがんの早期発見に有効であるため，無症状の場合も定期的に婦人科検診，乳がん検診を受けることを推奨する．これらの検診は自治体や企業が無料あるいは一部負担で実施している．

学習課題

1. 女性のライフサイクル各期に起こりやすい健康問題をまとめてみよう
2. 女性の主体的なセルフケアを引き出すために，看護職者に求められる役割を考えてみよう

┃引用文献┃

1）内閣府：男女共同参画白書　令和3年版, 2021,〔https://www.gender.go.jp/about_danjo/whitepaper/r03/zentai/pdf/r03_genjo.pdf〕（最終確認：2021年8月31日）
2）Stewart Moira, Brown Judith Belle：Patient-Centered Medicine: Transforming the Clinical Method：CRC Press, 2013.
3）国立成育医療研究センター：プレコンセプションケアセンターウェブサイト,〔https://www.ncchd.go.jp/hospital/about/section/preconception/index.html〕（最終確認：2021年11月17日）
4）荒田尚子：プレコンセプションケアってなに?プレコンセプションケア概論. 産科と婦人科**87**（8）：873-880, 2020
5）荒田尚子：プレコンセプションケアと産後フォローアップ　妊娠前後の母性内科の役割. 医学のあゆみ**256**（3）：199-205, 2016
6）北村邦夫：プレコンセプションケアってなに?小児期から思春期女性のプレコンセプションケア. 産科と婦人科**87**（8）：887-894, 2020
7）日本産婦人科学会：子宮頸がん予防についての正しい理解のために　Part 1 子宮頸がんとHPVワクチンに関する最新の知識, 2020

3 母性看護における看護過程

この節で学ぶこと

1. 母性看護学の看護過程の特徴を理解する
2. 発達課題が看護診断の中心となる女性のライフサイクルの看護過程展開において，ウエルネスの視点の具体性を知ることができる
3. 家族の構造面，発達面，および機能面について考えることができる

A. 看護過程とは

　看護過程は，患者の問題を決定し，その問題の解決のための計画を立て，計画に着手したりあるいは他者を割り当てたりしてその計画を実践し，明確にした問題の解決にあたってその計画がどの程度有効的であったかを評価するための順序立てられた系統的な方法である．看護基礎教育では**看護過程**を学び，臨床においてはプライマリーナース（受けもち看護師）が入院した患者の初期計画として看護計画を立てる．その後は，臨床判断のなかで看護過程を連鎖的に展開していく．演習や実習のときのように紙面上で看護過程を展開することは臨床現場ではほとんどないが，頭のなかでは看護を「過程として展開」している．

B. 看護診断とは

　日本の看護過程のステップとして，最近では以下の5つのステップがあげられている（**図V-3**）．

1. アセスメント（情報収集と分析／統合）
2. 看護診断（問題と原因，問題の優先性の決定）
3. 計画（看護目標，看護計画）
4. 実施
5. 評価

　カルテの電子化に伴い，看護記録も電子化され，NANDAやゴードンによる看護診断分類法が取り入れられつつあるが，直訳だと意味が通用しにくいため，似たような表現で日本独自の診断方法が出ている．いずれにせよ，「その組織に通用する表現」を使用すればいまのところ問題ない．法律で看護職者に求められる看護記録は，患者の氏名，看護職者が実施したことなどであり，看護診断や看護過程を書かなければならないということはない．ただし，看護記録は開示される公的なものであるから，臨床においては公的な記録物

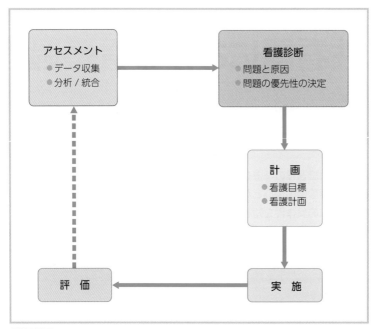

図Ⅴ-3　看護過程のステップ

［松木光子:看護過程のステップ.看護診断・実践・評価の実際,松木光子（編）,p.17,南江堂,2004より引用］

であり，また，それぞれの病院の記録方法に則って記載することも当然必要である.

C.　母性看護学領域における看護過程の特徴

1●ウェルネスな思考での看護過程

　　母性看護においては，**ウェルネス**の視点で，健康の維持・増進に関する課題，発達上の健康課題をもつ対象の**主体性**を伸ばす支援をすることが目的となる.看護過程（**図Ⅴ-3**）にもウェルネス看護診断としてその特徴が表れる.これは，対象の「**主体性**」を重んじ，「**強み**」に目を向けて看護職者がかかわることで，相手の「**やる気**」を引き出し，最終的に対象の「**セルフケア能力**」を高めるというような看護職者の姿勢ともいえる.受容し，肯定的な分析を頭のなかで行い，その**ポジティブなメッセージ**を対象に送り続ける態度である.お世辞をいうのではなくて，「順調ですね」などの肯定的な言動をとる.とくに，親役割や絆形成などの母親の主観が中心になるような事柄については，母親の希望を聞いて，「退院のころに自分はこうなっていたい」などのイメージを引き出す姿勢が重要である（**図Ⅴ-4**）.この視点をもっていることは，母性看護学領域だけでなく，ほかの領域でも患者と，とくに支持的・教育的にかかわるときに有効である.

　　たとえば，「産褥4日目に児の世話にまだ不慣れで自信がない初産の褥婦がいる.ふさぎこむ様子はなく，夫の面会もある.1回の授乳に1時間近く時間がかかり，とくにオムツ交換に手間どり，児の排気の仕方がまだわからない」

　　この状況を母親役割が確立されていないという問題点としてみるか，母親役割の獲得過

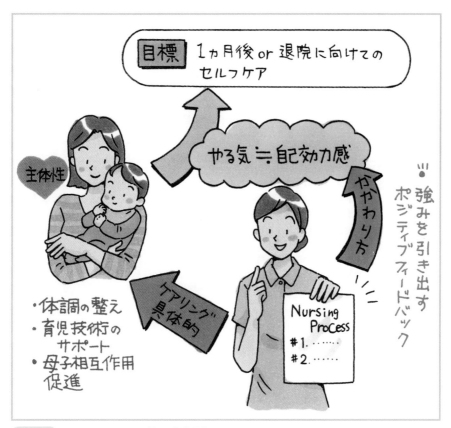

図V-4　ウェルネスな思考の看護過程

程が始まっているとみて，成長・発達・役割獲得に伴う課題の途上にあるとみるかでは大きく異なる．

　問題という視点でみると，「母親役割獲得に関する非効果的なコーピング」などの診断となり，比較的正常からの逸脱という視点になるが，課題という視点でみると，「母親役割の獲得過程が始まっている」というような，発達課題としてクリアすべきウェルネスな視点での看護診断になる．アセスメントは母親の知識，技術，やる気，家族のサポートなど多くの要因を総合してする必要があるが，最終的にどちらの診断が母親の気もちに当てはまっているかを考えることが大切である．表V-2に，ストルト（Stolte KM）が提唱し，日本の母性看護学領域でも参考にされているウェルネス看護診断の例を示す．

2●成長・発達・役割獲得に伴う課題

　母性看護では他領域に比較して，「成長・発達・役割獲得に伴う課題」が優先されることが多い．

　一般に看護上の問題点のあげ方の優先順位は，以下のとおりである．

表Ⅴ-2　ウェルネス看護診断実例

ウェルネス看護診断	家族の行動	看護介入
■妊娠期		
●母親または父親は出産前から絆形成が始まっている	・おなかの子に話しかけたり歌を聞かせたりする ・胎児を特別な名前でよぶ ・おなかをなで，胎児が動く様子などを話す ・子どもの名前を考え始める	・胎児への絆形成を強化する ・妊婦の腹部アセスメント時に胎児の手足などの位置を示す
■分娩期		
●母親は分娩時コントロールを維持している	・子宮収縮時に呼吸法を用いる ・子宮収縮の合間はリラックスする ・子宮収縮時に指示に従うことができる ・子宮収縮時は夫とがんばる	・子宮収縮時は呼吸法をコーチする ・子宮収縮の合間はリラックスさせる ・疼痛管理を適切に行い，無効な方法はただちに変える
●父親は分娩コーチの役割を獲得しつつある	・夫は分娩中にどんな役割をしたいかを述べる ・妻と分娩中の望みを話し合う ・分娩準備教室に参加する ・妻と呼吸法やリラクセーション法を練習する	・夫も分娩に参加したいかどうかを話し合う ・分娩中の夫の役割について妻と夫の双方と話し合う ・呼吸法とリラクセーションの練習を強化する
■産褥期		
●母親は産褥期の身体の回復途上にある	・産褥期における母体の回復に必要な知識をもち，保健行動がとれる	・子宮復古の促進を促す ・母体の身体の回復を促すことができるよう，日常生活行動について知識を提供する ・分娩の経験を褥婦が統合できるようにバースレビューを行う
●母乳育児の確立が始まっている	・子どもが乳首を口にくわえやすいように抱く ・授乳中のいくつかの姿勢を実際に示すことができる ・子どもが乳を飲み込むのがわかる ・乳房マッサージをやってみせることができ，初乳／母乳を出してみせる	・母乳保育に関する間違いを正す ・母乳保育の能力を強化する ・授乳姿勢，子どもが満足したサインなどについてさらに知識を提供する
●母親または父親は育児技術に自信を深めている	・子どもの授乳，オムツ交換，入浴をする ・子どもの示す空腹・不機嫌・満足の合図に気づく ・子どものニーズに合わせて育児技術を適宜変える ・自信がついたという気もちを表す	・よりきめ細かな育児ができるような子どものサインを親に示す ・育児能力を強化する
●母親または父親は新生児を家族の中に統合し始めている	・上の子たちに子どもを抱かせる ・児が上の子たちによく似ている点を示し気づかせる ・夫も育児にかかわるように促す ・家族に育児を頼むことを考える	・家族を育児に参加させることについての気もちを話し合う ・家族を育児に参加させるやり方を話し合う ・上の子たちのライバル意識を少なくする方法を話し合う
●母親（父親）は複数の役割に適応し始めている	・新生児の母親，きょうだいの母親などいろいろな役割が競合することに気づく ・それぞれの役割に優先順位をつける ・休息をとるために家族の助けを受け入れる	・役割の競合について話し合う ・複数の役割を果たしていく他の方法を示唆する ・十分な休息をとらせる

（続く）

表V-2　ウェルネス看護診断実例（続き）

■新生児		
●適切な酸素交換	・体幹と四肢の血色がよい（淡紅色） ・呼吸時に胸部の陥没がみられない ・呼吸回数は30〜60/分	・呼吸が楽にできる体位をとらせる ・窒息のおそれのあるものをまわりから取り除く
●子宮外生活への移行が進んでいる	・体温を正常域に保つ ・まわりのふつうの音に慣れる ・睡眠と覚醒を繰り返す ・体幹および四肢の皮膚の色は淡紅色	・適切な衣服を与える ・新生児の行動の正常範囲を説明する ・新生児の刺激に対する順応性を実際にみせる
●母親との呼応が進んでいる	・母の声に反応する ・母の顔をみつめるなどの相互作用を始めたり，やめたりする ・母の声に呼応してからだを動かす	・「これが母親との呼応を示す行動です」と教える ・子どもが相互作用を始めたりやめたりする能力について説明する ・子どもの行動に調子を合わせるように促す

[Stolte K.M.：健康増進のためのウェルネス看護診断, 小西恵美子, 太田勝正（訳）, p.68-73, 南江堂, 1997 を参考に作成]

　1．生命を脅かす問題
　2．苦痛・不快を伴う問題
　3．回復と予防に伴う問題
　4．成長・発達・役割獲得に伴う問題

　しかしながら，母性看護実習で出会う対象をあげて考えてみると，出産後2時間で分娩第4期は終了し産褥期に入り，その時点ですでに弛緩出血，塞栓症などの生命を脅かすリスクはかなり低くなる．つまり，分娩室を出る時点で，生命を脅かす問題は解決されていると考えられる．その後褥婦が後陣痛で夜眠れないなどがあれば，苦痛・不快を伴う問題が出てくるが，褥婦や妊婦の多くは歩行もしっかりとして，ADLに困ることがない場合が多い．そうなれば，何が優先されるのか，を考えることが重要である．これが，成人看護学領域の手術後であれば，回復と予防に伴う問題が出てくるが，産後数日で家に帰る褥婦にとっては，授乳方法を確立したり，育児に関しての知識や技術を獲得したり，といった**成長・発達・役割獲得に伴う問題**が優先されることが大多数である．しかも，問題というよりは，それは課題，つまり正常から逸脱する健康問題ではなくて，親になっていく過程の**発達課題**ととらえるということである．たとえば，「産褥期の母体の回復過程にある」「親になっていく過程にある」といった看護診断が典型であろう．オレムの看護理論に当てはめれば，健康逸脱における問題点ではないけれども，行動変容することそのものが褥婦・家族にとっては困難で，数日では成し遂げられない場合が多いため，看護職者が支持的・教育的にかかわって，産後の育児ができるように援助する，しかも目標は褥婦やその家族のセルフケアの力を高めること，という考え方である（**図V-4**）．

3 ● 看護の対象が母子，家族

　母性看護では，母親と子どもおよび家族を同時に看護の対象とする．リプロダクティブ・ヘルスにおける健康の維持・増進のためには，パートナーの存在も欠かせない．さらに，出産・育児といった健康課題においては新生児や養育のキーパーソンとなるパート

ナー，祖父母などの家庭も広義の対象となる．したがって，対象女性を中心として家族の形態を知り，強みとしての家族の協力体制を活用できるソーシャルサポートをジェノグラム（genogram）に記入することが重要である．

　妊娠期であれば，母体のフィジカルアセスメントに児の情報が胎児情報としてあげられ，産褥期であれば，子どもや家族はさらに大きな存在として，母親の看護過程展開にも登場する．母乳哺育のアセスメントにおいては，児の体重，授乳量，黄疸などの胎外生活適応，便・尿回数が重要なアセスメント項目となる．母親と子どもの両者の情報をアセスメントし，一緒にみることで，看護職者は母と子のつながりがよくわかり，対象者にとってもニーズが充足されやすい計画となる．さらに退院に向けての支援では，育児行動を支えるキーパーソンとなるパートナー，母親の実母を中心としたソーシャルサポート（情報・情緒・手段）のアセスメントが重要となる．

4 ● 看護理論

　母性看護では，アセスメント枠（≒情報収集枠）に採択されやすい看護理論がある．

　これは，患者の全体像の把握という表現にも置き換えられるが，要は，「患者のケアに必要な情報の項目を何と何にするか」ということである．たとえば，全体像を身体面，心理面，社会面と大きく3つに分けてアセスメント枠をつくることもある．そのほかに，母性，小児など成長発達課題をテーマに看護を展開するときに使われるアセスメント枠としては，ストルトのウェルネス看護診断，オレムのセルフケア不足理論に基づくアセスメントがある．また，役割の変化が重視される領域なので，ロイの適応理論が用いられる場合

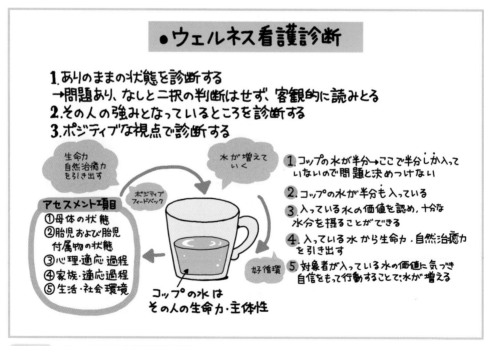

図Ⅴ-5　ウェルネス看護診断の意義

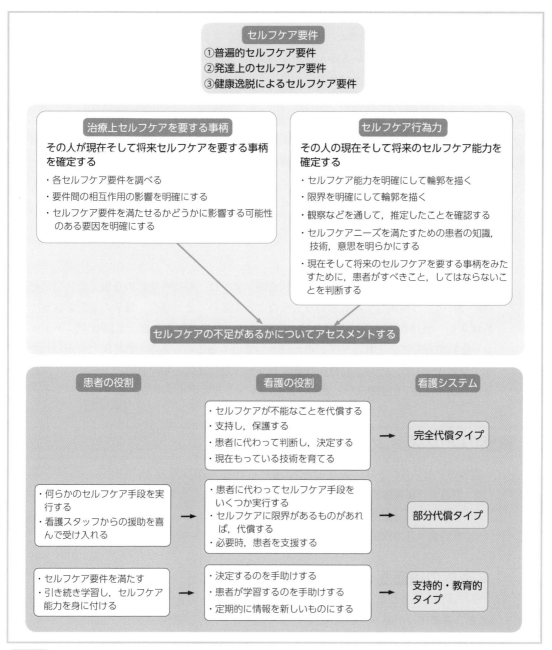

図V-6　オレムのセルフケア不足理論のモデル

[スティーブン J カバナ：看護モデルを使う① オレムのセルフケア・モデル, 数間恵子, 雄西智恵美(訳), 医学書院, 1993 および田中真琴, 数間恵子：ドロセア E オレム. NiCE 看護理論, 筒井真優美(編), p.79-83, 南江堂, 2008 を参考に作成]

もある．NANDAでは，NANDA I にウェルネス看護診断がある．

ストルトによるウェルネス看護診断の特徴として，1. ありのままの状態を診断する．つまり，問題があるとかないとかの看護職者の判断を排除する．2. その人の強みとなっているところを診断する．3. ポジティブな視点で診断する．アセスメント項目としては，①母体の状態，②胎児および胎児付属物の状態，③心理・適応過程，④家族・適応過程，

⑤生活・社会環境である（**図Ⅴ-5**）．

　図Ⅴ-6にオレムのセルフケア不足理論のモデルを表す．看護職者は，対象となる母子のセルフケアが不足しているかどうかを判断し，看護職者のかかわり方を考える．アセスメント枠は，①普遍的セルフケア，②発達上のセルフケア，③健康逸脱によるセルフケア，となる．また，かかわり方についてもオレムのセルフケア不足理論は，母性看護領域の特徴を説明しやすい．**図Ⅴ-6**でいうと，看護システムをどのようにとるかということであるが，手術中の患者であれば呼吸すら人工呼吸器を使用することもあるため，完全代償タイプの看護システムをとるが，母性看護の場合には，分娩中であっても部分代償タイプであろうし，妊娠期，産褥期には，決定するのを手助けするといった支持的・教育的タイプをとると考えると，妊産婦へのかかわり方も理解しやすい．

5 ● 展開する時間

　母性看護は，展開する時間が短い．

　たとえば，産褥早期を中心にした母性看護実習では，時間の流れのなかで昨日立てた計画が今日はもう解決しているというようなことが多い．その場合，母子の変化を観察できればよい．展開が速い母性看護領域の実習では，看護過程を紙面上展開せず，チェックシートに情報を書き入れるタイプの記録としているところもある．短時間のかかわりで母子の目標を立てることは，高度な技術であるが，たとえば，短期目標は退院までの数日，長期目標が産褥1ヵ月健診などという目安をもつこともポイントである．

D. 家族のアセスメントの視点

　家族のアセスメントは，大きく3つに分けられる（**図Ⅴ-7**）．
1. 構造面（家族構成など）
2. 発達面（発達段階）
3. 機能面（日常生活を送るうえでの力，コミュニケーション能力）

1 ● 家族の構造面

　家族構成，既往歴などを記号でわかりやすく表記する方法として，ジェノグラム（genogram，家系図）がある（**図Ⅴ-8**）．

　医療の現場でジェノグラムが必須であるのは，医療者が主体となり家族を診断するための遺伝相談のときなどであり，その際には，3世代にわたって既往歴などを聴取する．一方，本書で用いる家族システム看護の実践モデルであるCFAM/CFIM（Calgary Family Assessment / Intervention Model）は，家族の問題点を看護職者が診断するいわゆる「家族看護診断」を目的とはしていない．主体はあくまでも対象者であり，看護職者がジェノグラム作成の際に発問することにより，短時間でその家族の数十年分の歴史を情報収集することができ，対象者に家族の姿を浮かび上がらせ，家族関係の変化を自律的に調整する力を引き出して，家族の新たな関係世界を看護職者がアセスメントすることを目標にしているものである[2]．母性看護領域では，情報収集する家族歴は，育児や女性のライフサイク

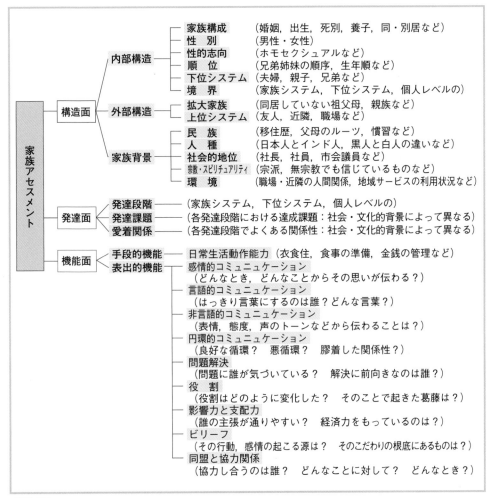

図V-7　カルガリー家族アセスメントモデルのアセスメント樹形図

[小林奈美：グループワークで学ぶ家族看護論—カルガリー式家族看護モデル実践へのファーストステップ, 第2版 p.69, 医歯薬出版, 2011 より引用]

ルに関係する人物のみでよく，○（女性）や□（男性）や△（胎児）を書きながら，その家族構成員の特徴を妊産褥婦自身に再認識させ，その家族の潜在的な育児力を引き出すことが重要である．祖父母やきょうだいなど，退院後のソーシャルサポートとなりうる援助者を想起させ，新生児を養育するための準備を看護職者と客観的に話し合うことが重要である．

a. 家族の構造面のアセスメントの例

　母性看護学の対象をアセスメントする際に，年齢や初産婦，妊娠既往歴などと同様に家族構成（家族の構造面）を表記したジェノグラム（genogram，家系図）を属性として情報収集し，アセスメントする．図V-8のようにジェノグラムを書くと，Xさんの家族の全体像が理解できる．とくに，構造面のアセスメントにはジェノグラムは有効である．また，家族の発達面からのアセスメントでは，妊娠発覚を機とした結婚であるため，新婚期

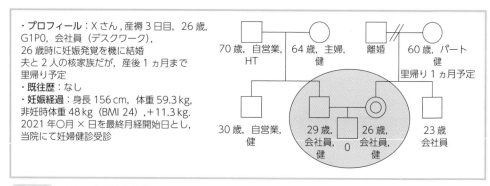

・プロフィール：Ｘさん，産褥3日目，26歳，G1P0，会社員（デスクワーク），26歳時に妊娠発覚を機に結婚
夫と2人の核家族だが，産後1ヵ月まで里帰り予定
・既往歴：なし
・妊娠経過：身長156 cm，体重59.3 kg，非妊時体重48 kg（BMI 24），+11.3 kg．2021年〇月×日を最終月経開始日とし，当院にて妊婦健診受診

図Ⅴ-8　ジェノグラムの例

ジェノグラムの書き方の留意点
● ジェノグラムは男性は□，女性は○で書く．
● 夫婦は横線（平行でも屈曲していても構わない）でつなぐ．
● 親子関係は上下の線でつなぐ．
● 夫や年長のきょうだいを左に書く．
● 年齢や職業，健康上の問題を記号に付記する．
● 本人には◎をつける（男性の場合は回）．
● 胎児は△で書き，△の中に週数を書く．
● 同居家族は線で囲む．

と育児期が重なる．Ｘさんおよび夫との会話や夫のサポート状況を新たにアセスメントに追加して夫婦間の関係性や役割分担の状況をふまえた産後の退院支援が家族の発達に効果的に働くよう援助する必要がある．家族の機能面として，夫以外に，里帰りをして育児を手助けしてくれる60歳の実母がいることが理解でき，家族機能として育児サポートが十分である可能性が見受けられる．いったんこのようなアセスメントをして，退院支援につなげる際には，Ｘさん自身のセルフケア能力，育児上の健康問題がないか，キーパーソンと考えられる実母に育児支援上の不安・疑問点がないかなど，家族の対応能力をアセスメントして，発達課題が順調に進みそうであれば，それらをこの家族の強みとして肯定的なフィードバックを行い，家族内に育児上の疑問点や不安な点があれば，誰にどのような情報または育児技術を提供したら，うまく機能するかを考えて個別対応する．

　家族にとっての出産は，健康問題ではないが，発達上の大きな課題であり，Ａさんや夫が親としての役割を徐々に獲得し，乳幼児の育児に適応できるように必要な看護援助を考えていく必要がある．

2●家族の発達面

　発達面については，第Ⅰ章2節の**表Ⅰ-1**（p.9参照）のような見方がある．

　看護職者は，妊産褥婦本人への直接的なケアも重要であるが，本人のバックグラウンドに存在する家族を知り，その家族の発達段階に応じて，適切な援助または介入が必要である．いわゆる「妊娠先行婚」の場合には，新婚期と妊娠期が重なり，夫婦としての役割分担やお互いへの理解がどの程度であるか，親となる身体的・心理的・社会的な準備はどの程度であるかを十分にアセスメントする必要がある．Holmesらの社会的再適応評価尺度によると，配偶者の死のストレス度を100とすると，結婚という一般的に幸福なできごと

も，ストレス度50であり，妊娠は40および新しい家族メンバーの加入は39である[3]．これらの数値を単純に合算はできないし，カップルによる個別性もあるが，家族の発達段階においては，新婚期と妊娠期が重なる場合には，一般にストレスが大きいといえる．

乳幼児がいる時期においての新しい家族の誕生は，親が複数の子に愛情を注ぐ必要があることと，育児にかかわる体力，時間的な拘束がこれまでより大きくなる．乳幼児がいる妊産褥婦は，兄/姉となる子に対しての気配りに関心が高く，新生児が生まれてからの兄/姉となる子への接し方に悩む場合もある．看護職者は，「上のお子さんはどなたがみていらっしゃるのですか？」などの発問をし，協力者がいるのであれば，妊産褥婦の関係調整能力を肯定し，協力者がいなければ，そのほかに得られる潜在的なソーシャルサポートを考えてもらったり，協力者なしで育児を遂行している妊産褥婦の能力の高さを肯定するようにポジティブフィードバックを行うとよい．

すでに学童となる子どもがいる妊産褥婦は，学童期の発達課題（勤勉性の獲得と劣等感の克服，具体的には，宿題，社会性の拡大による他の家での遊び方，学校での行動など）がうまくいくように，家庭での生活習慣や学習習慣に気を配りながら，新生児の育児にも労力を要する．

すでに思春期の子どもがいる妊産褥婦は，周囲からは「お姉ちゃん（またはお兄ちゃん）が手伝ってくれるでしょう」と期待されたり，親自身もまさか上の子どもが思春期になって退行現象が起きるとは思わない場合もあるが，思春期の子どもにとっては新生児がいる家庭に適応するためには時間がかかり（上述したように新しい家族メンバーの加入のストレス度は39である），親の愛情のシェアは，きょうだいのどの発達段階でも重要である．

このように，育児に協力してくれる家族や両親などの加齢や体力，時間的な拘束も合わせて，構造面のみならず，家族の発達面，機能面からも総合的に妊産褥婦と夫/パートナーにとってよりよい養育環境をアセスメントする必要がある．ジェノグラムを用いることで，客観的にかつ，妊産褥婦主体で退院後の家庭生活を十分にイメージトレーニングすることができる．そこから引き出されるソーシャルサポートとして，地域における妊娠中から産後まで切れ目のない支援について，当事者に気づいてもらえるように情報提供していくことが介入のポイントとなる．

3 ● 家族の機能面

機能面については日常生活動作能力（衣食住，食事の準備，経済面など）が主だが，家族がたとえ1人でも入院する場合には大きく家族機能が変化してしまう．そのうえストレスが蓄積すると，家族内のコミュニケーション不足や関係性が悪化することなども起こりうる．困っている対象者とその家族をとらえるときに，地域や医療サービスとのかかわりも含めた家族の関係図を書くとアセスメントがしやすい（**図V-7**参照）．

家族アセスメントの機能面において，表出的機能（**図V-7**参照）は，構造面，発達面よりも一歩家族の関係性に踏み込んだ内容でもある．聞きづらい内容ではあるが，聞いておかないと地域における切れ目のない支援への根拠が得られないときもある．そのような場合には，「パートナーが大変お忙しいお仕事をされている方には，いつもお伺いするの

ですが…」など，「○○の場合には，いつもお伺いすることなのですが」というような切り出しで質問をすることによって，対象者の警戒心がとけ，看護職者の専門的な立場からの質問であり重要な質問であることを対象者に理解してもうことができる.

機能面で問題がないとアセスメントした場合には，「とてもよい協力体制ですね」などのように，ポジティブフィードバックを忘れないことが常に重要である.

4 ● 新しい家族が誕生するときの看護職のかかわり

看護職者は家族の全体像をアセスメントするとともに，対象やその家族に対して話しかけ，考えを引き出し，ストレスでいっぱいな状況下で思考があたかも止まってしまっているような対象や家族に対して，まだまだ活用できるような**社会資源**を連想させたり，心の余地ともいうべき，勇気や生きるエネルギーを与えるための**ウェルネス**（wellness）な視点でのかかわりが重要である.

個人の看護過程と同様にアセスメント，診断，計画立案，実施，評価の過程をたどるが，アセスメントにおいて対象者に何が生じているか（医学的な臨床像），それに伴った家族の変化，アセスメント，全体的な家族自身の目標（長期目標・短期目標），実践計画（看護職者のかかわりでできること），実施した看護による家族の適応度の評価といった過程をたどる. 個人のアセスメントと家族のアセスメントの違いは，看護職者が直接会話できない家族構成員がもつ既存資源，ストレス源，価値観や理解度に表される家族としての認知さらにそこから対処していく家族の適応能力を見極めなければならないことにある. ヒル（Hill）は家族のストレス源となる出来事をAとし，家族資源をBとし，さらに家族がストレス源を認知するCと相互作用して，危機Xがもたらされるというストレスに対処している家族の**ABC-Xモデル**を開発したが，さらに発展し，長期的な家族の危機について，マッカバン（McCubbin）は**2重ABC-Xモデル**という長期にわたる家族のストレス適応を示している[4]（**図Ⅴ-9**）.

周産期看護においては，生まれる新生児に新婚の夫婦が父親や母親としての役割を担っていくという適応力が必要であり，それらを支援するためにたとえば，妊娠期に両親学級やパパママセミナーなどを開催している自治体や医療施設もある. 正常な新生児を育児するだけでも両親の役割への適応は容易ではない. 一般的にはここまでが比較的短期間に対応するヒルのABC-Xモデルで説明できる.

一方，新生児の出産に加えて，その新生児が重篤な先天性疾患をもっていた場合や，早産となったときに周産期医学の発達に伴って，病児・早産児の救命率も上昇してはいるが，NICUにおける看護として，在宅ケアに向けて療育にかかわる家族の理解や知識・技術の提供が必要となってくる. その場合には，付加的なストレス源が加わり，両親ともに適応するためには，時間的にも数ヵ月かかり，児がNICUやGCUに入院しているときは，医療者に専門的な知識や技術提供が期待できるが，いざ在宅ケアに切り替える際に，家族の本心を知ることは容易なことではない. 蓄積されたストレス源，既存および新規の資源，家族構成員全体が児の療育にどのような認識（**図Ⅴ-9**ではcCに示される）をもっているのかをモデルに沿って系統的にアセスメントすること，また，医師からのインフォームド・コンセントの内容も重要である.

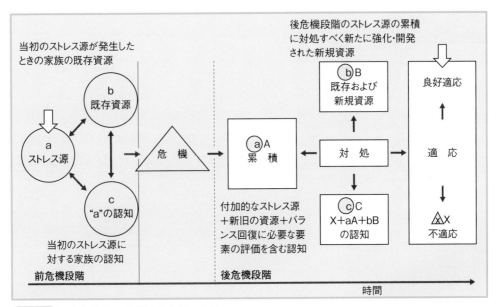

図V-9　家族適応の2重ABC-Xモデル

［石原邦雄：マッカバンの二重ABC-Xモデル. 講座 家族ストレスを考える 第3版—家族生活とストレス（石原邦雄編），p.31, 図5, 垣内出版, 1985より引用］

学習課題

1. 健康事象をウェルネスな視点からとらえてみよう
2. あなた自身の家族を，構造面，発達面，機能面からアセスメントしてみよう

練習問題

Q1 産褥3日目．育児技術に不安をもつ母親を，ウェルネスの視点でとらえて述べなさい．

［解答と解説 ▶ p.304］

引用文献

1) 野崎康明：ウエルネスの理論と実践，p.40, 45, 48-51 メイツ出版，1994
2) 小林奈美：グループワークで学ぶ家族看護論—カルガリー式家族看護モデル実践へのファーストステップ，p.54-55, 医歯薬出版，2006
3) Holmes T.H., Rahe R.H. : Th e social readjustment rating scale. Journal of Psychosomatic Research 11(2): 213-218, 1967
4) McCubbin H:Family stress theory; The ABCX and double ABCX models. Systematic Assessment of Family Stress, Resources, and Coping., p9, University of Minnesota, 1981

第VI章

性と生殖をめぐる倫理的課題

1 性と生殖をめぐる倫理的課題とは

この節で学ぶこと

1. 性と生殖をめぐる倫理的課題の特徴を理解する
2. どのような場面で倫理的課題が生じやすいかを考える

A. 性と生殖をめぐる倫理的課題の特徴

　母性看護の主な目的は，個々人の性と生殖における健康の保持・増進，および次世代の健全育成である．看護職者はケアの受け手である女性・子ども・家族の生命・人権を尊重し，おのおのの健康生活が維持できるよう支援する責務がある．しかし，妊娠・出産など2人以上の生命や健康に同時にかかわるという特色から，対象者間の価値の対立など**倫理的課題**に直面することが多々ある．本節では，そのなかでも胎児や子の命や尊厳が親の事情で左右されやすい，**生殖補助医療**（assisted reproductive technology：**ART**）（不妊症については p.234参照），**出生前検査**，**人工妊娠中絶**の現状について取り上げる．

1 生殖補助医療（ART）をめぐる倫理的課題

　日本では，1983（昭和58）年に卵管性不妊の治療として**体外受精**が，1992（平成4）年に重度の精子減少症や乏精子症の治療として**顕微授精**が導入された．これらは原因不明の難治性不妊にも応用され，昨今では晩産化の影響も受け，その利用は年々増加傾向にある（**図Ⅵ-1**）．

　2019（令和元）年の体外受精および顕微授精などの治療周期総数は458,101件，出生した児は60,598人にいたる[1]．これは同年の全出生数の14.3人に1人に相当する．

　しかし，本医療は健康保険の適用とならず1回の治療が35万〜60万円と高額であり，新鮮胚（卵）を用いた体外受精の生産率（移植あたり出産にいたる率）は16.7％[1] にとどまる．当事者は本技術を用いても子どもが得られない場合もあることを理解して臨む必要がある．

コラム

生殖補助医療（ART）

　生殖補助医療（ART）とは，主に体外受精・胚移植や顕微授精を指す．広義には従来の人工授精なども含む．これらの技術は，患者の不妊原因そのものに対する治療法ではなく，あくまでも挙児を目的とした技術であるので，挙児を得ても不妊原因が残る．しかし挙児を希望するカップルにとって発展的な事象につながったことも見逃せない．

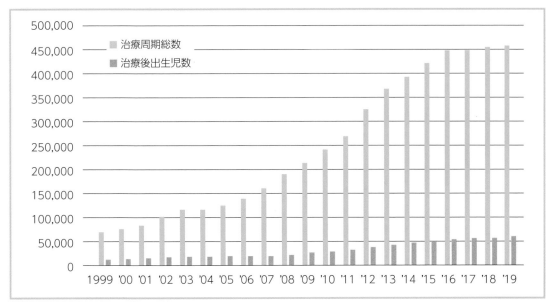

図Ⅵ-1　**治療周期総数および出生児数**

治療周期総数：体外受精や顕微授精を実施したのべ数．
[日本産科婦人科学会　倫理委員会　登録・調査小委員会報告(1999年〜 2019 年分の体外受精・胚移植等の臨床実施成績および登録施設名)より作成]

　また，ARTの技術を用いて実施する採卵後の卵子凍結保存は，がん治療などで卵巣機能が低下するおそれのある患者にも応用されるようになった．昨今では，現在結婚予定のない女性が将来の加齢に伴う「妊孕能の低下」に備え，本技術を望む女性も現れ，実施する施設もある．凍結融解未受精卵による生産率（移植にあたり出産にいたる率）は12.4%[1] であるが，その歴史は浅く生まれた子どもへの影響は定かでない．日本生殖医学会は，加齢等の要因により性腺機能の低下をきたす可能性がある場合には，未受精卵子あるいは卵巣組織を凍結保存できるが，採取時年齢は40歳以上は推奨できないとした[2]．

　およそ5.5組に1組が不妊カップルとされる今日，ART技術の利用は特別なことではなくなった．人が生殖の権利をもつことは自明であり，その権利は侵害も強要もされるべきではない．しかし，技術の使用により，女性自身や宿った命への影響は不明な点も多く疫学的な調査は始まったばかりである．

a. 多胎妊娠により行われる減数手術

　卵子を複数個作製するために行う調節卵巣刺激法（controlled ovarian stimulation：COS）が不妊治療において行われるが，排卵誘発剤の主な副作用には，**卵巣過剰刺激症候群**（ovarian hyperstimulation syndrome：OHSS）と**多胎妊娠**がある．多胎妊娠は，流産や早産，妊娠高血圧症候群や分娩時の異常出血などの母児のリスクを高める．2003（平成15）年のARTによる妊娠の約18%（5.5人に1人）が多胎妊娠になる現状から，多胎妊娠の防止策がとられるようになり[3]，多胎のリスクが高い35歳未満の初回治療周期では，移植胚数を原則1個に制限（単一胚移植，single embryo transfer：SET）した．これにより，多胎妊娠は2004（平成16）年をピークに減少傾向となった（**図Ⅵ-2**）．

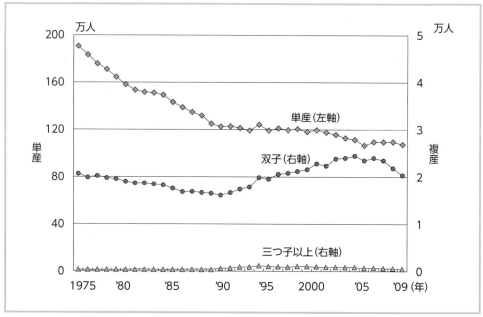

図Ⅵ-2　単産−複産の種類別にみた出生数（1975〜2009年）
［厚生労働省：単産−複産の種類別にみた出生数：平成22年度「出生に関する統計」の概況，〔http://www.mhlw.go.jp/toukei/saikin/hw/jinkou/tokusyu/syussyo06/syussyo2.html〕（最終確認：2022年3月9日）より引用］

　一方，人工授精におけるゴナドトロピン製剤による卵胞発育のコントロールは，ARTのそれに比しむずかしく，品胎（三つ子，triplets）以上の多胎妊娠が報告されている[4]．三胎以上の胎児が確認された場合，胎児および母体の保護を目的に減数手術が検討される．長期的な調査はされていないため，子どもを望んで妊娠したにもかかわらず，手術を選択しなければならなかった女性の心身への影響は不明である．

　厚生科学審議会の専門委員会の答申では，減数手術は原則として行うべきではないが「母子の生命や健康保護の観点から実施を容認する」という立場をとっている．しかし，**母体保護法**（p.78参照）や**堕胎罪**（p.79，168参照）に抵触するという考えもあり，社会的コンセンサスが得られていないのが現状である．

b. 顕微授精による変異遺伝子の次世代男児への伝達

　顕微授精とは，用手採取や精巣生検で採取した1個の精子を採取した卵子へ顕微鏡下で注入し，授精させる技術をいう．顕微授精の導入により，重度の**精子過少症（乏精子症）**や**無精子症**などの男性不妊のカップルも子どもを授かることが可能となった（p.239参照）．

🅲🅾🅻🆄🅼 ガイドラインと法律の違い

　ガイドラインとは指針・基本方針と訳す．組織や団体の内部基準に相当する．法的拘束力や強制力を有しない．一方，法律とは法的拘束力をもち，これを違反すると何らかの罰金や罰則が発生する．

しかし，不妊の原因が染色体や遺伝子に起因することもあり，性染色体の異常（Y染色体長腕上のAZF遺伝子の微小欠失が存在）がある男性の精子を用いて妊娠が成立した場合に，次世代男児が不妊因子を引き継ぐ可能性もある．また，送りこむ精子の人為的選択や卵子の損傷など，いまだ解明していない問題点がある．上述をふまえ，適応症例の選択や，医療者から受療カップルへのインフォームド・コンセントは慎重に行われる必要がある[5]．

　日本で顕微授精により最初の分娩が報告されたのが1994年である．生まれた男児が生殖年齢に入るのはこれからで，彼らは父親と同じ不妊に直面する可能性が予測される．

c. 卵子提供・代理出産

　自国で実施できない生殖補助技術を求めて国外に渡航することを，国境を越えたリプロダクティブ・ケア（cross border reproductive care：CBRC）という[6]．長年，日本人にとってCBRCは，言葉の壁や莫大な治療費や渡航費の捻出が伴うため実施が困難だった．しかし，昨今ではインターネットの普及により，詳細な情報が日本語で入手でき，また実費費用の安い渡航先の出現で，アクセスしやすい状況が整いつつある．

　日本のCBRCの実数は定かでない．最近では，高額の医療費を費やしたが妊娠できなかったケースや，妊娠はしたものの多胎妊娠により帰国後減数手術を余儀なくされるケース，高年（齢）出産による妊娠・出産時のトラブル（分娩時異常出血など）[7]の医学的問題が報告されている．

　上記治療において生まれた子の法律上不安定な親子関係を明確にするため，2020（令和2）年12月に生殖補助医療法（生殖補助医療の提供等及びこれにより出生した子の親子関係に関する民法の特例に関する法律）が成立した．本法では，第三者の卵子で出産すれば産んだ女性を母親とし，第三者の精子を利用して妊娠した場合は，治療に同意した夫が父親になると定めた．これにより，依頼者夫婦の受精卵を使用した代理出産は母子間において血縁関係があっても母親と認定されないことが自明となった．

　また，これらの技術は，富める国の女性が依頼者となり，貧困女性が卵子提供者や代理母になるという，経済格差による身体の資源化が問題となっている[8]．

d. 精子提供

　1948（昭和23）年，重症の男性不妊の救済処置として**提供精子を用いた人工授精**（artificial insemination with donor's semen：**AID**）が実施された．本技術は1997（平成9）年，日本産科婦人科学会に追認され，国内では唯一第三者がかかわる治療として容認されている．現在までに生まれた子どもは1万人とも3万人ともいわれている．男性不妊の治療と

コラム

代理出産

　代理出産とは，妻が子宮を摘出するなど子宮機能が欠損しているため子どもがもてない夫婦が，別の女性に依頼し子どもを産んでもらうことをいう．依頼する夫婦の受精卵を代理母に移植する方法（ホストマザー）と，夫の精子を代理母に人工授精する方法（サロゲートマザー）の2つがある．前者は，依頼夫婦と子は遺伝的につながりがあり，後者は夫のみ子と遺伝的つながりがあることになる．

して顕微授精が導入され，その実施数は減少したものの，2019（令和元）年の年間の治療周期総数は2,641件，出生した子どもは90人（ほか4人妊娠後経過不明）と報告されている[1]．

　長年，不妊カップルや精子提供者のプライバシーが優先され，不妊カップルと精子提供者は双方匿名で，生まれた子どもには事実を伝えないという方針で実施されてきた．そのため精子提供で生まれた子どもをめぐる問題はほとんど表面化されずにきた．しかし，昨今では出生の事実を不意のできごとから知った人たちが，親から早期に事実を打ち明けてもらえなかった怒りや，生まれたときから「出自を知る権利」が剝奪されているという，秘密保持を前提に行うAIDのあり方の是非について，声を上げはじめた[9]．

e. 生まれた子どもの出自を知る権利

　1989年に国連総会で採択され，日本は1994（平成6）年に批准した，「**児童の権利に関する条約（子どもの権利条約）**」は，その第7条において，「児童は…できる限りその父母を知りかつその父母によって養育される権利を有する」，さらに，第8条において「児童が身元関係事項の一部又は全部を不法に奪われた場合には，その身元関係事項をすみやかに回復するため，適当な援助および保護を与える」と規定している[10]．

　上記の規定や現在の社会状況を考えると，「出自を知る権利」は当然に保障されるべきである．しかし，日本では，現行で実施されているAIDにおいて，子どもの「出自を知る権利」を保証する制度はない．

2 ● 出生前診断をめぐる倫理的課題

a. 出生前診断

　出生前に胎児の異常の有無の判定および出生後の早期治療を目的として実施する検査をいう．羊水検査，絨毛検査，臍帯血検査など侵襲的な確定検査と，超音波検査や母体血清マーカーなどの非侵襲的な可能性を調べるスクリーニング検査に分類される（**表Ⅵ-1**）．

　従来，**出生前診断**が行われる対象は，以前の妊娠・分娩で児が染色体異常症であった，高年妊娠（一般的には35歳以上）や，親が染色体異常症の保因者であるなどの理由から，胎児を損傷する可能性がある者に限定されていた．しかし，1990年代，胎児への危険がなく実施が容易な母体血清マーカーの出現により，「安心を得るため」に，一般の妊婦にもその普及が急速に広まった．

(1) 母体血清マーカー導入

　母体血清マーカーとは，妊婦から採取した少量の血液を用いて，胎児が21トリソミー（ダウン症候群）などであった場合に，血中の α -フェトプロテイン，hCG（free-β hCG），エストリオール（E_3）などの物質が増減することを利用して，確率を算出する方法である．そのため，疑わしい場合は確定検査を受けることになる．また，出生前に異常がわかっても胎児治療を行える疾患は限られており，異常の早期発見・早期治療という目的から外れ，胎児異常を理由にした選択的人工妊娠中絶に直結する問題が懸念された．これらを受けて厚生労働省は医師に対して，「夫婦からの希望があり，検査の意義について十分な**遺伝カウンセリング**等による理解が得られた場合に限り実施する」という見解を通知した[11]．

表Ⅵ-1　現在行われている主な出生前診断

	検査法	検査時期	おもな対象	検査感度*6
確定的検査	絨毛検査	妊娠11週〜14週	染色体異常全般*5	ほぼ100%
	羊水検査	妊娠15週以降	染色体異常全般*5	ほぼ100%
	臍帯血検査	妊娠18週以降	染色体異常全般*5 感染症・貧血	ほぼ100%
確定的・非確定的検査	胎児超音波検査*1	妊娠全期間	胎児疾患一般	15%以下の疾患から80%以上の疾患まで幅広い
非確定的検査	母体血を用いた非侵襲性出生前遺伝学的検査（NIPT）	妊娠10週以降	21トリソミー 18トリソミー 13トリソミー	99%
	nuchal translucency	妊娠11週〜13週	21トリソミー	64〜70%
	妊娠初期母体血清マーカー*2＋nuchal translucency	妊娠11週〜13週	21トリソミー 18トリソミー	82〜87%
	妊娠中期母体血清マーカー（トリプルテスト*3・クアドラプルテスト*4）	妊娠15週〜18週	21トリソミー 18トリソミー 神経管閉鎖障害	69%（トリプルテスト）81%（クアドラプルテスト）

*1超音波検査は非確定的検査にも確定的検査にもなりうる.
*2pregnancy-associated plasma protein A, free beta human chorionic gonadotropin (hCG), nuchal translucency
*3hCG, unconjugated estriol (uE3), alphafetoprotein (AFP)
*4hCG, uE3, AFP, inhibin-A
*5微細欠失・モザイクは除く.
*6検査感度とは，実際に異常を認めた被験者のうち，検査で異常と識別された被験者の割合である．非確定的検査では21トリソミーに対する検査感度を示した.
［日本産科婦人科学会／日本産婦人科医会(監・編)：産婦人科診療ガイドライン―産科編2023, 日本産科婦人科学会，p.85, 2023 より許諾を得て転載］

(2) NIPT 導入

　2013（平成25）年4月には，母体血を用いた胎児染色体検査（無侵襲性出生前遺伝学的検査non-invasive prenatal testing：NIPT）が臨床研究として導入された．これは妊婦の血液検査のみで胎児の染色体の異数性（21トリソミー，18トリソミー，13トリソミー）を診断する検査である．母体血清マーカーと同様に疑わしい場合は確定検査を必要とするが，妊娠10週という早期に実施できること，より精度の高い診断が得られるという特徴をもつ．

　これらの特徴から，マススクリーニング化する懸念や検査の結果から安易な人工妊娠中絶に結びつく懸念があることから，導入された当初は，日本産科婦人科学会などが策定した指針に基づき，日本医師会の認定医療機関のみでの実施とし，臨床遺伝専門医がおり遺伝カウンセリングが実施できることが前提であった．しかし，昨今では非認定施設が増加する一方で，その後の意思決定に必要となる情報や相談・支援がないために，妊婦およびそのパートナーが苦悩する事例も報告されるようになった[12]．

　NIPTコンソーシアムの調査[12]によると，検査導入年2013（平成25）年4月から2020（令和2）年3月の7年間の検査実施総数は86,813件，陽性数は1,556件だった．その内，確定検査は1,318が実施し，真陽性数は1,199（陽性的中率91.0%）だった．検査陽性数1,556件の妊娠転帰は，妊娠中断が1,083（妊娠中断率78.2%）であり，障害を理由とした「命の選別」が行われているのが実情である．

　2021（令和3）年5月，厚生労働省「母体血を用いた出生前遺伝学的検査（NIPT）の調査等に関するワーキンググループ」[13]は，NIPTを含む出生前検査のさらなる技術革新のもと対象疾患の増大や検査価格の下落により検査の実施が増加する懸念や，疾患や障害が悪いものであり，それらを避けるために出生前診断が実施される社会的価値観の定着への危惧について共有され，「出生前診断の適切な在り方」「妊婦への情報提供等の相談支援体制の在り方」「胎児期からの切れ目のない小児医療や福祉施設との連携の在り方」などが議論された．とくに，女性就業率の上昇や出産年齢の高年齢化などの社会環境の変化などの背景のもと，妊娠・出産の当事者である妊婦およびそのパートナーは，さまざまな不安や葛藤を抱えており，当事者に寄り添った支援・ケアの一環として出生前検査を位置づけ，正しい情報を得たうえで希望する妊婦が受検できるよう適正な体制整備を図る必要性について報告した．

　支援体制の整備として，2021（令和3）年4月より全国におよそ80ヵ所にある女性健康支援センターなどで専門の相談支援を実施したり，たとえば障害者福祉関連施設と連携するための費用の補助が実施される予定である．

コラム

胎児治療

　胎児治療とは，出生前診断に基づいて胎児の疾患が診断された場合，生まれる前の段階で母体を介して行う治療をいう．母体に薬物を投与するなど比較的身体への負担の少ないものから，子宮を開いて直視下に胎児に手術を施すなど負担の大きいものまで多様な胎児治療がある．

(3) 国際的な観点からみた 2 つの裁判

　米国では，高年出産で，異常児出生の危険が高いと予想されたのに，出生前診断の説明と奨励を医師が怠ったために染色体異常児を出産し，その育児を余儀なくされたという訴訟があり，医療サイドが敗訴した．一方，日本においても，ダウン症児を出産した39歳の母親から，出生前診断を依頼したがなされなかったとして，「羊水検査を受ける機会が奪われた」と訴訟したケースがあったが，「妊婦からの申し出があった場合でも，産婦人科医師には検査の実施などをすべき法的義務があるなどと早計に断言できない」と，医師に過失はないという判例が出た（平成9年1月24日，京都地裁）[14]．

b. 胎児条項による人工妊娠中絶

　胎児条項とは，胎児の「病気」や「障害」を理由とした中絶を認めることを明記した法律のことである．

　英国では，妊娠中絶法により，胎児条項に基づく人工妊娠中絶を認めている．妊娠24週未満の段階では，妊娠を継続するリスクが中絶したときより高い場合という比較的ゆるい条件で人工妊娠中絶が認められる．それ以後についてはより厳しい条件のもとで認められるが，その1つとして，生まれてくる児に重篤な健康問題につながる心身の異常がある場合という条件が定められている．また，フランスでは12週末まで原則容認され，期間に関係なく女性の健康状態に重大な危険が及ぶか，生まれてくる児に不治の重篤な疾患がある可能性が高いときにも認められる．両国とも2人の医師による承認が必要である．

　一方，ドイツは，障害者差別に配慮する理由から，1995年「胎児条項」を廃止した[15]．日本も1996（平成8）年**優生保護法**から母体保護法への改正に伴い，「優生上の見地から不良な子孫の出生を防止する」という優生条項（事実上の胎児条項）が全面的に削除された．胎児条項を同法に盛り込む動きがこれまでもあったが，女性団体や障害者団体の反対もあり，現状では認められていない．しかし「妊娠の継続又は分娩が身体的又は経済的理由により母体の健康を著しく害するおそれのあるもの」という条文を拡張的に運用し，事実上，指定医師が「本人および配偶者の同意を得て」実施している現状がある．

c. 着床前診断

　着床前診断とは，体外受精によって得られた初期胚から一部の割球を生検し，遺伝子や染色体を解析することで将来起こりうる遺伝疾患や流産の可能性を診断すること，ないしその技術をいう．最終的に遺伝疾患をもった児の出生を回避する手段として用いられる．国によっては，男女産み分けにも利用される．

　着床前診断は，出生前診断と比較し，特定の遺伝疾患がない受精卵を母体に戻すので，母体に負担となる人工妊娠中絶を回避できるメリットがある一方，排卵誘発剤を用いて採卵しなければならないデメリットがある．また，本診断自体が生命の選別をしているという指摘もある．

　英国や米国では病気の兄姉に骨髄移植を提供する目的の「救世主きょうだい（donor baby）」を出産するために着床前診断が応用されるケースもある．

(1) 着床前診断の検査の分類

　着床前診断は，反復ART不成功や反復流産の原因となる染色体の数（PGT-A）や構造（PGT-SR）の検査と，重篤な遺伝性疾患の遺伝子の検査（PGT-M）に分類される．

- **着床前胚染色体異数性検査**（preimplantation genetic testing for aneuploidy：PGT-A）：不妊カップルの体外受精・胚移植を行う際に，移植胚の全染色体を検査し，数の変化のない胚を移植し，流産率の低下と妊娠継続率の向上を目的とする．現在の特別臨床研究では，直近の2回の胚移植が妊娠しなかった場合や，過去2回以上の流産歴が対象となる．
- **着床前単一遺伝子検査**（preimplantation genetic testing for monogenic / single gene defects：PGT-M）：重篤な遺伝性疾患に罹患した児の出生リスクの高いカップルが対象となる．日本産科婦人科学会により事例ごとに個別審査が行われる．「成人に達する以前に日常生活を著しく損なう状態が出現したり，生存が危ぶまれる状況になる疾患」を重篤性の基準としている．
- **着床前胚染色体構造異常検査**（reimplantation genetic testing for structural rearrangement：PGT-SR）：染色体転座や逆位などの構造の変化を有するカップルが流産を繰り返す場合に，移植胚の染色体を検査し，部分的な数の変化（不均衡型）のない胚を移植し，流産率の低下と妊娠継続率の向上を目的とする．

（2）着床前診断の検査の対象

　検査の対象となるのは，重篤な遺伝性疾患児を出産する可能性のある遺伝子変異ならびに染色体異常を保因する場合，および均衡型染色体構造異常に起因すると考えられる習慣流産（反復流産を含む）に限られ，事前に学会で審査を行う，夫婦間で合意が得られた場合に限る，検査前，検査後に十分な遺伝カウンセリングを行う，などを条件に，その実施には慎重な姿勢をとっている[16]．

（3）遺伝カウンセリング

　遺伝情報は，生涯変化しないこと，血縁者間で一部共有されていることなどの特徴がある．自分に発症していなくても遺伝性疾患の原因である遺伝子変異があるか，またその遺伝子変異が自分の子どもに遺伝する可能性があるか否かを診断（保因者診断）し，妊娠中の児が疾患を有しているかどうかを診断（出生前診断）することが技術的には可能となった．一方，これらの技術を実施し遺伝性疾患のリスクを明らかにしたいのか否か，実施した後の結果をどのように受け止めていくのかなど，倫理的な課題も含まれ，当事者にとってさまざまな葛藤が生じる．このような人を対象とした遺伝カウンセリングが実施されている．

　遺伝カウンセリングとは，科学的根拠に基づく正確な医学的情報提供と，その上でクライエントが自らの力で医療技術や医学情報を利用して意思決定していけるよう，心理面や社会面も含めた支援を行う医療行為である．日本では，遺伝カウンセリングの専門家の認定制度として臨床遺伝専門医制度(医師)と認定遺伝カウンセラー制度（看護師・保健師・助産師・遺伝看護専門看護師・臨床心理士・臨床検査技師・薬剤師・栄養士など）がある[17]．

3● 人工妊娠中絶をめぐる倫理的課題

（1）堕胎罪と母体保護法

　「人工妊娠中絶」とは，胎児が母体外において生命を維持することのできない時期（妊娠22週未満）に，人工的に胎児およびその付属物を母体外に排出することをいう．日本には，人工妊娠中絶を規定する法律として，刑法（堕胎罪）と母体保護法がある．人工妊

　娠中絶は，刑法（第212〜216条）によって堕胎として処罰されるが，例外規定として**母体保護法**があり，これに沿った範囲で人工妊娠中絶が行われるならば，**堕胎罪**にならない．

　母体保護法では「母性の生命健康を保護すること」を目的に，人工妊娠中絶に対する条件を規定しているが（p.78参照），前述のように胎児条項による中絶は認められていない．

　海外では中絶を違法としたり，あるいは「悪」とすることで，女性が安全な中絶にアクセスできず，命を落とすという現実もある．

学習課題

1. 性と生殖をめぐる倫理的課題と思われる，国内・国外のニュースや記事を集めて，友人と意見交換してみよう

引用文献

1) 片桐由起子，浜谷敏生ほか：令和2年度倫理委員会　登録・調査小委員会報告（2019年分の体外受精・胚移植等の臨床実施成績および2021年7月における登録施設名）．日本産科婦人科学会誌73（9）：1089-1098, 2021

2) 日本生殖医学会：社会的適応による未受精卵子あるいは卵巣組織の凍結・保存のガイドライン，〔http://www.jsrm.or.jp/guideline-statem/guideline_2013_02.pdf〕（最終確認：2022年1月5日）

3) 日本生殖医学会：多胎妊娠防止のための移植胚数ガイドライン，倫理委員会報告，〔http://www.jsrm.or.jp/guideline-statem/guideline_2007_01.html〕（最終確認：2021年7月15日）

4) 石原　理：不妊治療の最新事情，病薬アワー．社団法人日本病院薬剤師会，〔http://medical.radionikkei.jp/medical/Jshp/final/pdf/130128.pdf〕（最終確認：2022年3月9日）

5) 日本産科婦人科学会・日本産婦人科医会（編・監）：CQ324男性不妊治療は？産婦人科ガイドライン−婦人科外来編2017, p214, 2017

6) Shenfield F., Pennings G., De Mouzon J.: ESHRE's good practice guide for cross-border reproductive care for centers and practitioners. Human Reproduction 26（7）：1625-1627, 2011

7) 久慈直昭，浜谷敏生，岩田壮吉ほか：新しい生殖医療　卵子提供と周産期予後．症例からみた妊娠の新しいリスクと対策．産科と婦人科74（9）：1067-1071, 2007

8) 大野和基：代理出産―生殖ビジネスと命の尊厳，集英社新書，p.152 − 172, 2009

9) 非配偶者間人工授精で生まれた人の自助グループ：子どもが語るAID．日本財団，p.2-11, 2007

10) ユニセフ：子どもの権利条約，〔http://www.unicef.or.jp/about_unicef/about_rig_all.html〕（最終確認：2022年3月9日）

11) 厚生科学審議会先端医療技術評価部会・出生前診断に関する専門委員会：母体血清マーカー検査に関する見解」についての通知発出について，〔http://www1.mhlw.go.jp/houdou/1107/h0721-1_18.html〕（最終確認：2022年3月9日）

12) 日本産科婦人科学会・倫理委員会・周産期委員会：NIPT受検者のアンケート調査の結果について，〔https://www.mhlw.go.jp/content/11908000/000754902.pdf〕（最終確認：2021年7月19日）

13) 厚生科学審議会科学技術部会・NIPT等の出生前検査に関する専門委員会：NIPT等の出生前検査に関する専門委員会報告書，〔https://www.mhlw.go.jp/content/000783387.pdf〕（最終確認：2021年7月19日）

14) 医療安全推進者ネットワーク：No.156「39歳の女性がダウン症児を出産．羊水検査の実施依頼に応じなかった点及びダウン症児出産の危険率等を説明しなかった点について医師の過失を否定した地裁判決」．医療事件判例決紹介コーナー，京都地裁平成9年1月24日判決，判例タイムズ956号，p.239,〔http://www.medsafe.net/precedent/hanketsu_0_156.html〕（最終確認：2022年3月9日）

15) 安井一徳：諸外国における出生前診断・着床前診断に対する法的規制について．調査と情報779：1-11, 2013

16) 日本産科婦人科学会：「着床前診断」に関する見解（2019・5月），〔http://www.jsog.or.jp/modules/statement/index.php?content_id = 31〕（最終確認：2021年7月19日）

17) 日本遺伝カウンセリング学会：遺伝カウンセリングQ&A,〔http://www.jsgc.jp/faq.html〕（最終確認：2022年3月9日）

2 専門職として高い倫理性を育成する

この節で学ぶこと

1. 倫理的課題にアプローチするためのツール（倫理原則，ケアリング，看護職の倫理綱領）を理解する
2. 女性の権利と擁護について理解する
3. 専門職として高い倫理的感受性を育成する姿勢を理解する

A. 倫理的課題にアプローチするためのツール

1 ● 倫理原則

　フライらは看護実践にとって重要な倫理原則として，第一義的なケアの受け手に対し，「善行と無害」「正義」「自律」「誠実」「忠誠」をあげている[1]．

a. 善行と無害

　「善行」とはよいことを行う義務，「無害」とは危害を与えないおよび危害のリスクを回避する義務をいう．検査や治療などの医療行為は，程度の差はあれ，心身への侵襲・危害を前提とする．看護職者は，提供する医療行為について，実施する利益と害，実施しないことによる利益と害を認識し，対象者の自己決定を支援する立場にある．対象の「自律」を無視し，過度に医療者が「善行」を行使すれば，パターナリズムが発生する．看護職者は対象者が考える善を考慮することが重要である．

b. 正 義

　人々を公正に扱う義務，医療資源を公正に分配する義務をいう．平等に治療を受ける権利，医療情報にアクセスする権利，災害時には医療資源の再分配も含む．看護職者は限りある資源のなかで，公正に分配されているか配慮しなければならない．

c. 自 律

　人は個人の価値観と心情に基づく自己の意思をもつ権利，選択する権利，行為する権利を有する自律した存在である．真の「自律」の尊重は，彼らの意思・選択・行為を尊重することにある．情報開示，インフォームド・コンセント，プライバシーの保護は，「自律」の原則から確立されたものである．一方，「自律」行為のできない新生児や胎児においては，養育者（親）の意思・代諾が尊重されるが，必要時，看護職者が権利擁護の代弁者（アドボケイト）の役割を担うこともある．

d. 誠 実

　真実を告げる，嘘をいわない，正直であるという，患者−看護職者間の信頼関係に内在する義務をいう．医学的な診断や予後について患者の「知る権利」が尊重される．とくに

患者に悪い知らせを伝える真実告知は熟慮した方法で行わなければならない．一方，「知らないでいたい」「知りたくない」という思いをもつこともあり，尊重されなければならない．事前に本人の意思を確認する必要があるし，知りたいと思うときはいつでも対応できる準備が必要である．

e. 忠　誠

　約束や秘密を守るという，患者–看護職者間の人間関係に内在する義務をいう．本義務は，個人情報の保護に関する法律，保健師助産師看護師法（守秘義務）にも規定されている．患者のケアにあたるうえで他者や他職種と個人情報を共有する場合はあらかじめ本人の同意を得ることが原則となっている．

　コラム

倫理的課題を考えるときのキーワード

1. パターナリズム（paternalism）

　家父長主義，父権主義などと訳される．父と子の間のような保護・支配の関係が，医療者–患者関係にあり，本人の意思にかかわりなく，本人の利益のために，本人に代わって医療者が意思決定をすることをいう．なお，paternalは「父の」という意味であり，その対義語がmaternal（「母の」という意味）である．

2. インフォームド・コンセント（informed consent）

　インフォームド・コンセントは，従来の医師の権威に基づいた医療を改め，患者の選択権・自由意思を最大限尊重するという理念に基づいている．患者は，医療行為（投薬・手術・検査など）について，よく説明を受け十分理解したうえで，自らの自由意思に基づいて医療従事者と方針において合意することをいう．説明の内容としては，治療や検査の名称・内容・期待されている結果，成功率，副作用，費用，予後，代替治療までも含んだ情報が望まれる．患者側も納得するまで質問し，説明を求めなければならない．

3. 権利擁護の代弁者（アドボケイト，advocate）

　権利表明が困難な胎児・子ども，寝たきりの高齢者，障害者，暴力を受けている人など，本来個々人がもつ権利をさまざまな理由で行使できない状況にある人に代わり，その権利を代弁・擁護し，権利実現を支援する機能をアドボカシー（advocacy），代弁・擁護者をアドボケイトという．

4. 守秘義務

　守秘義務とは，一定の職業や職務に従事する者・従事した者に対して，法律の規定に基づいて特別に課せられた，職務上知った秘密を守るべき法律上の義務をいう．2001（平成13）年の保健師助産師看護師法改正で「保健師，看護師又は准看護師は，正当な理由がなく，その業務上知り得た人の秘密を漏らしてはならない．保健師，看護師又は准看護師でなくなった後においても，同様とする（第42条の2）」が規定された．

5. プライバシーの尊重と個人情報保護

　プライバシーとは，個人や家庭内の私事・私生活の意味であり，プライバシー尊重とは，その個人の私的領域において他人から干渉されない，侵害を受けないという権利をいう．

　個人情報とは，個人の氏名，生年月日，住所などの個人を特定する情報のことであり，個人情報保護とは，個人の情報，データを管理し，外部に漏えいすることがないよう保護することをいう．なお，個人情報保護法は2003年（平成15年）5月23日に成立し，2005年4月に全面施行され，病院でも改めてプライバシー尊重と個人情報保護が問い直された．

2 ● ケアリング

　ケアリングとは，生命倫理（生体医学倫理）において重要視された倫理原則では補いきれない，他者への責任と気遣いを主軸とする概念であり，患者－看護職者関係を特徴づけている[2]．

　ケアリングは，看護職者が人間の生命や尊厳を尊重した看護実践を行っていくうえで不可欠であるだけではなく，看護実践によって導き出された，対象にとっての内的な意味（安らかさ，癒し，内省の促し，コントロール感など）が，真の意味での患者の「善行」「自律」を引き出す手がかりとなる．つまり，看護職者は日々のケアリングにより，患者の考えや意向，望みなどを知ることができる．これは看護職者の最大の強みであり，この強みを生かす実践が求められている．

3 ● 看護職の責務―看護職の倫理綱領

　日本看護協会は，専門職として自らの行動を律するために，『看護職の倫理綱領』を定めている．『看護職の倫理綱領』の前文には，看護の使命・目的・責務・責任範囲を明示し，15で構成される条文には，消費者に対する姿勢・義務，看護の質を高める責任，社会への貢献を明示している[3]．

『看護職の倫理綱領』の前文

　人々は，人間としての尊厳を保持し，健康で幸福であることを願っている．看護は，このような人間の普遍的なニーズに応え，人々の生涯にわたり健康な生活の実現に貢献することを使命としている．

　看護は，あらゆる年代の個人，家族，集団，地域社会を対象としている．さらに，健康の保持増進，疾病の予防，健康の回復，苦痛の緩和を行い，生涯を通して最期まで，その人らしく人生を全うできるようその人のもつ力に働きかけながら支援することを目的としている．

　看護職は，免許によって看護を実践する権限を与えられた者である．看護の実践にあたっては，人々の生きる権利，尊厳を保持される権利，敬意のこもった看護を受ける権利，平等な看護を受ける権利などの人権を尊重することが求められる．同時に，専門職としての誇りと自覚をもって看護を実践する．

　日本看護協会の『看護職の倫理綱領』は，あらゆる場で 実践を行う看護職を対象とした行動指針であり，自己の実践を振り返る際の基盤を提供するものである．また，看護の実践について専門職として引き受ける責任の範囲を，社会に対して明示するものである．

［日本看護協会：看護職の倫理綱領. 2021年，〔https://www.nurse.or.jp/nursing/practice/rinri/pdf/code_of_ethics.pdf〕（最終確認：2022年3月9日）より引用］

B.　女性・胎児の尊厳と権利擁護と看護職の行動

a.　女性の尊厳と権利擁護

　日本においては，人は男女を問わず日本国憲法のもと，幸福追求権（第13条），法の下の平等（第14条），生存権（第25条）など基本的人権が保障されている．また，1994年

の国際人口開発会議，1995年の世界女性会議を皮切りに，リプロダクティブ・ヘルス/ライツの考え方が浸透し，女性が心身ともに自己実現がしやすい時代に移行している．

しかし，実際には，生殖補助技術・人工妊娠中絶・不妊手術などの実施は，配偶者の同意なくして実施できないし，結婚・出産の延長にある家事・育児における女性の負担と責任は男性のそれと比較して大きい現状がある．

b. 胎児・新生児の尊厳と権利擁護

一方，胎児の人権は明らかになっていない．不法行為に対して損害賠償請求（民法第721条），相続（民法第886条），遺贈（民法第965条）が認められており，妊娠12週以降の死亡は死産として扱い，届け出義務（厚生省令第42号）がある．健康保険に加入していれば，出産育児一時金が支給される．しかし，民法では，胎児は出生していないので原則，人としての権利能力がない（民法第3条の1）としており，また，妊娠22週未満の人工妊娠中絶は，母体保護法の規定範囲以内であれば合法的に認められている（p.78参照）．

児は出生を機に，成人と同じ人権が保障される．新生児は発達段階の特徴から，養育者（親）に心身ともに依存しなければ生きていけない．養育者（親）は，たとえ子どもであっても1人の人として人権を尊重し，養育の義務を負わなければならない．

c. 看護職者の役割

日本では，女性のリプロダクティブ・ヘルス/ライツの考え方の浸透により，妊娠22週未満であれば，両親の妊娠中絶に関する意思は，胎児生命より尊重される．また，両親の意思が対立した場合，女性（妊婦）の意見が尊重される．これは一見，女性の自己決定権を尊重しているようで，「産んだら自己責任」という圧力をさらに女性に押しつける可能性もぬぐえない．看護職者は，真の意味で，カップル（親）や女性のリプロダクティブ・ヘルス/ライツを尊重し，当事者が納得のいく自己決定ができるように支援することが重要である．

倫理的に判断がむずかしい決定に際して，従来は，当事者と医師の間で情報提供と話し合いが行われ，その意思決定結果に追随して医師の指示で看護職者は行動していた．しかし昨今では，当事者（妊婦/夫婦）を中心に，複数の保健医療福祉の専門家チーム（小児科医師，産科医師，助産師，看護師，社会福祉士・臨床心理士）や当事者団体（障がい児をもった親の会や養子縁組・里親の会）などが関与し，多角的に検討をし，対応していく方針がとられるようになってきた．看護職者は，チームメンバーの一員として，チーム内での役割を明確にし，看護理論指針に従ってその責務を果たすことが期待されている．

C.　倫理的意思決定プロセス

倫理的課題に直面している対象者を前に，看護職者はどのように支援したらよいだろうか？　その課題解決を目的としたアプローチはさまざまに開発されているが，ここでは，初学者にとってわかりやすい「4ステップモデル」を紹介する[4]．

これは，看護職者のとるべき行動を導くモデルで，国際看護師協会（International Council of Nurses：ICN）が提案したものを小西が修正したものである[5]．以下，事例を通して展開する．

4ステップモデル

ステップ1	全体の状況，関係している人たち，看護上の問題点を明確にする．
ステップ2	関係している人それぞれが大切にしている価値や思い，関係する法律や制度を整理する．看護職として第一義的な責任をとるべき対象者を明記する．
ステップ3	関係している人それぞれの価値や思いに従って考え，看護職の行動にはどのような選択肢があるか，よい・悪いは考えず列挙する．そして，それぞれの行動にはどのような波及効果があるのか考える．
ステップ4	ステップ3の選択肢の中から，ステップ2で明記した「看護職の第一義的な責任をとるべき対象者」にとって最善と思われる行動を決定する．とるべき行動を決定したら，その行動をどのようになすかを考える．

事例

羊水検査を受けるべきか悩むRさん

　Rさんは41歳，初産婦．現在妊娠15週．不妊治療の末やっと子どもができました．妊婦健診で来院したRさんから，「高年妊娠のため羊水検査をしたほうがよいと夫や義母が考えています．自分はやっとできた子どもだし，検査などせずに産みたいと思います．しかし，もし子どもに異常があったとき，夫や義母の理解と協力なくして子どもは育てられません．どうしたらよいのでしょうか？」と相談を受けました．看護職者であるあなたはどのように対応したらよいでしょうか？

a. ステップ1：全体の状況，関係している人たち，看護上の問題を明確にする

(1) 全体の状況
- Rさん41歳，初産婦，妊娠15週，不妊治療後妊娠
- Rさん自身はやっとできた子どもだし羊水検査をしたくないが，夫と義母が高年妊娠なので実施したほうがよいと考えている．

(2) 関係している人たち
- Rさん，Rさんの胎児，Rさんの夫，Rさんの義母

(3) 看護上の問題
①看護上の問題
- 羊水検査に対して夫婦間の意見が一致していない．
- 実施できる期間が15〜18週，精度が高い反面，流産を引き起こすリスクがある．
- 検査結果が陽性と判定された場合の人工妊娠中絶選択などの倫理的問題が潜在している．
- 検査結果がポジティブ（陽性）で妊娠継続を断念する場合，中絶可能期間は妊娠22週未満である．

②情報が不足しており，Rさん，夫，義母に確認が必要な内容
- Rさん，夫，義母は羊水検査を受けるメリット・デメリット，検査結果による影響，および羊水検査を受けないメリット・デメリットを理解しているのか？
- 夫と義母は何を懸念し羊水検査をしたほうがよいと考えているのか？　懸念していることは羊水検査をすることで解決するのか？
- もし胎児に，夫と義母が懸念する疾患があった場合，Rさん，胎児，夫，義母の生活

はどうなると思うか？

b. ステップ2：関係している人それぞれの思い（価値），関係する法律・制度を整理する

(1) 関係している人それぞれの思い（価値）

- ●Rさん：やっとできた子どもだし検査などせずに産みたいが，子どもに異常があったとき，夫や義母の協力なくして子どもは育てられない．
- ●夫・義母：高年妊娠のため羊水検査をしたほうがよい．

(2) 関係する法律・制度

①母体保護法（p.78参照）

規定範囲以内であれば，第14条1の「経済条項」の拡大解釈内で人工妊娠中絶の実施は可能である．

②羊水検査

妊娠15～18週ころ羊水中の物質を妊婦の腹壁から直接採取する検査である．胎児の染色体異常（ダウン症など）や一部の遺伝子異常，神経管の形成異常などが明らかになる．しかし，羊水検査でわかる疾患は限られている．また，異数性が判明しても根本的に治療する方法はない．

一方，出生後の生活にどのくらい影響するかは個人差が大きく，胎児の時点で判断することはむずかしい．

検査の適応は，①夫婦のいずれかが染色体異常の保因者，②染色体異常児を分娩した既往を有する妊婦，③高年妊娠，④超音波検査で染色体異常が疑われる所見が見つかった妊婦，⑤母体血清マーカーが高値で，異常の有無を確認したい妊婦，である．Rさんの場合，高年妊婦であるため適応となる．

検査に伴うリスクとしては1/200～1/300の確率で流産を引き起こす可能性がある．また，まれではあるが子宮内感染から播種性血管内凝固症候群を引き起こすこともある．検査結果が陽性だった場合の対処など，短期間に究極の選択を迫られることになる（中絶可能な時期は妊娠22週未満）．安心を得るために実施する夫婦が多いが，十分考慮して臨む必要性がある[6]．診断には2～4週間かかる．

③遺伝相談の特徴

医学的な側面だけでなく，対象の生活にそった情報提供ができるように多種の専門職への連絡，調整が求められる．情報不足のままに意思決定を迫られる妊婦／家族は，危機的状況に置かれることになる．主治医と相談し，必要時は，遺伝カウンセリングにかかわる専門家（臨床遺伝専門医，認定遺伝カウンセラーなど）や自助グループ団体とも連携していくことが大切となる．経済的な問題などに不安があるようであれば，医療ソーシャルワーカーもかかわり，多角的に家族を支援していく治療や体制を紹介することも重要である．

④施設の特徴・限界

羊水検査は院内で実施している．Rさんが希望するのであれば主治医より羊水検査に関する情報提供を得ることもできる．羊水検査を希望するカップルへの看護職者の役割を図Ⅳ-3のように院内で決めている．

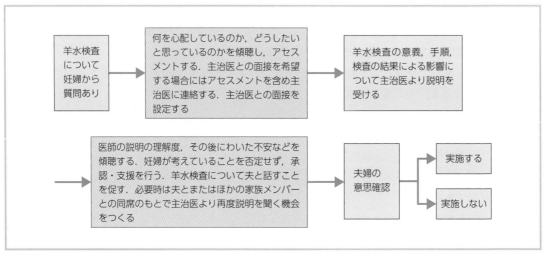

図Ⅵ-3　看護職者の役割の例
ピンク色で示した部分が看護職者の役割である.

(3) 看護職者の第一義的な責任の対象

　Rさんと夫の意見に相違がある. まずは夫婦間で互いの希望や懸念について熟慮することが重要である. ゆえに看護職者の第一義的な責任の対象はRさんと夫であり, Rさん夫婦が羊水検査について納得のいく意思決定ができるように支援する.

c. ステップ3：看護職者の行動の選択肢, その結果・波及効果

　医師の説明の後, Rさんから, 「やはり羊水検査をしたいとは思えないが, 夫や義母にうまく説明する自信がないので, 家族同伴で説明を受ける機会を設けてほしい」と依頼があった. そこでA～Cの3案を作成した.

選択肢			どうなるか？
A案	看護職者は, Rさん夫婦が羊水検査について正しい知識を得られるように, リスクも含めて主治医に説明を依頼する. その後, 羊水検査について2人で話し合ってもらう. 後日確認の面接を行う.	利点	夫婦で話し合いをもつことができる.
		欠点	どちらかの思いが強いと話し合いにならない可能性がある.
B案	看護職者は, Rさん夫婦が羊水検査について正しい知識を得られるように, リスクも含めて主治医に説明を依頼する. その際, 看護職者も同席する. その後, 羊水検査について, 2人で話し合ってもらう. 必要時看護職者は, 互いに意見がいえるように調整役に入る.	利点	夫婦で話し合いをもつことができる. 看護職者の調整により双方の意見を出し合って検討することが期待できる.
		欠点	
C案	看護職者は, Rさん夫婦と義母が羊水検査について正しい知識を得られるように, リスクも含めて主治医に説明を依頼する. その際, 看護職者も同席する. その後, 羊水検査について, 3人で自由に話し合ってもらう. 必要時看護職者は, 互いに意見がいえるように調整に入る.	利点	家族での話し合いをもつことができる. 看護職者の調整により3人の意見を出し合って検討することが可能となる. 3人が同じ情報を共有するので結論までに時間を短縮することが期待できる.
		欠点	義母が入ることで, 夫婦間の自由な討論が阻害される可能性がある.

d. ステップ4：何をなすべきか？　それをどのようになすか？

　羊水検査がポジティブでその後の人工妊娠中絶が可能な期間を鑑み，遅くても妊娠16週までに羊水検査の受検の有無について熟慮できるとよい．そのためには，まずRさん夫婦が羊水検査について適切な情報を得て，検討する必要がある．Rさんの思いを夫に伝えるために，アドボケイト役として看護職者が同席するB案もある．また，情報不足のため，Rさんや夫への確認事項もある．どの案がよいか，夫や義母の性格や価値観を理解しているRさんの考えを尊重しながら，選択することとした．

　調整役に入る看護職者は，自身の価値観を知らず知らずに押し付けることがないように十分配慮する必要がある．

　決定にいたるまでには時間を要するかもしれないし，再度の説明やセカンドオピニオンが求められるかもしれない．また，決定した後でも，揺れる気もちがわき起こるかもしれない．万一，胎児の疾患が判明した場合，短期間に究極の選択を迫られることになる．Rさん夫婦が納得し，少しでも後悔の少ない選択ができるように，Rさんや夫の不安や葛藤に耳を傾け，揺れる気もちに寄り添う配慮が必要である．

e. 看護職者の支援

　有森は，出生前診断を検討するカップルへの看護職者の支援として以下のことを指摘している[7]．

- 説明したこと＝理解したこと＝納得したこと，ではない．このことをふまえて，女性が自律的に選択できるように，正確でわかりやすい情報提供とその理解のために支援する．
- 検査を受けるか否かで揺れ動く女性の心情を理解し，選択までのプロセスを共有する．
- 女性の選択を支持し，必要となる身体的・心理的・社会的ケアを継続的に提供する．
- 出生前診断により，女性から児への愛着形成が阻害されないように支援する．
- （疾患が判明したその後も）健康問題をもって生まれてくる児と母親，家族に対して支援する．
- 苦渋の選択として妊娠を中断する場合にもその心情を理解し，安全な医療を提供できるように支援する．

　妊娠中胎児の異常を知らされ，苦渋の選択の末，胎児との別れを経験した立場から人工死産経験者のコミュニティサイトを立ち上げた，「診断の告知のあり方と自己決定の支援について考える『泣いて笑って』」の代表である藤本は，心の痛みに寄り添うケアとして以下のように指摘している．「"この気もちは同じ体験をしたことがある人でないとわからない"，私たちがそう思うことも事実なのですが，赤ちゃんが私たちのおなかに誕生し成長し生まれたことを知ってくれている医療スタッフと一緒に悲しみ，一緒に喜ぶことができたら…実はこれこそが一番の救いなのです」[8]．

　「ともにいる」という医療者の姿勢が女性やカップルに大きく影響することを，真摯に受け止めたい．

D. 専門職として高い倫理的感受性を育成する姿勢

　性と生殖をめぐる倫理的課題は山積している．本テーマにおいて女性やカップルが第三者に相談することは勇気のいることであり，私たち看護職者を信頼しての行為である．まずは誠意ある対応を心がけることが重要である．支援の場では，当事者に知らず知らずに看護職者の価値観を押しつけてしまわぬように，ふだんから自身の価値観を明らかにしておくこと，非指示的なかかわりを心がけることが重要である．

　当事者にとって，むずかしい決断であるほど，後悔や自責の念が生じる可能性は高い．決断後に少しでもそれらの思いが軽減できるように，熟慮する機会と場が必要である．そのためには，適切で質の高い情報の提供が必要である．看護のスキルに関する自己研鑽はもちろんのこと，検査や技術の理解，法律の改正や判例の把握，専門機関や学会の会告やガイドラインの把握，患者団体・家族会からの発信の収集など，ブラッシュアップを心がけたい．

　倫理的課題に対しては，日ごろから倫理的感受性を養い，むずかしい課題でも逃げずに取り組む姿勢を身に付けたいものである．内布[9]は，洗練された倫理感覚・感受性をもつには，まず倫理的な問題に敏感になること，臨床場面では「これでいいのか？」という疑問を感知する能力をみがくことを述べ，倫理的課題を解決するには，場面を逃さずそのジレンマを原則からみつめてみる，それを仲間で話し合う，チームで対応する，という姿勢と対話ができる環境が必要だと述べている．

学習課題

1. 母性看護学領域で見聞きした倫理的課題を1つ取り上げ，4ステップモデルを用いて，看護職者のアプローチの方法を考えてみよう

練習問題

Q1 出生前診断について正しいのはどれか．　　　　　　　　　（第104回国家試験，2015年）

1. 遺伝相談は勧めない．
2. 胎児異常を理由に人工妊娠中絶はできない．
3. 治療不可能な疾患に関する診断結果は伝えない．
4. 胎児の超音波検査は出生前診断の方法に含まれない．

［解答と解説 ▶ p.304］

▌引用文献▌
1）サラT. フライ，メガン-ジェーン・ジョンストン：看護実践の倫理―倫理的意思決定のためのガイド，第3版，片田範子，山本あい子（訳），p.28-33，日本看護協会，2010
2）前掲書1），p.56-58
3）日本看護協会：看護職者の倫理綱領，2021年，〔https://www.nurse.or.jp/nursing/practice/rinri/pdf/code_of_

ethics.pdf〕（最終確認：2022年3月9日）

4）山下早苗：隣地実習をとおして倫理を学ぶ―小児看護における学生の体験事例を用いた試み．日本看護倫理学会誌 **2**（1）：41-45, 2010

5）小西恵美子，山下早苗：倫理的意思決定のステップと事例検討．NiCE 看護倫理―よい看護・よい看護師への道しるべ，第2版，小西恵美子（編），p.125-136，南江堂，2014

6）日本産科婦人科学会 / 日本産婦人科医会（編・監）：CQ106-1　胎児の異常が心配と相談があった場合には？ 産科婦人科診療ガイドライン，産科編2017，p.93-95，日本産科婦人科学会，2017

7）有森直子：妊娠中の女性の不安―出生前検査は安心だけをもたらすのか．助産雑誌 **67**（5）：352-356, 2013

8）藤本佳代子：突然の告知　胎児異常や母体へのリスク〔妊娠継続か〕を告げるとき．出生前診断の告知のあり方と自己決定の支援について考える，p.1-2, 2008,〔http://www15.ocn.ne.jp/~nikomama/material.html〕（最終確認：2014年2月18日）

9）内布敦子：看護界における倫理（看護倫理）の動向，〔http://www.med.osaka-u.ac.jp/pub/eth/OJ2-2/uchinuno.htm〕（最終確認：2013年11月11日）

第VII章

国際化の中での
母性看護の役割

学習目標

1. 日本に住む外国人女性のおかれている立場を理解し，看護に活かすことができる
2. 母性看護学領域における日本の国際的役割を理解することができる

1 異なる文化的背景をもつ女性・妊産褥婦への看護

この節で学ぶこと

1. 在日外国人の動向について理解できる
2. 地域で生活する在日外国人が抱える問題について理解できる
3. 在日外国人が周産期に抱える問題について理解できる
4. 在日外国人に対して，必要な看護が理解できる

　国際化により2019（令和元）年末まで，日本における在留外国人，訪日外国人の数は増加傾向であった[1,2]．2020（令和2）年，世界的な新型コロナウィルス感染症（COVID-19）拡大に伴い，日本においても渡航/入国が制限されたため，在留/訪日外国人数は減少した．コロナ禍で日本に滞在する外国人の一時的な減少はあるものの，国際化の流れは変わることがないと予測され，日本で妊娠期を過ごしたり出産したりする外国人に対応できる看護を充実させていく必要がある．

A. 日本に暮らす/滞在する外国人と周産期医療の現状

a. 在留外国人

　在留外国人は，中長期在留者*および特別永住者であり[3]，法務省による「在留外国人統計」として把握されている[4]．在留外国人は日本の国民保険に加入することになっている．日本の在留外国人は全人口の約2％を占め，2019（令和元）年には前年比7.4％の増加で過去最高となった[5]．外国人の出産数は，日本での全出産数のうち2％程度である[6]．国籍別の内訳をみると，中国，フィリピン，ブラジルの順に多い[6]．

　医療機関における外国人患者の受け入れに関して，一般財団法人 日本医療教育財団による「外国人患者受入れ医療機関認証制度（Japan Medical Service Association for International Patients，JMIP ジェイミップ）」がある[7]．多言語での診療案内や異文化/宗教に配慮した対応などが評価され，認証を受けた医療機関では認証シンボルマークが掲示可能となる．全国で認証医療機関は76件あり，うち産婦人科がある施設は47件である[7]（2021［令和3］年12月時点）．

---

*中長期在留者：出入国管理および難民認定法上の在留資格をもって日本に中長期在留する外国人で，具体的には次の①から⑥までのいずれにもあてはまらない者．
①「3月」以下の在留期間が決定された者，②「短期滞在」の在留資格が決定された者，③「外交」または「公用」の在留資格が決定された者，④ ①～③までに準じるものとして法務省令で定める者（「特定活動」の在留資格が決定された，亜東関係協会の日本の事務所もしくは在日パレスチナ総代表部の職員またはその家族），⑤特別永住者，⑥在留資格を有しない者

全国の地域周産期母子医療センターおよび総合周産期母子医療センターで調査した「医療機関における外国人患者の受入に係る実態調査」[8]（厚生労働省，2019［令和元］年）によると，調査に参加した施設の75.6％が，妊娠12週以降に分娩となった妊婦を受け入れていた．また，妊娠12週より前に流産となり手術を実施した妊婦がいた施設も49.7％であった[8]．

b. 訪日外国人

訪日外国人には，観光目的で日本を訪れる訪日外国人観光客と，訪日の目的が観光に限らずビジネス，トランジットなどの者も含む訪日外国人客がある．統計では，訪日外国人旅行者数は日本政府観光局により訪日外客数として把握されている[9]．訪日外国人旅行者数は1999（平成11）年以降，増加の一途をたどり2019（令和元）年には31,882,049人であった[2]．日本で妊娠期を過ごし出産のために自国に戻る場合を除いて，在留外国人は日本で出産することが想定される．それに対して，訪日外国人は，日本での出産は想定していない．そうした訪日外国人旅行者が日本で医療機関を受診するのは，妊娠の早い時期での体調不良や妊婦の事故などが考えられる．訪日外国人が，旅行中に破水すればそのまま入院となる可能性があるし，家族は帰国し妊婦のみが日本に残ることもある．そのまま早産で出産となれば，NICUに入院となった児を残して，退院後には一度帰国しなくてはならなくなるかもしれない．

渡航受診者の受け入れ体制や実績を評価し，認証された施設はジャパンインターナショナルホスピタルズ（Japan International Hospitals：JIH）[10]として推奨されている．産科を診療科目として検索すると全国で16施設（2021年12月時点）が示される[10]．

B.　在日外国人の女性と子どもが抱える健康問題と看護

a. 子育てに関する問題

地域で育児をしながら生活する女性にとって，育児の悩みを共有し，時には助け合えるママ友は大切な存在である．それは外国人の場合も同様で，同じ境遇にいる外国人のママ友とつながりたいと思っている[11,12]．同じような年ごろの子どもをもつママ友を見つけるのは，両親学級などの集団指導や出産で入院する限られた期間になり，首都圏のように外国人が多いエリアであっても見つけられないことも多い．そのため，同じ国の出身者でなくても，せめて同じ境遇にある「外国人」とつながりたいと思ったとしても，それすらできないこともある[11,12]．在日外国人の女性と家族を支援する看護職者として，地域で孤立する外国人どうしをつなげる役割が求められる[11,12]．

父親が働き，母親が育児をするのが一般的な日本では，その他のスタイルはあまり理解されにくい[11]．母親が大黒柱として働き，父親が自宅で育児をしようとした家族は，父親向けの育児クラスがなく参加できずに疎外感を感じていた[11,12]．また，父親が積極的に育児参加しようとしても，男性の育児休暇取得がまだ一般的ではなく十分に取得できないこともある[12]．外国人の場合，頼れる家族や友人が近くにいないため，父親と母親だけの育児環境を整えていくことになる．「主に育児をするのは父親」と家族で決めたのであれば，それが日本の大多数の家族の方法と異なっていたとしても，その家族が望む育児環境を整

えられるよう支援が必要である.

b. 女性の健康に関する問題

　サブサハラ・アフリカ諸国などでは,意思決定は家長がするものとされていることもある.女性の体調が悪くても,家長が必要と認めなければ,受診できないことがある.受診したとしても,家長が認めなければ必要な検査や治療が受けられなかったりすることもある.女性とその家族の価値観を尊重しつつ,女性の健康保持に不利益が生じないよう配慮が必要となる.

C. 在日外国人の妊産褥婦が抱える健康問題と看護

　日本の周産期医療は高い水準にあるが,外国人にとっては医療水準の高さだけが満足をもたらすのではない.出産経験への満足感は,さまざまな要素の影響を受ける.在日外国人への看護では,文化の違いに対する配慮,宗教の違いに対する配慮,言語の違いに対する配慮,サービスの違いに対する配慮,多様性への配慮が必要となる.

a. 文化の違いに対する配慮

　日本では戌（いぬ）の日に神社で安産を祈願する妊婦が多い.このように,妊娠・出産・育児には文化に関連した慣習がある.そのため,日本人とは異なる文化的背景をもつ在日外国人は,日本人とは異なることを重視する可能性がある.例として,妊娠・出産・育児に関連した中国の慣習を表Ⅶ-1[13]に示した.このような慣習について,女性は妊娠前にはよく知らないことも多いが,妊娠してから詳しく調べて実践している[13].妊娠して日本で出産することが決まってから日本での出産について調べるようになり,自分の国で一般的なことや妊娠/出産に関する慣習についての違いをはじめて知ることも多い.

b. 宗教の違いに対する配慮

　宗教によっては,守るべき戒律があり,調整が必要となる.たとえば,イスラム教では,女性は家族以外の男性に肌を見せることが禁じられていて,看護師,医師,検査技師など診察にかかわるすべての人について女性を希望する.また,毎日決まったお祈りの時間があったり,断食の時期があったりするため,調整が求められる.イスラム教では,豚肉を食べることが禁じられ,その他の肉も決められた手法で処理されたハラル食でなければならない.また,食事について,ベジタリアンは宗教に関連することもしないこともある.肉・魚・卵・乳製品などの動物性食品をまったく食べないビーガンの割合が日本に比べて高い国もある.

c. 言語の違いに対する配慮

　日常生活で日本語を話している外国人であっても,妊婦健診の受診や出産の場面では,普段使用しない医療用語が用いられているため,理解できなくなることがある[11].陣痛中には,ゆっくり考える余裕がなくなり,日本語で話すことがむずかしくなる場合もある.そのため普段日本語で話せるかどうかにかかわらず,医療通訳や翻訳機,翻訳アプリなど利用可能なツールを積極的に活用していく必要がある[11,12].通訳などを利用する場合,多くの内容を説明してから通訳してもらうより,できれば1文ずつ訳してもらうのが望ましい.また,できるだけ医療用語は用いず,平易な日本語での説明が求められる.病院に配置されている医療通訳のほか,医療通訳の派遣や電話での通訳を行う企業や団体の利用も

表Ⅶ-1　妊娠，出産に関する中国の慣習
妊娠中の慣習
・妊婦や児に害を及ぼす行動を避ける 　　＜影響があると信じられていることの例＞ 　　ハンマーで壁を叩く，バナナを食べる→流産のリスク 　　工事現場，ハサミの利用，ベッド移動，墓地・葬式→胎児に悪いこと 　　お風呂で爪を切る→新生児に痣 ・からだを冷やさない 　　長袖，長ズボン，靴下着用 　　冷たい飲み物を飲まない ・出産に適した日時がある（風水） 　　占い師が伝える 　　帝王切開を選択することもある
産後に関する慣習
・産後1ヵ月「坐月子（ズオユエズ）」が重要 　　からだの回復とその後の健康のため，産後は十分に休息をとり，適切な食事をとる必要がある．45日 　　程度のこともある ・十分な安静をとる 　　産後1ヵ月は自宅で基本的に寝て過ごす．授乳のときだけ，他の人が児を連れてくる ・漢方を用いた伝統的な産後食を食べる 　　詳細は地域により異なる．台湾の例では，黒ごま油で調理したチキンスープを食べる．黒ごま油は，妊 　　娠で増大した子宮の回復を促すと考えられている．卵，ホルモン，黒豆なども食べる．ホルモンは，出 　　産時の出血に対して造血作用があると考えられている ・葉物野菜など寒性の野菜を避ける* 　　ある地域では，牛骨，大麦，野菜を食べる．厳格な場合には，食事は水ではなく，白ワインで調理さ 　　れる．産後の回復過程に応じて，週ごとに異なる漢方を用いる ・帝王切開に関して，固有の慣習がある 　　黒ごま油は傷の回復を遅らせると考えられているので，帝王切開後の最初の2週間は摂取しない ・からだを冷やさない 　　エアコンを使用しない．冷たい飲み物を飲まない．水に触れない．シャワー・洗髪をしない．熱性食物* 　　の生姜を使った，特別な漢方茶を飲む ・その後のトラブルを引き起こすと考えられている活動を避ける 　　＜影響があると信じられていることの例＞ 　　階段を使う→骨のトラブル 　　児を抱く→背中のトラブル 　　スマホ，テレビ，PCのスクリーンを見たり，読書したりする→目のトラブル
児に関する慣習
・服を多めに着せる ・授乳後，水を飲ませる

*からだを冷やす寒性食物とからだを温める熱性食物があると考えられている．
[M. Saito, A. Lyndon：Use of Traditional Birth Practices by Chinese Women in the United States. MCN Am J Matern Child Nurs. **42**(3)：153-159, 2017 より作成]

可能であるが，多くの場合，利用料金は利用者である外国人が支払うことになる．**希少言語***であっても，事前申し込みをしている医療機関では電話を利用した3者間通訳サービスが利用できる[13]．医療通訳の利用には予約が必要な場合もあり，受診する日が決まっている妊婦健診では利用できても，日にちが予測できない出産のときには利用できないこともある．医療通訳がいないとき，家族が通訳をすることがあるが，それで生じる問題もあ

*希少言語：タイ語，マレー・インドネシア語，タミル語，ベトナム語，フランス語，ヒンディー語，イタリア語，ロシア語，ネパール語，アラビア語，タガログ語，クメール語，ドイツ語，ビルマ語，シンハラ語，ウルドゥ語，ベンガル語（一部英語でのリレー通訳あり．2021年12月時点）

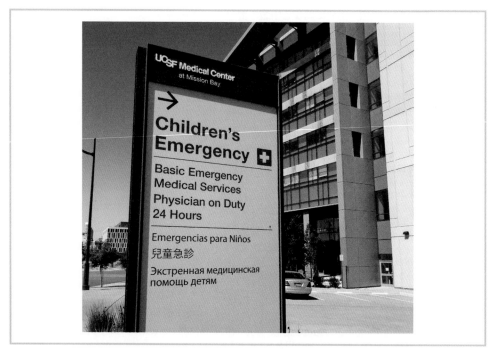

図Ⅶ-1　カリフォルニア大学サンフランシスコ校の病院での看板
外国人が多く受診する病院では多言語（4ヵ国語）での表記が示されている．（米国）

る．家族は都合の悪いことは通訳しないでおくなど，正しい情報が女性に伝わらないこともある．母乳，おっぱい，おちち，授乳など，同じようなことを表すたくさんの表現があるのは，外国人にはわかりにくい．外国人にはわかりやすい言葉ではっきりと話すことが大切である．

d.　サービスの違いへの配慮

日本とは異なる**サービス**を提供している国もある．たとえば，フランスでは産後のペリネ（骨盤底筋群）ケアが充実していて，腟のエクササイズやフランスのガスケ（Gasquet）医師により開発されたガスケアプローチなどにより，産後の骨盤底筋群の回復に向けたケアを受けるのが一般的である．ペリネケアはフランスでは保険適用であり，誰でもケアを受けることができるので，日本では受けられないことに落胆することもある．

日本では妊娠がわかって早い時期に出産する病院を決める．日本でも無痛分娩が利用可能な施設は増えてきているが，希望したとしても無痛分娩を受けるのは簡単なことではない．無痛分娩を適切に管理できる麻酔科医を24時間確保するのがむずかしいことから，無痛分娩が可能なのは平日の日中に限られる医療施設もある．無痛分娩を希望する女性が，妊娠がわかってから無痛分娩で出産可能な医療施設を見つけ，分娩予約をしようとしたときにはすでに予約枠が埋まってしまっていることもある[11,12]．

e.　多様性への配慮

外国人は日本人とは異なる**多様な価値観**をもつ可能性がある．ブラジルでは多くの女性が帝王切開を選択する．米国では，出産時の痛みをなくすのは女性の当然の権利と考えて，

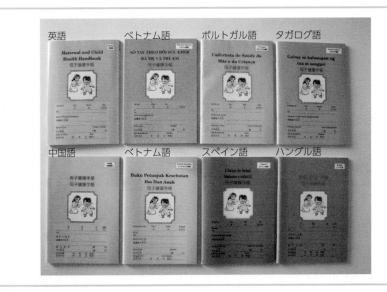

図Ⅶ-2　多言語で作成された母子健康手帳

無痛分娩を希望する人が多く，産後の痛み止めも日本人より頻回な服用を希望する．キリスト教では男児に割礼を希望する．このように，国，文化，宗教などによりさまざまな特徴があるということを理解したうえで，看護職者として個人の多様性にも目を向けることが重要である．**表Ⅶ-1**で妊娠・出産・育児に関連した中国の慣習を紹介したが，母国外で出産する場合には，母国の慣習にそのまま従わずに，出産する国の慣習も考慮し，慣習ごとに対応を変えることがあった[13]．産後にシャワーを浴びない慣習ひとつ取っても，慣習を守りシャワーを浴びずにいる中国人もいれば，すぐにシャワーを浴びる中国人もいる[13]．中国人だから産後1ヵ月はシャワーを浴びないだろうと思い込んで対応するのは適切ではない．「○○人だから」「○○教の人だから」と一括りしてステレオタイプに対応するのではなく，1人ひとりの女性と向き合い，**その人が望む看護を考えていくことが大切**である．

学習課題

1．在留／訪日外国人の数の推移についてまとめてみよう
2．地域で生活する在日外国人への支援について考えてみよう
3．出産する在日外国人への看護援助について考えてみよう

▐引用文献▐

1）法務省：在留外国人統計，〔http://www.moj.go.jp/housei/toukei/toukei_ichiran_touroku.html〕（最終確認：2021年12月20日）
2）日本政府観光局：年別　訪日外客数，出国日本人数の推移（1964年‐2019年），〔https://www.jnto.go.jp/jpn/

statistics/marketingdata_outbound.pdf〕（最終確認：2020年12月20日）
3）法務省：用語の解説，〔http://www.moj.go.jp/isa/content/001342798.pdf〕（最終確認：2021年12月20日）
4）内閣府：〔https://www5.cao.go.jp/keizai-shimon/kaigi/special/future/sentaku/s3_1_9.html〕（最終確認：2021年12月20日）
5）出入国在留管理庁：令和元年末現在における在留外国人数について，〔http://www.moj.go.jp/isa/publications/press/nyuukokukanri04_00003.html〕（最終確認：2021年12月20日）
6）厚生労働省：人口動態統計 別表 日本における外国人の人口動態，外国における日本人の人口動態，前年以前発生分の人口動態，〔https://www.mhlw.go.jp/toukei/saikin/hw/jinkou/kakutei19/dl/12_betu.pdf〕（最終確認：2021年12月20日）
7）日本医療教育財団：外国人患者受入れ医療機関認証制度（JMIP）について，〔http://jmip.jme.or.jp/navi1.php〕（最終確認：2021年12月20日）
8）厚生労働省：医療機関における外国人患者の受け入れに係る実態調査」令和元年8月，〔https://www.mhlw.go.jp/content/10800000/000564528.pdf〕（最終確認：2021年12月20日）
9）日本政府観光局：統計に関するよくあるご質問（FAQ），〔https://www.jnto.go.jp/jpn/statistics/statistics_faq.html〕（最終確認：2021年12月20日）
10）Medical Excellence Japan：ジャパンインターナショナルホスピタルズ（JIH），〔https://medicalexcellenceja-pan.org/jp/business/certification/jih/〕（最終確認：2021年12月20日）
11）Saito M, Okubo N, Tezuka A, et al：Difficulties During Pregnancy for Foreign Resident Women in Japan. Journal of Japanese Society for International Nursing **1**：1-12, 2018
12）齋藤真希：異文化での出産における慣習への態度の変容. 看護実践の科学 **44**（7）：80-84, 2019
13）厚生労働省：厚生労働省委託事業「希少言語に対応した遠隔通訳サービス事業」のご案内，〔https://www.mhlw.go.jp/stf/seisakunitsuite/bunya/kenkou_iryou/iryou/newpage_00010.html〕（最終確認：2021年12月20日）

2 母子保健における国際協力

この節で学ぶこと

1. 世界における母子保健の現状を理解する
2. 母子保健に関する国際的な取り組みを知る
3. 母子保健領域における国際協力の実際を知る

A. 世界における母子保健の現状

　世界にはさまざまな国があり，それぞれ異なった特徴をもっている．これらの特徴は母子保健指標に対しても大きく影響を与えている．開発国における妊産婦死亡率は，出生10万対12であるのに対し，後発開発途上国では30倍以上の出生10万対415とその差は歴然である[1]．2017年には，世界で約29,500人の女性が妊娠中や出産に関連して命を落としており，その94％は低中所得国で生じているといわれている[2]．また新生児においても，同様の傾向があり，高所得国と比較した場合，新生児期で死亡する確率が10倍高くなるといわれている[3]．このような経済基盤の脆弱さは，医療体制の不足や生活費における医療費の負担の増大によって医療へのアクセスの困難さにつながり，母子保健指標へ影響を与えている（**表Ⅶ-2**）．また経済的な問題だけでなく，ジェンダーの不平等も女性の健康に大きな影響を与えている．女性が自身の性と生殖に関しての自己決定をもつための方法や知識を得る機会が妨げられることによって，望まない妊娠や命がけの出産など，女性の健康や生命を脅かすことにつながっている[1]．このように母子保健に影響を与える要因は多岐にわたっており，母子保健指標の改善を目指すためには，包括した支援が重要となっている．

B. 母子保健に関する国際的な取り組み

　世界中のさまざまな問題に対する行動計画として国際連合総会では，2030年アジェンダが採択され，地球上の誰1人取り残さないことを目指し17の持続可能な開発目標（Sustainable Development Goals：**SDGs**）が設定された[4]（**図Ⅶ-3**）．このなかには，「目標3 あらゆる年齢のすべての人々の健康的な生活を確保し，福祉を推進する」や「目標5 ジェンダーの平等を達成し，すべての女性と女児のエンパワーメントを図る」が設定されており，各国においてさまざまな取り組みがなされている．このようななか日本でも，2015年に「平和と健康のための基本方針」を設定し，すべての人々が，生涯を通じて必要な時に基礎的な保健サービスを負担可能な費用で受けられる，**ユニバーサル・ヘルス・カバレッジ**（UHC）の実現に向けて，わが国の経験，知見および技術力や人材の派遣等を行っている[5]．

表Ⅶ-2　世界における母子保健指標のデータ比較

	日本	世界	サハラ以南のアフリカ（サブサハラ）
妊産婦死亡率（出生10万対）	5	211	533
新生児死亡率（出生数1000対）	0.8	17.5	27.4
専門技能者立ち合いの分娩の割合（%）	100	81.1	64.4
出産前健診（1回以上）（%）	データなし	86.7	82.7
出産前健診（4回以上）（%）	データなし	59.2	45.0
産後健診（母親）（%）	データなし	62.6	49.8
産後健診（新生児）（%）	データなし	48.3	44.8
15-49歳女性の避妊需要の充足率（%）	68*	76.7	54.7

［UNICEF datasets〔https://data.unicef.org/resources/resourcetype/datasets/〕（最終確認：2021年8月16日）
UNFPA State of World Population 2021〔https://tokyo.unfpa.org/sites/default/files/pub-pdf/sowp2021_report_jp.pdf〕（最終確認：2021年8月11日）より作成］

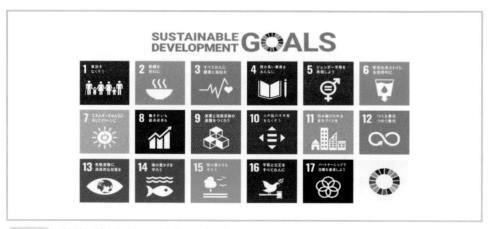

図Ⅶ-3　持続可能な開発目標の17の目標

［国際連合広報センター〔https://www.unic.or.jp/files/sdg_poster_ja_2021.pdf〕（最終確認：2021年8月11日）より引用］

C. 母子保健領域における国際協力の実際

　ここでは主に，妊産婦死亡率の削減と女性と子どもの健康問題について述べる．

1 ● 妊産婦死亡率の削減に向けて

　世界保健機関（World Health Organization：WHO）では8回以上の産前健診を推奨している[6]．しかし開発途上国における産前健診の受診割合は，先進国に比べて低い．原因として，経済的問題，社会的問題，文化的問題から，妊産婦がサービスにアクセスできないという状況がある．また妊産婦死亡には，①医療へのアクセス決定の遅れ，②医療機関への搬送の遅れ，③治療開始の遅れの3つの遅れがあるといわれている[7]．これらの遅れを防ぐために，出産に対してトレーニングを受けた専門技能をもつ分娩介助者（skill birth attendant：SBA）の育成や包括的な緊急産科ケアを提供できる施設の拡充などが行われている.

2● 母と子の健康

a. 女性の健康

国連人口基金（United Nations Population Fund ：UNFPA）は，開発途上国のなかでも所得の低い57ヵ国を対象とした調査で，15〜49歳のパートナーのある女性のうち，性的関係や避妊の実施およびリプロダクティブ・ヘルスサービスの使用について自ら決定を下しているのは55％にすぎないと報告している[8]. これは半数近い女性が，女性自身で**セクシュアル・リプロダクティブ・ヘルス/ライツを行使できない**ことを示している. また女性のセクシュアル・リプロダクティブ・ヘルス/ライツを侵害するものの1つとして，

コラム

母子保健における国際協力の実際

青年海外協力隊とは，独立行政法人国際協力機構（Japan International Cooperation Agency： JICA）が開発途上国の経済・社会の発展，復興への寄与，異文化社会における相互理解の深化と共生，ボランティア経験の社会還元を目的として行うボランティア派遣事業である[1]. 筆者はこのボランティア派遣事業で，助産師隊員として2年間バングラデシュ人民共和国に派遣され現地の人々とともに母子保健事業に携わった（**図1**）. 地域における母子保健活動（地域の診療所や巡回診療における妊婦健診業務や業務改善の助言など）や，フィールドワーク（産前・産後健診に関する啓発活動と評価，任地の緊急産科ケアの現状調査など）を行った.

これらの活動は1人でするのではなく，対象も含めたみんなで行うことが大切である. そのためには，尊重することを基本として相手を理解することが大切であることを学んだ.

引用文献

1）JICA：JICAボランティア事業の概要.〔https://www.jica.go.jp/volunteer/outline/〕（最終確認2020年11月23日）

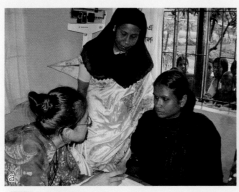
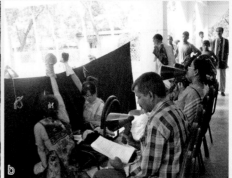

図1　活動中の写真

a. 筆者が産前検診を行っているところ. 血圧測定の後，問診をして気になる症状はないか，日常生活の中で困ったことはないかを聞いている.
b. 人形劇を用いての産前・産後検診の啓発活動. 隊員は3〜4役の人形の操作，現地スタッフはセリフの読み上げを行い，協力して活動を行った.
c. 人形劇で使用した，手作りの人形と幕.

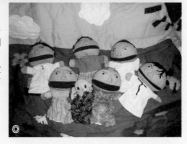

女性性器切除（female genital mutilation：FGM）がある．FGMとは，医学的な理由以外の理由で，女性の外性器の一部もしくは全体を切除するか，女性性器に対してその他の損傷を与えることと定義されている[8]．文化的・宗教的儀式として慣例的に行われてきたが，健康上の利点はまったくない[9]．このような問題に対して，リプロダクティブ・ヘルスサービスの提供だけでなく，人々の認識を変え女性をエンパワーしていくことも併せて求められている．

b. 子どもの健康

　国際連合児童基金（United Nations Children's Fund ：UNICEF）は，2018（平成30）年時点において5歳未満児のうち3人に1人 は栄養に関する問題を抱えており，低栄養，隠れ飢餓（ビタミンAやヨードなどの微量栄養素の不足），過体重があると報告している[10]．低栄養と過体重は，相反する問題にみえるが，安全な食品が摂取できていないという点においては共通している．栄養問題は感染症の罹患や生活習慣病とも関連しており，健康を考えるうえでは非常に重要な問題である．改善のために必要な栄養素の供給のほか，子どもや母親の栄養状態の改善，子どもやその家族が栄養価の高い食事について知識をもつことができるよう啓発をしていくことが求められている．

学習課題

1．ウェブサイトなどから世界で起きている母子保健問題を調べてみよう
2．SDGsを調べて，どのような母子保健活動が求められているか考えてみよう
3．海外で母子保健活動を経験した人の話を聞いたり，ウェブサイトなどで体験を読んだりしてみよう

引用文献

1) UNFPA：State of World Population 2021，〔https://tokyo.unfpa.org/sites/default/files/pub-pdf/sowp2021_report_jp.pdf〕（最終確認：2021年8月11日）
2) WHO：Fact sheets（公開日2019年9月19日），〔https://www.who.int/news-room/fact-sheets/detail/maternal-mortality〕（最終確認：2021年8月11日）
3) WHO：Fact sheets（公開日2020年9月19日），〔https://www.who.int/news-room/fact-sheets/detail/newborns-reducing-mortality〕（最終確認：2021年8月11日）
4) 外務省：SDGsとは，〔https://www.mofa.go.jp/mofaj/gaiko/oda/sdgs/about/index.html〕（最終確認：2021年8月12日）
5) 外務省：平和と健康のための基本方針，p.2，（公開日：平成27年9月11日），〔https://www.mofa.go.jp/mofaj/files/000099126.pdf〕（最終確認2021年8月12日）
6) WHO：WHO recommendation on antenatal care contact schedules，（28 March 2018）〔https://extranet.who.int/rhl/topics/improving-health-system-performance/who-recommendation-antenatal-care-contact-schedules〕（最終確認：2020年11月23日）
7) Thaddeus S, Maine D： Too far to walk：maternal mortality in context. Social Science & Medicine. **38**（8）：1091-1110, 1994〔http://dx.doi.org/10.1016/0277-9536（94）90226-7〕
8) UNFPA：State of World Population 2020，〔https://www.unfpa.org/sites/default/files/pub-pdf/UNFPA_PUB_2020_EN_State_of_World_Population.pdf〕（最終確認2020年11月23日）
9) WHO：Female genital mutilation，（3 February 2020）〔https://www.who.int/news-room/fact-sheets/detail/female-genital-mutilation〕（最終確認2020年11月23日）
10) UNICEF：THE STATE OF THE WORLD'S CHILDREN 2019，〔https://www.unicef.org/media/63016/file/SOWC-2019.pdf〕（最終確認：2020年11月23日）

第2部

生涯を通じた性と生殖の健康を支える看護

第VIII章

女性のライフサイクルと健康支援

学習目標

1. 思春期，成熟期，更年期，老年期の女性の身体的・心理的・社会的特徴と健康課題について理解する

1 女性のライフサイクルの全体像

この節で学ぶこと

1. 女性の一生のなかでの段階について理解する
2. それぞれの段階と生き方の個別性について理解する

A. ライフサイクルの定義

1 ● ライフサイクルとは

　『看護学大事典』（第6版，メヂカルフレンド社）には，「ライフサイクルとは，人間の生活周期のことであり，人間は一生の間に，成長→結婚→子どもの出生→子どもの成長と結婚→自らの老衰という順序を経る」と記載してある[1]．社会においては，各段階の生活の特徴によるナショナル・ミニマム*に沿った福祉や健康管理，つまり疾病などの予防や健康増進が図られる，ということでもこのライフサイクルという概念は利用されている．

　一方で「発達段階」という概念があり，その段階の分け方は学問分野や研究者によってさまざまである．この「発達段階」と「ライフサイクル」とは関連はあるが，心身の発達には個別性があり，また近年，日本人女性の生活は非常に多様化してきており，必ずしも発達段階とライフサイクルが一致するとはいえない．しかし，からだや心を看ていく必要のある看護職者は，発達段階，とくに身体発達に基づく分け方と各期の一般的な特徴は理解しておかなければならないだろう．

　身体発達に基づいた大まかな区分のしかたとして小児期あるいは成長期，成熟期あるいは成人期，老年期がある．そして，女性を対象とした産婦人科学の領域では卵巣機能の盛衰をもって，小児期と成熟期の間に生殖器官の発達が顕著な思春期，成熟期と老年期の間に生殖機能が衰える過程である更年期という段階を入れた枠組みで治療やケアが考えられている．このように女性の場合は，月経などを含め生殖にかかわるホルモンが生活や健康に大きな影響を及ぼしているため，思春期や更年期には特有の健康問題が起こりやすいことを認識しておく必要があるだろう（**図Ⅷ-1**）．

　看護の対象者には，このような身体的な段階による特徴とライフサイクルの特徴を考え合わせたうえでその人に合った看護計画を立てていく必要がある．

---

*ナショナル・ミニマム：最小限度の国民生活水準，すなわち国民の生活福祉上欠くことのできない最低水準を表す指標のこと[2]．

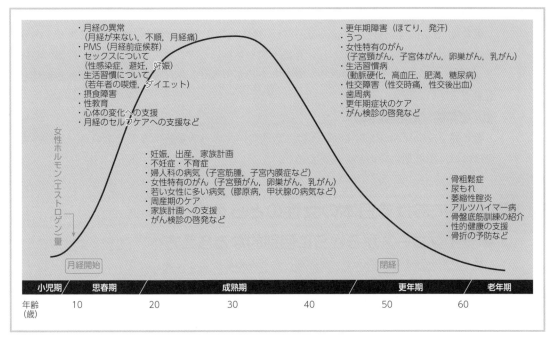

図Ⅷ-1　**女性ホルモンの変化と注意したい健康問題と看護**

青字は看護・支援の例を示す．個別の健康問題およびDVや虐待など社会的ハイリスクには個別の看護・支援が必要になる．
〔日本産科婦人科学会，日本産婦人科医会：女性の生涯健康手帳．〔http://www.jsog.or.jp/public/health_week/images/techo_2014.pdf〕
（最終確認：2021年8月23日）より作成〕

2 ● マタニティサイクルとは

　マタニティサイクルとは，女性にのみ当てはまるサイクルで，妊娠が成立してから児の娩出後，妊娠や出産のために変化した生殖器官が非妊娠時の状態に戻るまでの期間の周期を指し，大きく，妊娠期・分娩期・産褥期に分けられる．マタニティサイクルは，一般的に身体的な発達段階でいう成熟期のなかに含まれる．

3 ● ライフサイクル各期

　先ほど述べた発達段階での小児期（思春期前）については別の書に譲ることとし，ここでは性成熟が準備されはじめる思春期から説明する．

a. 思春期（8〜18歳ごろ）

　思春期（puberty/adolescence）とは，生殖器官が成熟に達し，それに伴って男女に特有の**第二次性徴**が現れ，生殖可能となる時期をいう[3,4]．この時期は，脳下垂体前葉のゴナドトロピン（性腺刺激ホルモン）の分泌が増加する．またこのホルモンの作用で，心理的，行動的にも変化が起こるといわれている．栄養状態やストレスなどに影響を受ける．

b. 成熟期（18〜45歳）

　成熟期（maturity/sexual maturity）は，心身ともに内的要因によって生じる自発的行動・内発的行動の出現を可能にする神経生理学的な発達や身体の発達が維持されている時期であり，女性の場合は月経周期が排卵周期となり生殖性のもっとも高まる時期である[5-7]．

c. 更年期（45 〜 60 歳ごろ）

更年期（climacterium/menopause）は，性成熟期より老年期への移行期であり，内分泌機能，とくに卵巣機能が低下し，月経不順や無排卵などにより閉経に至り，性器の萎縮，全身的老化現象を伴う時期であり，育児と介護を担うサンドイッチ世代とよばれる世代とも重なっている[8,9].

d. 老年期（更年期以降）

老年期（senescence/old age）とは，人間の一生のうち最終的な部分をいう．女性の場合はほぼ，閉経期以降の部分にあたる[10].

B. 現代社会における日本の女性のとらえ方

1 ● ライフコースからさらに個別的なとらえ方へ

ライフコースとは，個人が一生の間にたどる道筋のことである．ライフコースには，仕事，結婚，子どもの有無の視点で整理した以下の分け方がある．

- 専業主婦コース：結婚し子どもをもち，結婚あるいは出産の機会に退職し，その後は仕事をもたない．
- 再就職コース：結婚し子どもをもつが，結婚あるいは出産の機会にいったん退職し，子育てが落ちついた後に再び仕事をもつ．
- 両立コース：結婚し子どもをもつが，仕事も一生続ける．
- DINKSコース：結婚するが子どもはもたず，仕事を一生続ける．
- 非婚就業コース：結婚せず，仕事を一生続ける．

現代はこのライフコースのとらえ方だけでは十分ではなくなってきている．高度経済成長期から1980年代にかけては，夫婦のうち男性が主な働き手となる片働き世帯（専業主婦コース）が主流であったが，その後，共働き世帯数は増加し，1997（平成9）年には共働き世帯が片働き世帯数を上回り，その後も共働き世帯はおおむね増加を続けている[11].
2018（平成30）年の女性の労働力人口は3,014 万人であり，6 年連続で増加している[12].
少子超高齢社会の現在，独身であったり子どもがいなくても親の介護役割が発生することも多い．パートナーとの関係性を考えれば結婚せずに同棲のまま生活を続けるカップルもいれば，女性が働いて男性が家事・育児をするというカップルもいる．仕事，結婚，子育て，介護自体が健康に影響を及ぼすこともあるし，ここに，DVや性暴力などの問題が加わると，さらに健康状態の悪化リスクは高まるだろう．

このように，ライフコースの分け方だけみても現代の女性の生き方は多様である．家族員の組み合わせも様々であることを考えると，ケア対象の女性を理解する際にはより個別的なとらえ方をしていく必要があるだろう．

2 ● 女性の生活の把握と看護

医療者の目の前にいる医療を必要とした女性の本当の意味での健康の回復や維持増進に向けた看護を行うためには，健康問題にだけ注目するのではなく，卵巣機能による身体的な変化に焦点を当てたライフサイクルの視点からのみならず，そして女性の生活（仕事，

結婚／パートナーとの関係，子どもの育児，親の介護，心理・社会的要因など）をみることが必要である．その人の生活そのものをアセスメントしてケアを考えることで，1人ひとりに合った個別的な看護過程を展開することができる．

学習課題

1．性成熟を反映させたライフサイクル以外に，学問領域によってどのような人生の分類があるのか調べてみよう
2．身近な年上の女性に，ライフサイクル各期の健康に関する経験について尋ねてみよう

引用文献

1) 永井良三，田村やよひ（監）：ライフサイクル．看護学大事典，第6版，p.2188，メヂカルフレンド社，2013
2) 前掲書1），p.1627
3) 沖中重雄（監）：思春期．看護学大事典，第5版，p.845，メヂカルフレンド社，2002
4) 見藤隆子，小玉香津子，菱沼典子：思春期．看護学事典，第2版，p.390，日本看護協会出版会，2013
5) 前掲書3），p.1146
6) 中西睦子，大石　実：成熟期．看護・医学事典，第6版，p.512，医学書院，2002
7) 吉沢豊予子，鈴木幸子：成熟期とは．女性の看護学，p.51,52，メヂカルフレンド社，2000
8) 前掲書1），p.725
9) 前掲書7），p.55,56
10) 前掲書1），p.2270
11) 労働政策研究・研修機構：専業主婦世帯と共働き世帯　1980年〜2020年，〔https://www.jil.go.jp/kokunai/statistics/timeseries/html/g0212.html〕（最終確認：2022年3月9日）
12) 厚生労働省：平成30年版　働く女性の実情，Ⅰ働く女性の状況，第2節　労働力人口，〔https://www.mhlw.go.jp/bunya/koyoukintou/josei-jitsujo/dl/18-01.pdf〕（最終確認：2022年3月9日）．

2 思春期

この節で学ぶこと

1．第二次性徴に伴う身体的変化について述べることができる
2．第二次性徴に伴う心理的特徴について述べることができる
3．自立と依存のアンバランスな心理状態について述べることができる
4．性意識，性行動の発達について述べることができる

エリクソンは，人生を8つの段階に分けて乳児期，幼児前期，幼児後期，児童期，青年期，成人前期，成人中期，成人後期としている（**表Ⅷ-1**）．一方，医学・看護学では，エリクソンの分類とは異なり，年齢や身体発達に伴って，新生児期，乳児期，幼児期，学童期，思春期，成人期，更年期，老年期などのように区分している．とくに，思春期は，心理学では青年期のなかに包含されていることを知っておくと，さまざまな領域で区分が異なることに振り回されない．生殖に関係する母性看護学では，青年期のなかでも第二次性徴のはじまりから終わりまでを「**思春期**」とし，青年期から成人期前期，成人中期を「性成熟期」，成人期後期においては「更年期」「老年期」とよんでいる．

A. 思春期の女性の特徴

1 ● 身体的特徴

　思春期は**第二次性徴**出現から，**初経**を経て月経周期がほぼ順調になる期間をいう．年齢的には8〜9歳ころから17〜18歳ころを指す．乳房発育に始まり，陰毛・腋毛発生，身長増加，初経発来の順で生じる[1]．

　ヒトの幼児期から青年期までの成長を男性器（男性）・乳房（女性）の発達状況と陰毛（男女）の発生・発達状況を掛け合わせて外部からわかる指標で定義した指標を**タナー段階**（Tanner stage, Tanner scale）というが，思春期前であるタナーⅠは，精巣，卵巣そのものがあることを指すのみである．女性では，わずかに乳頭・乳房の発育がみられるタナーⅡの時期（8〜9歳）から思春期に入るが，このころ陰毛の発生はやや遅れ，ごくわずか（Ⅰ）〜まばら（Ⅱ）に発生の時期である．乳房の発育が明らかにわかる乳房Ⅲのころ，陰毛の発育はまばらに発生（Ⅱ）となる（**図Ⅷ-2**）．初経は外表的なものではないのでタナー分類にはないが，身長が急速に伸びる身長のスパートの後，12歳を最頻値として生じる[2]．初経から2,3年は無排卵周期であることが多く，月経不順があっても正常である．

表Ⅷ-1　エリクソンの精神的・社会的・性的発達の図式

発達段階	精神的・性的発達段階（器官様式）	精神的・社会的行動様式	精神的・社会的課題と危機	人格的活力（徳）	重要な対人関係の範囲	社会的秩序の関係要素
1. 乳児期（0～1歳）	口唇・感覚期 口唇—呼吸的, 感覚—筋肉的（取り入れ）	得る お返しに与える	基本的信頼 対 不信	希望	母親および母性的人間	宇宙的秩序
2. 幼児前期（1～3歳）	筋肉・肛門期 肛門—尿道的, 筋肉的（保持—放出）	保持する 放出する	自律性 対 恥・疑惑	意志	親的な人間	法と秩序
3. 幼児後期（3～6歳）	移動・性器期 幼児的—性器的, 移動的（侵入）	つくる（もとめる）. まねをする（遊ぶ）	自発性 対 罪悪感	目的	基本的家族	理想的原型
4. 児童期（6～12歳）	潜伏期	ものをつくる（完成する） 一緒にものをつくる	勤勉性 対 劣等感	能力	近隣・学校	技術的要素
5. 青年期（12～20歳）	思春期	自分自身になる（自分自身にならない）. 自他一如を認め合う	同一性 対 同一性拡散	忠誠心	仲間集団, 外集団, リーダーシップのモデル	イデオロギー的な展望
6. 成人前期（若い成人期）（20～30歳）	性器期	自分を他人の中に見出す, 見失う	親密性 対 疎遠性	愛	友情, 性愛, 競争, 協力の相手	協力と競争の手本
7. 成人中期（成人期）（30～65歳）		産む 世話をする	生殖性 対 停滞性	世話	分業と共同の家族	教育と伝統の諸相
8. 成人後期（老年期）（65歳以上）		あるがままに生きる 死に直面する	統合性 対 絶望	知恵	人類	英知

［恩田　彰：人生周期と創造性. 人間の発達過程—ライフサイクルの心理, 小口忠彦（編）, p.178, 明治図書, 1983より引用］

2● 心理的特徴

　思春期の心理としては, 自我への目覚めから, **反抗期**が始まる時期である. **表Ⅷ-1**に示すように, エリクソンは, 自我の発達においてこの時期を青年期（12～20歳ごろ）とよび, アイデンティティ（自我同一性）の感覚を獲得し, アイデンティティの拡散を克服することを課題としている. 具体的には, 第二次性徴による身体的・心理的変化を経験している子どもは, いままでもっていた自分の身体に関する信頼感が根底から崩れていき, 「本当の自分とは？」という問いの答えを試行錯誤しながら考えることを通して, アイデンティティの感覚が獲得され, 仲間集団や役割モデルとなる人物が重要他者に加わる, といった変化が一般的に生じる. また, この時期に性への目覚めがみられ, 異性にも興味をもちはじめる時期でもある.

a. ボディイメージ（身体的自己像）

　思春期の特徴として, 容姿への執着, 他者評価を気にするなど, 自らがもつ自己のボディイメージは危機的な状況を迎える. 思春期の女子は自分を太っていると思う傾向があ

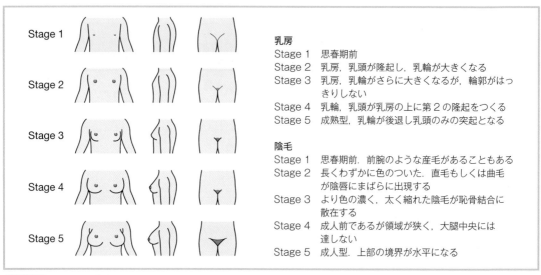

乳房
Stage 1　思春期前
Stage 2　乳房，乳頭が隆起し，乳輪が大きくなる
Stage 3　乳房，乳輪がさらに大きくなるが，輪郭がはっきりしない
Stage 4　乳輪，乳頭が乳房の上に第2の隆起をつくる
Stage 5　成熟型，乳輪が後退し乳頭のみの突起となる

陰毛
Stage 1　思春期前．前腕のような産毛があることもある
Stage 2　長くわずかに色のついた．直毛もしくは曲毛が陰唇にまばらに出現する
Stage 3　より色の濃く，太く縮れた陰毛が恥骨結合に散在する
Stage 4　成人前であるが領域が狭く，大腿中央には達しない
Stage 5　成人型．上部の境界が水平になる

図Ⅷ-2　タナー段階

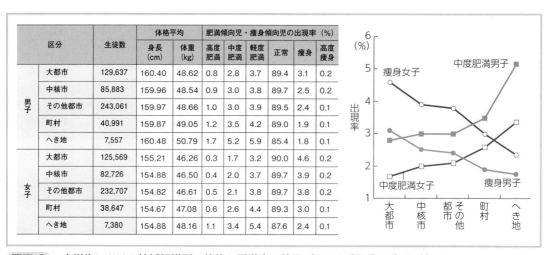

区分		生徒数	体格平均		肥満傾向児・痩身傾向児の出現率（%）					
			身長(cm)	体重(kg)	高度肥満	中度肥満	軽度肥満	正常	痩身	高度痩身
男子	大都市	129,637	160.40	48.62	0.8	2.8	3.7	89.4	3.1	0.2
	中核市	85,883	159.96	48.54	0.9	3.0	3.8	89.7	2.5	0.2
	その他都市	243,061	159.97	48.66	1.0	3.0	3.9	89.5	2.4	0.1
	町村	40,991	159.87	49.05	1.2	3.5	4.2	89.0	1.9	0.1
	へき地	7,557	160.48	50.79	1.7	5.2	5.9	85.4	1.8	0.1
女子	大都市	125,569	155.21	46.26	0.3	1.7	3.2	90.0	4.6	0.2
	中核市	82,726	154.88	46.50	0.4	2.0	3.7	89.7	3.9	0.2
	その他都市	232,707	154.82	46.61	0.5	2.1	3.8	89.7	3.8	0.2
	町村	38,647	154.67	47.08	0.6	2.6	4.4	89.3	3.0	0.1
	へき地	7,380	154.88	48.16	1.1	3.4	5.4	87.6	2.4	0.1

図Ⅷ-3　中学生における地域規模別．体格と肥満度の状況（2018［平成30］年度）

（注）調査対象は，全国の小学5年生と中学2年生の男女．調査時期は2018（平成30）年4〜7月．肥満度（%）＝〔体重（kg）−標準体重（Kg）〕÷標準体重（kg）×100，50以上：高度肥満，30〜49.9%：中度肥満，20〜29.9%：軽度肥満，−19.9〜19.9%：正常，−29.9〜−20%：痩せ，−30%以下：高度痩せ．
［文部科学省スポーツ省：平成30年度 全国体力・運動能力，運動習慣等調査，2018より引用］

る．**図Ⅷ-3**に示すように痩身の女子の割合は都市部で大きい．自分の生活する地域社会のなかで，自分の体型や容姿がどのように評価されているかに大きな関心を寄せる．鏡を見る回数が増え，1日何回も顔や全身を映して自分の容姿を確認する行動がみられる．その際の評価が高ければ自信につながるが，自己評価が低い場合のほうが多くみられる．また，このころ，マスメディアの影響を受けやすく，モデルなどの容姿を自分の理想とする場合が多くなる．

a. 自分は太っていると感じるか

区分	中1		中2		中3	
	男子	女子	男子	女子	男子	女子
とてもよく思う	10 (6.7)	15 (11.8)	5 (4.9)	19 (16.8)	4 (3.3)	21 (20.8)
よく思う	20 (13.3)	32 (25.2)	10 (9.8)	30 (26.5)	15 (12.5)	28 (27.7)
わからない	50 (33.3)	61 (48.0)	38 (37.3)	46 (40.7)	39 (32.5)	39 (38.6)
感じない	70 (46.7)	19 (15.0)	49 (48.0)	18 (15.9)	62 (51.7)	13 (12.9)
統計	150 (100.0)	127 (100.0)	102 (100.0)	113 (100.0)	120 (100.0)	101 (100.0)

b. 体重を減らすために何かしようと決めているか

区分	中1		中2		中3	
	男子	女子	男子	女子	男子	女子
決めている	10 (6.7)	20 (15.5)	6 (5.9)	24 (21.1)	7 (5.8)	15 (14.9)
決めようとしている	5 (3.4)	20 (15.5)	8 (7.8)	31 (27.2)	9 (7.4)	34 (33.7)
わからない	29 (19.5)	27 (20.9)	25 (24.5)	27 (23.7)	17 (14.0)	19 (18.8)
決めていない	105 (70.5)	62 (48.1)	63 (61.8)	32 (28.1)	88 (72.7)	33 (32.7)
統計	149 (100.0)	129 (100.0)	102 (100.0)	114 (100.0)	121 (100.0)	101 (100.0)

c. 自分の体型の意識とダイエット行動との関係

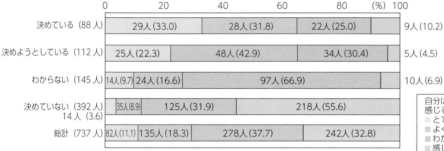

d. 摂食障害初診患者数

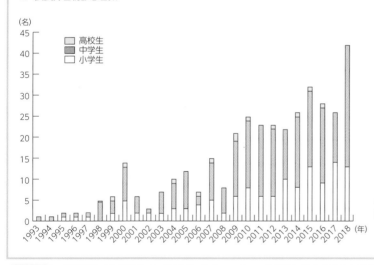

（獨協医科大学埼玉医療センター子どものこころ診療センター摂食障害の初診患者数（n＝372名）1993～2018年）

図Ⅷ-4　思春期（中学生）におけるダイエットへの意識（平成30年度）

（注）a, b, cの調査対象は，ある市内の公立中学校2校の全校生徒754人（中1：291人，中2：218人，中3：229人，男子376人，女子351人，不明11人）．調査時期は，2018（平成30）年10～11月，無記名アンケート調査．
［a, b, cは厚生労働科学研究費補助金　成育疾患克服等次世代育成基盤研究事業（健やか次世代育成総合研究事業）研究代表者　岡明「身体的・精神的・社会的（biopsychosocial）に健やかな子どもの発育を促すための切れ目のない保健・医療体制提供のための研究」2019より引用．dは大谷良子：摂食障害. 小児科診療 10：1329-1333, 2019より引用］

b. やせ願望，思春期やせ症，摂食障害

　やせ願望とは，やせたいと思うことであり，**図Ⅷ-4**に示すように，思春期の女子は男子に比較しても，自分は太っていると認識している割合が高い．思春期にやせ願望が強くなり，その結果，徐脈（60回／分以下），無月経，15パーセンタイル以上のやせ，ダイエットや食行動の異常，過活動，肥満恐怖，やせていることを否定することなどを指標として，神経性やせ症（anorexia nervosa：AN），それが思春期であれば**思春期やせ症**（anorexia nervosa in children and adlescents：AN）と診断される．思春期やせ症の発症頻度は近年増加しており，2013（平成25）年度厚生労働科研費補助金の調査では，15歳の女性の思春期やせ症の頻度は1.5％である[3]．さらに成人にもあてはまる診断として，**摂食障害**[4,5]は精神疾患の1つであり，拒食と過食を反復する精神性食欲不振と過食のみの精神性大食症がある※．摂食障害に陥る背景として幼児期の安全欲求や愛情や帰属の欲求が満たされず，間脳視床下部食欲中枢に異常が起きているという説，対人関係の恐怖による代償行動説，肥満の恐怖によるストレス説などがある．

c. 自立と依存のアンバランスな心理状態

(1) 自我同一性

　思春期の発達課題である**自我同一性**について説明すると，自分というものに「目覚める」こと，自己意識があることである．「これこそが本当の自分だ」といった実感のことを自我同一性とよぶ．恥ずかしがったり，ほかの人と比べて違和感をもったりしながら，自分というものに気づく．たとえば，小学生だと自分の写真や声の録音テープをみんなで見たり聞いたりすると，まわりをきょろきょろ見渡したり，騒いだりするが，中学生になると，うつむいたり，自分じゃないと否定したりするというような具合である．そして，自分というものを受け入れられるか，受け入れられないかで内面と外面のギャップが生じる．また，独立したいけれど，依存もしたいというような両方の気もちをもって揺れる．このような過程を経て，「同一性達成」することもあれば，「モラトリアム」という危機の渦中にあっていくつかの可能性に迷い続けている場合もあるし，「早期完了（フォークロージャー）」[7]といって，危機は経験していないが，目標はあり（親の目標をそのまま自分の目標にしている），小さいころからの信念に基づいて行動し，状況を受け入れるという場合もある．

(2) 親との関係

　親への反抗は思春期における特徴的な行動であるが，これがなぜ生ずるかというと，いままで述べた自我の目覚め，知能の発達，知的世界の拡大，情緒不安定などにより，対人関係そのものが敏感性を増し，周囲との摩擦が生じやすいからであり，また，親には遠慮なく気もちをぶつけやすいというのもその理由である．

　親への反抗について中高生の7割が実際に反抗しており，反抗したいと思わない人は，1割であったといわれている[8]．残りの2割は，反抗したいけれど，していない人たちで

※日本においてNakaiら[6]は，1982（昭和57）年，1992（平成4）年，2002（平成14）年の有病率を検討している．1982（昭和57）年と2002（平成14）年で比較するとANの頻度は，0.11％から0.43％，全摂食障害は1.18％から12.7％と増加している．思春期に発症するANの90％以上が食物摂取を制限する型，摂食制限型AN-R（anorexia nervoso restricting type）となっている．

ある．反抗とは，口答え，批判，暴言などの積極的な反抗と，すねる，ふくれ面，「別に！」と答えて自室にこもるなどの消極的な反抗がある．

反抗の理由は，主に以下があげられる．

①親の干渉・指示への反抗（例：「親が勉強しろとうるさい」）．

②情緒不安定・いらだちからの反抗（例：あたりちらす）．

③自分を承認・理解してもらえないことからの反抗（例：親は自分の言っていることを受け止めてくれず，一方的に叱ると感じる）．

④親の期待に対する反抗．

⑤親子の意見のくい違いからの反抗（例：「自分の意見はこうだ」と論理的に反論する）．

⑥親の言動の矛盾に対する反抗．

⑦きょうだいや友達と比較されることへの反抗．

こういった反抗や情緒不安定が数ヵ月から数年続くと，親は，自分の子育てが間違っていたのではないかなど，悩みを生じさせるが，自立と依存の狭間でゆれる子どもの正常な姿であると確信し，これらの反応を受け入れ，見守り，逃げないで接する一貫性のある態度が必要になる．

d. 依存対象の変化

依存とは，①ともにいることを求める，②注意を向けてもらうことを求める，③助力を求める，④保証を求める，⑤心の支えを求める，などの欲求が指標になる[9]．では，誰が依存の対象になるかであるが，「ともにいるとき心の落ち着く相手」という質問では，中学生では，男女とも母親，自分，同性の友達となっており，高校生になると，女子では母親の順位は依然1位であり，男子では自分が1位になっている[10]．女子は思春期において母親との結び付きが強いことがわかる．父親はいずれの性別でも5位であったが，困ったときに意見を重んずる相手としては，教師とともに父親は4位程度になっている．男女とも年齢が上がるにつれて，自分が1位になっていくことは，自立と依存の経過をみるという観点ではとても興味深いことである．近年ではインターネットへの依存も問題となっており，ネット依存は昼夜逆転を経て家庭や学校での自分の「心の居場所」[11]を見失うこともある．

e. 精神的成長と葛藤

思春期から青年期にかけて，女子も男子も自己概念を形成していく．その際になりたい自分と現在の自分に対して距離感があるのは当然ともいえることである．誰もが葛藤を抱えて成長するが，葛藤に向き合わないままさまざまな代償反応をとることがある．たとえば，第IX章の事例①の少女のなりたい自分と現在の自分の違いは何であろうか．やせたいことがいちばんの希望なのであろうか．こういうときには，エピソードのはじまりに戻り，本人になったつもりで想像することがいちばん大切である．

3● 社会的特徴

社会的特徴として，行動範囲が広がり，ICT（information and communication technology）などにも関心をもつ．また，受験といった課題がある一方で，部活動との両立など，さまざまな学校内・社会的役割をもつ．交友関係も重要であり，親友がいることにより精

神的安定，成熟がみとめられる．

4 ● 性意識，性行動の発達

　思春期はまさに第二次性徴のはじまりから終わりであり，男女ともに身体全体の成長とともに，生殖器の発達がみられる．女性では乳房発育，陰毛・腋毛発生，身長増加，初経，にきびなどの症状の出現を本人がどのようにとらえるかが，本人にとって性意識を発達させていくことにおいて，大切である．

　また，近年の傾向として，性の心理的側面において，性的関心の低下や性に対するイメージが楽しいものからむしろ楽しくないものへと変化している（**図Ⅷ-5**）．青少年の性の実態においては二極化，複雑化，草食化などとよばれる新たな様相が見受けられる．

　性行動とは，「性的欲求による行動」であり，心身の発達に伴う正常なものであり，性的関心による探索，マスターベーション，デート体験，キス体験，性交体験のことをいう．1980年代生まれの世代において性行動の低年齢化が生じ，同時にその世代が20歳ころになる2000年代にクラミジア感染症が一時的に高くなるという現象も起きている．18歳時点での性交経験率は，男子で1970年代生まれは，18.5％，80年代生まれでは，30.0％，90年代生まれでは21.4％，2000年代生まれでは13.4％であり，女子では，年代順に14.4％，26.9％，19.7％，18.0％となっている[12]．

　性教育を学校教育に取り入れることは重要なことであると考えられるが，学校における性教育が性知識に関連するかを検討した中澤の報告[13]では，高校生で性感染症に関する項目のみ5割以上の正答率であったが，膣外射精のリスクなど避妊法を含むほかの性教育項目の正答率は低い．学生全体からすると**表Ⅷ-2**に示すように，学校で教わったことがある内容と性について知りたいこと（とくに高いのは恋愛など男女の心理）には乖離（かいり）があるものの，性教育既習項目数が多いほど性知識があることが認められている．また，**図Ⅷ-6**，**表Ⅷ-3**に示すように10歳代の人工妊娠中絶（詳細はp.64参照）は，2002（平成14）年をピークとして，徐々に減少してきているが，現在日本で問題となっている人工妊娠中

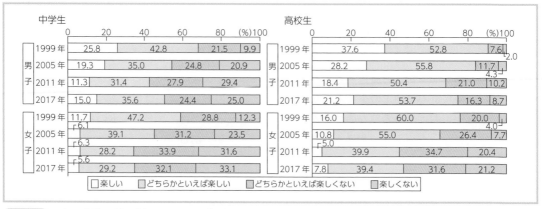

図Ⅷ-5　中・高生の性に対するイメージの推移

［片瀬一男：性に対する「楽しい-楽しくない」イメージ．「若者の性」白書，第8回「青少年の性行動全国調査報告，一般財団法人日本児童教育振興財団内日本性教育協会（編），p.21-22，小学館，2019より引用］

表Ⅷ-2　中・高・大学生が学校の性教育で教わったことがある内容と性について知りたいこと
（2017［平成29］年，複数回答）

区分	〈教わったことがある内容〉						〈性について知りたいこと〉					
	中学		高校		大学		中学		高校		大学	
	男子	女子	男子	女子	男子	女子	男子	女子	男子	女子	男子	女子
妊娠のしくみ	70.4	75.0	84.1	87.9	85.0	88.9	4.5	7.8	5.7	7.5	4.5	5.8
セックス（性交）	21.7	16.0	56.8	48.6	50.7	41.8	12.1	8.3	14.5	9.8	14.4	15.0
避妊の方法	17.5	13.0	81.2	79.5	78.0	74.7	6.7	8.6	7.2	6.9	6.5	12.1
人工妊娠中絶	11.2	11.4	55.1	53.2	52.1	53.0	7.1	9.0	5.7	6.5	6.0	9.2
自慰（マスターベーション，オナニー）	16.9	4.7	50.9	24.2	52.0	24.6	6.9	7.7	5.5	5.2	4.2	6.1
HIV/エイズ	36.7	28.8	89.2	91.6	86.2	89.6	9.2	8.0	7.8	6.6	10.9	12.0
クラミジアや淋病など性感染症（性病）	21.8	16.0	78.6	74.4	65.4	64.9	10.0	9.2	8.5	6.8	12.3	16.0
男女の心の違い	63.8	66.7	62.0	58.5	56.4	49.1	8.6	10.5	11.5	13.7	17.7	20.6
恋愛	39.5	39.6	37.4	26.7	32.0	24.7	13.0	17.5	16.2	18.4	20.2	20.9
男女平等の問題	46.2	45.1	56.4	48.1	61.9	58.4	9.3	9.5	6.8	5.3	11.1	12.6
デートDV（恋人間の暴力）の問題	17.8	19.0	51.4	53.4	53.0	60.6	6.2	9.2	4.6	4.7	6.6	8.4
セクハラ，性暴力の問題	20.1	16.9	52.8	46.4	59.3	56.0	6.6	9.0	4.8	4.5	7.0	9.5
性の不安や悩みについての相談窓口	17.1	17.1	37.3	27.5	41.7	35.4	4.1	5.9	3.9	4.8	6.3	9.5
性的マイノリティ（同性愛，性同一性障害など）	14.6	15.1	36.8	26.9	50.2	51.8	6.7	11.1	5.5	9.5	11.8	18.3
男性のからだのしくみ	79.1	73.5	80.8	76.9	80.7	81.2	3.4	2.2	3.1	2.3	3.8	3.3
女性のからだのしくみ	70.2	87.7	78.3	85.6	76.7	87.8	5.0	3.2	5.4	2.8	7.2	4.4
その他	1.0	0.9	0.9	0.6	0.4	0.3	1.0	0.6	0.8	0.4	1.0	0.6
特に教わった／知りたいことはない	4.7	1.8	1.6	0.3	1.8	0.5	59.3	53.2	59.9	54.4	48.5	38.0
無回答	3.1	2.1	2.2	2.0	1.9	2.2	6.0	3.7	3.4	3.8	3.3	4.3

［一般財団法人日本児童教育振興財団内日本性教育協会：『青少年の性行動』第8回調査報告，2018より引用］

絶を繰り返す女性の特徴から避妊法に関する学校教育の相関があることが認められている．つまり，性教育と性知識には関連があるといえる．

B.　思春期の女性へのヘルスプロモーション・看護の視点

性教育と自己決定的態度の形成には，UNESCO（2018）[14] による諸性教育プログラムの検証からも，リスク行動を減じる教育は実践可能とされているが，残念ながら日本においては，教育によって母集団全体の態度や行動変容を生じさせる効果の検証までには至っていない．この点で，知識・態度・行動の観点からみた性教育の現状と今後の課題として，

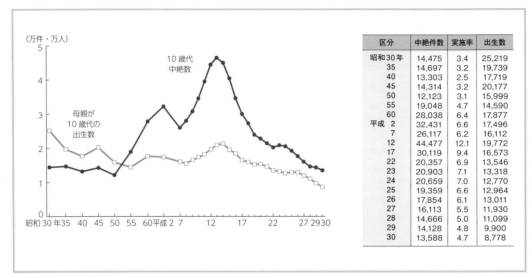

区分	中絶件数	実施率	出生数
昭和30年	14,475	3.4	25,219
35	14,697	3.2	19,739
40	13,303	2.5	17,719
45	14,314	3.2	20,177
50	12,123	3.1	15,999
55	19,048	4.7	14,590
60	28,038	6.4	17,877
平成 2	32,431	6.6	17,496
7	26,117	6.2	16,112
12	44,477	12.1	19,772
17	30,119	9.4	16,573
22	20,357	6.9	13,546
23	20,903	7.1	13,318
24	20,659	7.0	12,770
25	19,359	6.6	12,964
26	17,854	6.1	13,011
27	16,113	5.5	11,930
28	14,666	5.0	11,099
29	14,128	4.8	9,900
30	13,588	4.7	8,778

図Ⅷ-6　10歳代の人工妊娠中絶と出生の推移

(注) 実施率とは15～19歳の女子人口千対の人工妊娠中絶件数(15歳未満も含む). 2002(平成14)年からは年度値. 東日本大震災の影響により, 2010(平成22)年度の中絶件数および実施率には福島県相双保健福祉事務所管轄内の市町村を含まない. 「人口動態統計」において2004・2006・2009～2017(平成16・18・21～29)年に都道府県からの報告漏れがあったことで, 2010～2017(平成22～29)年は再集計値を掲載.
[厚生労働省政策統括官付参事官付行政報告統計室「母体保護統計報告」/「優生保護統計報告」/「衛生行政報告例」/厚生労働省政策統括官付参事官付人口動態・保健社会統計室「人口動態統計」より作成]

　さまざまに試行されているピアエデュケーション[15,16]に可能性が示されている. ピアエデュケーションでは, 身近な年代, 身近な言葉, 身近な関心によって, 青少年の心を開かせることが可能であると論じられている. また異なるアプローチとして, インターネットを学習資源として活用していくことも検討されるべきである. 理由としては, 性情報アクセスについては, 男女ともに友人・先輩とインターネット, SNSを多く選択していることがあげられる. 性教育に関する調査研究は, 倫理的な課題も多いが「性の脅威や抑圧」を基礎とした予防的性教育から科学的根拠のある予防対策を目的とした希望・生きる教育, **WYSH**（Well-being of Youth in Social Happiness）**教育**へのパラダイムシフトが求められているといえる.

　一方, 家庭環境・社会活動と性行動の関連については, 個室をもっていること, ひとり親, 家庭が楽しくないと感じているほど, また, アルバイトをしているほど性行動を経験しやすい[17]. 義務教育を終えた高校生ではこの傾向が強く, 親から自立した生活を送り, 交友関係が広がることなどが影響していると考えられる. これをネガティブに考えれば, リスクが潜んでいるといえる. ポジティブにみると, 新しい出会いや経験の多くは心身の成長を促すともとれる. 子どもとの向き合い方として, 少なくとも親は, 子どもの日常生活を知る, 関係性を良好に保つことは重要である.

　思春期は男女ともに学校生活での充足感を基盤に, それぞれが, 勤勉性や, 性同一性, アイデンティティの確立の基礎といった課題をクリアしていく. 個別性も強く, 他者を排除しながら, 逆に他者に依存するというアンビバレントな感情をもちやすいので, 看護職者は, まず対象との信頼関係を形成することがいちばんの鍵である.

表Ⅷ-3　人工妊娠中絶を繰り返す女性の特徴（平成 22 年）　　　　　　　　　　（%）

設問	回答	人工妊娠中絶の有無		
		なし	1 回のみ	2 回以上
中学生のころの家庭	楽しくなかった	23.4	34.9	40.4
両親の離婚経験	はい	12.7	14.0	25.5
自傷行為（リストカットなど）の経験	ある	4.8	14.9	29.8
避妊方法について主にどこで知ったか	学校の授業	42.0	34.5	25.0
低用量経口避妊薬（ピル）の認知度	よく知っている	10.7	23.0	31.3
はじめての異性とのセックス	重大だと感じていた	75.8	69.8	54.2
はじめてセックスした相手との知り合い方	町で声をかけられたりして知り合った	2.4	6.9	16.7
はじめてのセックスのときに避妊したか	避妊しなかった	18.7	23.0	37.5
人工妊娠中絶についての考え方	認める	70.2	80.4	85.4
結婚したい気もちがあるか	いいえ	22.4	30.4	77.8
子どもの有無	いる	52.5	87.2	89.6
学歴	中学校卒業	7.7	8.2	18.8
喫煙習慣	習慣的に吸っている	13.0	26.7	54.2
1 週間の飲酒量	1 合以上	18.8	25.9	41.7
婚姻関係	ある	52.9	72.4	81.3

資料：（社）日本家族計画協会　家族計画研究センター所長　北村邦夫／「平成 22 年度厚生労働科学研究　望まない妊娠防止対策に関する総合的研究班『男女の生活と意識に関する調査報告書』」2011
[社会福祉法人恩賜財団母子愛育会日本子ども家庭総合研究所（編）：Ⅲ 発育・発達. 日本子ども資料年鑑 2012, p.109, KTC 中央出版, 2012 より引用]

C. 思春期の女性の健康問題と看護

1 ● 性感染症

　現在，高校 3 年生の約 3 分の 1 に性体験があるといわれており，高校生の男女交際において性的な関係性を安全にもつことは大変重要なポイントである．性衝動はこの年代において当然のことであり，また，ハイリスク行動をとりがちな年代でもある．しかしながら，自分の性衝動を肯定的にとらえ，セルフケアし，他者を傷つけない関係性のなかで性行動をとるためには，十分な教育と学習が必要である．**表Ⅷ-2** から**性感染症**（sexually transmitted infection：STI）に関する情報を 10 歳代の若者たちが求めていることがわかる．予期しない妊娠についても 10 歳代におけるハイリスク行動から生じていると考えられるが，人工妊娠中絶を繰り返す女性について**表Ⅷ-3**[5] からは，本人の性衝動を肯定的にコントロールすることの重要性もさることながら，家庭環境などの周囲の状況が影響するといった複合した問題に目を向けることも重要である．

　図Ⅷ-7 は，日本の性感染症のなかでも感染症法（正式名：感染症の予防及び感染症の患者に対する医療に関する法律）の 5 類感染症にあたり，定点報告がなされている疾患である性器クラミジア感染症，性器ヘルペスウイルス感染症（genital herpes：GH），尖圭コンジローマ，淋菌感染症の全年齢層の報告数を示している．女性では**性器クラミジア感染症**がもっとも頻度の高い性感染症である．性器クラミジア感染症，淋菌感染症は，男女

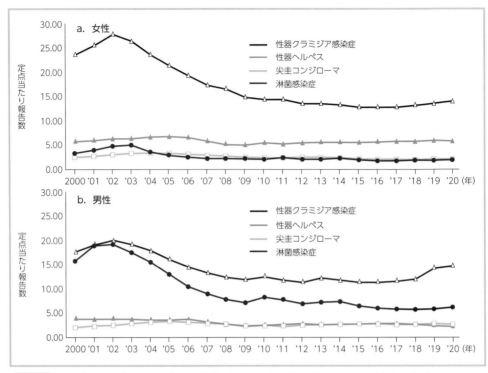

図Ⅷ-7　性感染症定点把握 4 疾患の推移（2000［平成 12］〜 2020［令和 2 年]）

［感染症発生動向調査事業年報より引用］

ともに2002（平成14）年から減少傾向にあるが，とくに10歳代の性感染症罹患率の減少は「健やか親子21」においても目標の1つとされてきたが，2010（平成22）年においても目標値に達していないので，強化して推進する項目になっている．尖圭コンジローマ，性器ヘルペスウイルス感染症は，わずかであるが増加傾向を示している．**図Ⅷ-8**にも示すように，日本人男性において，性感染症としてのHIV感染は増加しつづけていたが近年は減少傾向がみられる．

a. 性器クラミジア感染症

　性器クラミジア感染症はもっとも頻度の高い感染症であるが，症状が帯下，外陰部瘙痒感などと比較的軽症なうちに進行する点が，逆に不顕性に上行性感染を進行させ，腟炎，頸管炎，子宮内膜炎，卵管炎，骨盤内膜炎と進み，その際，卵管に癒着を生じた場合は，**卵管性不妊**ともなりうる．現在では，抗菌薬の投与で容易に治療できるようになってきており，パートナーも含めた治療が望まれる．

　かゆみや帯下は性感染症の指標となるので，帯下の検査法を参考にしてほしい（**図Ⅷ-9**）．また，帯下は各種腟炎でも生じ，思春期の女子にはその正常と異常の区別がわからず，疑問をもつこともあるので，**表Ⅷ-4**に腟炎における比較を提示した．なかでもカンジダ症は性感染症としては含まれないが，出現頻度が高く，帯下に特徴がある．

b. ヘルペスウイルス感染症（口唇ヘルペス，性器ヘルペス）

　ヘルペスウイルス感染症の場合には，初感染では感染後数日間の後に，痛みを伴う水疱

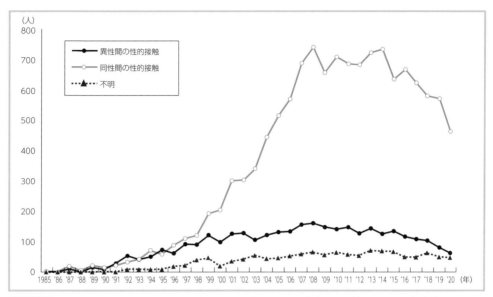

図Ⅷ-8　日本国籍男性の年齢階級別新規 HIV 感染者数の感染経路別推移（静注薬物使用，母子感染，その他は除く）（1985［昭和60］〜 2020［令和 2］年）

［厚生労働省エイズ動向委員会：令和2(2020)年エイズ発生動向年報，〔http://api-net.jfap.or.jp/status/japan/data/2020/nenpo/r02gaiyo.pdf〕（最終確認：2022年2月15日）より引用］

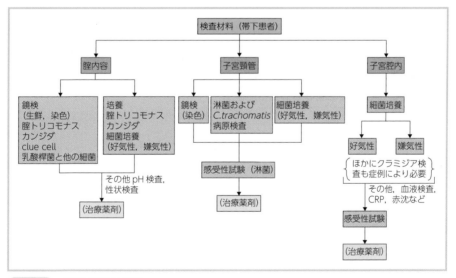

図Ⅷ-9　帯下の検査手順

［日本感染症学会：性感染症診断・治療ガイドライン 2020, p.24, 診断と治療社, 2020 より許諾を得て転載］

ができることにより，発症を自覚する．初感染は体中どこでも発症するので，たとえば，口唇ヘルペス（Ⅰ型）をもっている人が発症中に相手にオーラルセックスをしたとすると，相手の性器にヘルペスウイルス感染症が発症する．しかしながら，潜伏感染後の2回目の発症は約半数にしかなく，また，多くの場合，三叉神経節（さんさ）に潜伏し，2回目の発症は口唇ヘルペスまたは上半身になることがほとんどである．

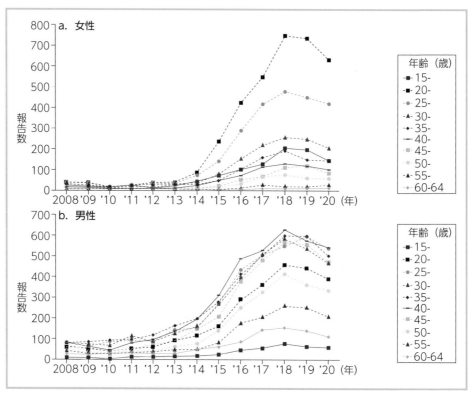

図Ⅷ-10 梅毒の年齢群別報告数の推移（2008［平成20］～2020［令和2］年, 15～64歳）
［感染症発生動向調査事業年報より引用］

表Ⅷ-4 腟炎および細菌性腟症の比較

	性器カンジダ症	腟トリコモナス症	細菌性腟症
病因	カンジダ	腟トリコモナス	G.vaginalis と嫌気性菌などが関係
主な症状	瘙痒（強い）, 帯下	帯下は多量で時に強い悪臭. 瘙痒感	帯下増加, 下腹痛, 不正出血など
分泌物	チーズ状, 粥状, 量少	淡膿性, 泡沫状（時に）, 量多	灰色, 量普通
炎症所見	腟壁発赤, 外陰炎所見	腟壁発赤	特になし
腟内pH	＜4.5	≧5.0	≧5.0
アミン臭（10% KOH添加）	なし	しばしばあり	あり
鏡検	カンジダ（胞子, 仮性菌糸）上皮, 白血球	腟トリコモナス 白血球多し	Clue cell, 乳酸桿菌の減少と他の細菌の増加 白血球（稀）
治療	イミダゾール系（クロトリマゾールほか）	メトロニダゾール	メトロニダゾール
性行為伝播	多くない	あり	あり

［日本性感染症学会：腟炎および細菌性腟症の比較. 性感染症診断・治療ガイドライン 2020, p24, 診断と治療社, 2020より許諾を得て転載］

　　ヘルペスウイルス感染症は，妊娠中に初感染すると出産時に産道感染が起こり，新生児ヘルペスが発症することがある（1〜2万人に1人）．発症すれば致死的な感染症である．近年，衛生環境がよくなったことにより，日本人のヘルペスウイルス抗体保有率は戦前の90％から50％程度に低下している．妊婦でも抗体をもっていない人が半分いるということである．すでに抗体をもっていれば，新生児ヘルペスが起きることはなく，万一あっても，表在性の新生児ヘルペス（皮膚に水疱ができる）であり，治療によって救命できる．妊娠中の初感染が外陰部に明らかに出ていれば，出産の際に帝王切開を選択したり，生まれてきた児に対して抗ウイルス薬を予防投与するなどの措置をとることができるが，子宮頸管のみに感染しているときなどは，気づくことができない．日本では，初感染の妊婦の場合，1ヵ月以内の出産は帝王切開，再感染の妊婦の場合は2週間以内の出産は帝王切開が望ましいとされている．

　　性器ヘルペスという表現が患者にとっては苦痛であるという理由から，最近ではGHとよぶ場合もある．性器ヘルペスは性的な接触から数日から10日ほどで発症する．不顕性感染といって症状がない場合もあるが，一生再発を繰り返す人もいて，その場合QOLを著しく低下させる．症状をもつのは，男性対女性で1対2の比率で女性に多い．症状は水疱を伴うことが特徴で，激しい痛みを伴う．再発以降は症状は軽減する．単純ヘルペスにはⅠ型とⅡ型があるが，初感染では接触部位であれば全身のどこにでも出る可能性があるが，いったん感染が成立すると，ウイルスは三叉神経節か，脊髄神経節かのどちらかに住み込むようになり，これを潜伏感染という．Ⅰ型は口唇ヘルペス，性器ヘルペス両方にみられるが，Ⅱ型はほとんどが性器ヘルペスか下半身における疱疹である．

c. 尖圭コンジローマ

　　尖圭コンジローマは，外陰部から肛門にかけていぼのようなものができる．性交から2，3ヵ月たってからの発症である点が特徴である．以前はレーザー治療などが行われていたが，現在では外用薬でも治療できる．

d. 淋菌感染症

　　淋菌感染症は，性感染症のなかで，唯一女性よりも男性に症状が出やすい疾患であり，黄色の膿が尿道口から排泄される．淋菌感染症の頻度は国際的な性感染症の指標にもなっている．治療は筋肉注射が用いられるようになり，いままでの多剤耐性淋菌症の問題は少なくなってきた．女性も同様に治療する必要があるが，症状が出なければ治療しない人もおり，その際には分娩時に感染し，新生児に眼症状を及ぼす（クラミジア感染症でも同様である）．現在日本では，ほとんどの分娩において，新生児に抗菌薬の点眼を行っている．

e. 梅　毒

　　梅毒は，スピロヘータの一種である梅毒トレポネーマ（*Treponema pallidum*：T.p）が病原体となる性感染症である．皮膚や粘膜の小さな傷からT.pが侵入することによって感染し，数時間後に血行性に全身に散布されてさまざまな症状を引き起こす全身性の慢性感染症である．感染から約1年を早期梅毒ともいい，他者への感染力がある．第1期では，疼痛などの自覚症状がないため，感染が見落とされやすい．病型として，①第1期：感染後3週間から3ヵ月における初期硬結から硬性下疳（無痛性の硬結，排膿あり）に至る，②第2期：感染後3ヵ月から3年におけるバラ疹，③潜伏期：第2期の症状が消え，潜伏感

染期となる，④第3期：感染後10年以上経過し，多臓器に腫瘍が生じ，死に至る．これとは別に⑤母子感染による先天梅毒がある．

　検査としては，カルジオリピンを抗原とする非特異的なRPRカードテスト（rapid plasma regain card test），自動化法による測定，凝集法を行い，陽性の場合にはT.pを抗原とする特異的なTPHA法を行う．RPRカードテストは生物学的偽陽性があること，TPHA法では，終生陰性化しない点に留意が必要である．治療は，ペニシリン系の抗菌薬投与を，第1期では2〜4週間，第2期では4〜8週間，第3期では4〜12週間行う[18]．

　2000（平成12）年以降報告数が減少していたが，2004（平成16）年に増加に転じ，**図Ⅷ-10**に表すように2014（平成26）年以降増加が顕著である．男性では，40〜44歳の報告がもっとも多く，女性では20〜24歳がもっとも多くなってきている．梅毒は，性器クラミジアとともに，新型コロナウイルス感染症の流行下においても増加している．

学習課題

1．第二次性徴の変化を受け入れやすくする説明を考えてみよう
2．思春期における心理的・社会的影響と，人工妊娠中絶の反復について関係性を考えてみよう

練習問題

Q1　エリクソンの発達課題における思春期の特徴はどれか．　　（第99回国家試験，2010年）
1．「勤勉性」対「劣等感」
2．「自律性」対「恥・疑惑」
3．「基本的信頼感」対「不信感」
4．「自我同一性の確立」対「自我同一性の拡散」

Q2　性感染症（STD）について正しいのはどれか．　　（第102回国家試験，2013年）
1．経口避妊薬の内服が予防に有効である．
2．患者のパートナーは治療の対象ではない．
3．10代では性器ヘルペスの罹患がもっとも多い．
4．性器クラミジア感染症の罹患は不妊症の危険因子である．

[解答と解説 ▶ p.305]

■引用文献■
1）日本産科婦人科学会（編）：産婦人科用語集・用語解説集改訂第4版，p.141-142, 2018
2）日本児童教育振興財団内日本性教育協会（編）：「若者の性」白書－第8回青少年の性行動全国調査報告，p.235，小学館，2019
3）山縣然太郎班：平成25年度厚生労働科学研究費補助金「健やか親子21」の最終評価・課題分析及び次期国民健康運動の推進に関する研究．15歳の女性の思春期やせ症（神経性食欲不振症）の発生頻度．「健やか親子21」における目標に対する最終評価・分析シート，p.80-81, 2013
4）American Psychiatric Association：Diagnostic and Statistical Matil of Eating Disorders. American Psychiatric Pod, 329-354, 2013
5）大谷良子：子どものこころ診療エッセンス，専門医との連携を検討すべき疾患，摂食障害．小児科診療 10：

1329-1333, 2019

6) Nakai Y, Nin K, Noma S : Eating disorder symptoms among Japanese fe male students in 1982, 1992 and 2002. Psychiatry Research **219**（1）: 151-156, 2014.

7) 堀　洋道：思春期の発達心理．思春期とは何か？親と教師のための思春期学，山村賢明（編），p.117-145，情報開発研究所，1988

8) 鈴木康平：青年心理学入門，p.147，有斐閣，1980

9) 高橋恵子：依存性の発達的研究Ⅲ．教育心理学研究 **18**：1，1970

10) 加藤隆勝：青年期の意識構造，p.157，誠信書房，1987

11) 菅谷智一，森　千鶴：児童・思春期精神科外来を受診している中学生の対人関係と居場所感の特徴．児童青年精神医学とその近接領域 **59**（1）：86-99, 2018

12) 林　雄亮：変化する性行動の発達プロセスと青少年層の分極化，「若者の性」白書　第8回青少年の性行動全国調査報告，p37，一般社団法人　日本児童教育振興財団内　日本性教育協会（編），小学館，2019

13) 中澤智惠：知識・態度・行動の観点から見た性教育の現状と今後の課題，「若者の性」白書　第8回青少年の性行動全国調査報告，p90-104，一般社団法人　日本児童教育振興財団内　日本性教育協会（編），小学館，2019

14) UNESCO,UNAIDS,UNFPA,UNICEF, UN Women & WHO,2018, International technical guidance on sexuality education: An evidence-informed approach, second revised edition,〔https://unesdoc.unesco.org/ark:/48223/pf0000260770〕（最終確認：2022年3月3日）

15) 宮内　彩，佐光恵子，鈴木千春ほか：思春期における性教育としてのピアエデュケーションに関する研究動向．思春期学 **31**（2）：243-251, 2013

16) 畠山美怜，笹野京子，長谷川ともみ：思春期ピアカウンセリング・ピアエデュケーション活動がピアカウンセラーへ及ぼす影響についての文献研究．富山大学看護学会誌 **17**（1）：39-48, 2017

17) 苫米地なつ帆：青少年を取り巻く家庭内・家庭外の環境とデート経験，青少年の性行動はどう変わってきたか-全国調査にみる40年間，p.41-60，ミネルヴァ書房，2018

18) 日本感染症学会編：性感染症 診断・治療ガイドライン 2020，p.46-52，診断と治療社，2020

コラム

プレコンセプションケア──いつか妊娠を考える女性とカップルのために

ひとまず，以下のチェックシートを自分に照らし合わせ，チェックしてみよう．

□適正体重をキープしよう！（やせすぎてませんか？）
□禁煙する．受動喫煙を避ける．
□アルコールを控える．
□バランスのよい食事を心がける．
□葉酸を積極的に摂取しよう．
□150分／週の運動をしよう．心も体も活発に！
□ストレスをため込まない．
□有害物質や薬品を避ける．
□危険ドラッグを使用しない．
□感染症から自分を守ろう．（風疹・B・C型肝炎・性感染症など）
□ワクチン接種をしよう（インフルエンザワクチン，HPVワクチンなど）
□生活習慣をチェックしよう！（血圧・糖尿病・検尿など）
□がんのチェックをしよう！（乳がん・子宮頸がんなど）
□持病と妊娠について知ろう．（薬の内服についてなど）
□歯周病・歯のケアをしよう！
□家族の病気を知っておこう．（生活習慣病・遺伝疾患など）
□将来の妊娠・出産やライフプランについて考えてみよう．
□自分に適した避妊法を知ろう．
□月経周期を手帳などに記録しよう．

［金子佳代子，荒田尚子：母性内科－国立成育医療研究センターの場合－，
Hormone Frontier in Gynecology **25**（4）：309-314,2018 より作成］

チェックの結果はいかがでしたか？
　プレコンセプションケア（preconception care）[1]とは，女性やカップルを対象に適切な時期に知識・情報を提供し，将来の妊娠（受胎，conception）のためにヘルスケアを行うことである．上記のチェックシートは，チェック項目を増やしていくことで，妊娠前から妊娠に悪い影響を与える因子を排除し，女性やカップルの健康状態を改善させることを目的としている．先進国のなかでも質のよい周産期医療を提供している日本においても実は，低出生体重児の頻度が9.5％（OECD35ヵ国の平均は6.5％）[2]である．妊娠していない日ごろから，これらの健康管理や生活習慣改善を女性やそのパートナーが意識することが大切で，妊娠に限らず健康のためにもなり，思いがけない妊娠にも備えることができる．思春期の女性にも参考になる項目が多い．
　チェック項目の内容は，看護学を学ぶ皆さんであれば，当たり前と感じるかもしれないが，米国でも50％以上の妊娠が予定外[3]であるという状況を鑑み，策定されている．このプレコンセプションケアは2006年にCDC（米国疾病予防管理センター，2012年にはWHO（世界保健機関）が提唱し，日本でも2015（平成27）年に国立成育医療研究センターにプレコンセプションケアセンターが設立されている．

引用文献
1）荒田尚子：プレコンセプションケア，女性ホルモンとアンチエイジング医学**14**（3）：347-352, 2019
2）OECD：Family dbase，〔http://www.oecd.org/els/family/CO_1_3_Low_birth_weight.pdf〕（最終確認：2021年11月19日）
3）Frey A.,O'Brrien TE.,ChenWS.:Preconception care and risk of congenital anomalies in the offspring of women with diabetes mellitus: meta-analysis. QJM **94**：435-444,2001

3 成熟期

この節で学ぶこと

1. 成熟期の女性の特徴を身体的・生理的・社会的側面から理解することができる
2. 成熟期の女性の看護の視点とヘルスプロモーションについて理解できる
3. 成熟期の女性の健康問題について理解できる

　成熟期は，思春期のあと更年期までの，18～20歳から45～50歳までの期間であり，心身の成熟した時期である．日本産科婦人科学会では，「思春期以後，更年期までの生殖可能年齢にあたる期間」を**性成熟期**と定義している[1].

　成熟期の女性は，就業，結婚，妊娠など人生の岐路に立ち，選択に迫られ，意思決定することが必要な場面が多い．近年のライフスタイルの変化により，各選択は複雑化し個別性が高くなっている．母性看護の視点から成熟期の女性の特徴をとらえると，妊娠・出産など生殖に関連したライフイベントを経験し，家族を形成する機会や社会との関係性を構築する時期でもある．女性自身が，選択の場面で適切な意思決定や行動を選択し，この時期に起こることが予測される変化と疾病について予防的な健康行動がとれるよう支援していくことが，成熟期女性への看護の視点となる．

A. 成熟期の女性の特徴

1 ● 身体的特徴

a. 性周期の確立

　成熟期女性の月経周期は排卵性周期となり，規則的な月経となることが多い．基礎体温は，低温相から排卵を境として高温相に移行していわゆる二相性のパターンを示す．一方，月経周期や月経血量の異常，月経に関連した不快症状など，月経に絡んだ健康問題が生じることもある．

b. 女性ホルモンの影響

　女性ホルモンは，骨や血管や皮膚などの全身の生理機能の調節機構に関与している．体温への影響として，卵胞ホルモン（エストロゲン）は血管拡張することで熱を発散させ体温を下げる．黄体ホルモン（プロゲステロン）は視床下部の体温中枢にはたらき体温を上昇させる．この作用から，成熟期の基礎体温は二相性となる（**表Ⅷ-5**）．

2 ● 心理・社会的特徴

　価値観や生き方の多様化により，結婚しないことを選択する女性や結婚する時期を自ら

表Ⅷ-5　女性ホルモンのはたらき

種類	産生組織	生殖器系			全身
		子宮	卵巣	腟, そのほか	
卵胞ホルモン（エストロゲン）	エストロゲンの約60％は卵胞から分泌されるエストラジオール（E₂）, 残りは脂肪組織でアンドロステンジオンから産生されるエストロン（E₁）である. 妊娠時, エストリオール（E₃）が胎児の副腎と胎盤から産生される	子宮内膜の増殖と肥厚 頸管粘液の分泌が増加する 頸管粘液の牽糸性が上がる 頸管粘液の粘稠性が下がる	卵胞刺激ホルモンによる卵巣刺激により卵胞が発育する 卵胞の発育によりエストロゲンが分泌される	腟上皮細胞, 粘膜の角化と肥厚 基礎体温の低下による低温相の形成 乳管の発育（思春期）	血管への作用：血管拡張作用, 抗動脈硬化作用, 凝固能亢進作用. 脂質代謝への作用：HDLコレステロール上昇, LDLコレステロール低下 骨に対する作用：骨量の維持, コラーゲンの合成促進 皮膚に対する作用：皮脂腺の分泌抑制, 皮膚コラーゲン量の増加作用
黄体ホルモン（プロゲステロン）	排卵後に形成される黄体細胞から産生される	子宮内膜の分泌期様変化 頸管粘液の分泌が増加する 頸管粘液の牽糸性が下がる 頸管粘液の粘稠性が上がる	排卵抑制 排卵後の黄体細胞からプロゲステロンが分泌される	腟粘膜の菲薄化 基礎体温の上昇による高温相の形成 乳腺の発育	黄体ホルモンの全身への作用として, 現在明確に述べた報告はない. エストロゲンのように女性の全身への作用ではなく, さまざまなマイナートラブルを引き起こす物質として注目されている. PMS（月経前症候群）におけるエストロゲン/プロゲステロン比の異常, 体内の水分貯留に関与する

[定方美恵子：女性ホルモンのはたらき. NiCE母性看護学Ⅰ, 第2版（齋藤いずみ, 大平光子, 定方美恵子ほか編）, p. 184, 南江堂, 2018より許諾を得て転載]

選択し晩婚の女性が増えている. また, 日本の出生数は低下しており, 2019（令和元）年は86万4,000人であった[2]. さらに, 父母が結婚生活に入ってから第1子出生までの期間別嫡出出生割合および平均期間は, 年々長くなってきている[3]. 男女別の有業率（15歳以上人口に占める有業者の割合）についてみると, 男性は69.2％, 女性は50.7％となっており, 2012（平成24）年に比べ, 男性は0.4ポイント上昇, 女性は2.5ポイント上昇となっている[4]. 男女ともに働く社会となり, 女性が仕事をもちながら妊娠・出産・育児を継続できるよう, 国の施策が整備されてきている. 2021（令和3）年に育児・介護休業法の改正法案が国会で議論され, 出産直後に男性育休を取りやすくするために, 出産日から8週の間に, 4週間の育休を取得できるしくみがつくられ, 企業から育休取得対象の男性に対して, 取得の意向を個別に確認することが義務化された.

B. 成熟期の女性へのヘルスプロモーション・看護の視点

1 ● ヘルスリテラシーの向上

　　ヘルスリテラシーとは, 「良好な健康状態の維持, 増進のために必要となる情報にアク

セスし，理解し，活用する個人の意欲や能力を決定づける認知と社会的スキル」とされている[5]．女性1人ひとりが，それぞれの生き方に応じて必要な社会資源を活用することが重要であり，この社会資源を活用するために，適切な情報を利用する必要がある．妊娠・出産の希望の有無にかかわらず，女性が健康に関する知識を得て，女性自身が必要な援助を求める行動を起こせることが重要である．

2 ● 月経に関連した体調管理

a. 月経周期の把握

　月経のリズムを把握することにより，月経や排卵の時期を予測でき，それに合わせた生活行動をとることができるため，**月経の記録**は重要である．黄体ホルモンには眠気を促進する作用があり，排卵後から月経までの間は眠くなりやすいため，この特徴をふまえた生活を心がける．成熟期後期になると，卵巣機能が衰え，エストロゲン分泌が低下する．そのため，月経周期の乱れや，不正出血が認められることがある．

　妊娠を望む女性などにはさらに正確な月経周期を測定する1つの方法として，**基礎体温を記録**することが勧められる（p.107参照）．基礎体温により，①月経周期と排卵の有無，②排卵日の予測，③高温相の体温型による黄体機能の類推，④妊娠の参考情報，⑤妊娠成立日からの予定日修正などがわかり，不妊症の検査にも用いられる．排卵があれば，低温相からこれを境として高温相に移行していわゆる二相性のパターンを示す．排卵がなければ，二相性でなくなり，一相性のパターンになる（**図Ⅷ-11**）．

b. 月経のセルフケア

　「月経時に生じる下腹部痛」を**月経痛**という[1]．月経痛の原因の1つには，子宮を収縮させるプロスタグランジンというホルモンの作用が関係している．このホルモンの分泌量が多すぎると子宮の収縮が強まり月経痛が増す．また冷えや便秘，姿勢の悪さなどで血液の循環が滞ることで骨盤内がうっ血し，下腹部の鈍痛や腰のだるさが生じる．その他，月経に対する不安や憂うつな気持ち，**月経前症候群**（premenstrual syndrome：PMS）によるイライラなどの精神的因子によっても痛みを感じやすくなる．厚生労働省の委託を受けた調査によると，働く女性の約3分の1が月経痛に悩んでいるという報告もある[6]．月経のセルフケアは，月経血の処理や，月経記録，異常時の受診がある．月経痛に対するケアは重要で，生活への支障をなくすことが重要である（**表Ⅷ-6**）．

c. 適正な体重の維持

　BMI（body mass index）は肥満度をみる体格指標として体脂肪量とよく相関し，日本ではBMI 22がもっとも疾病が少ない指標とされている．2018（平成30）年の国民健康・栄養調査によると，女性の肥満者（BMI≧25 kg/m^2）の割合は，20〜29歳は10.7％，30〜39歳は11.5％，40〜49歳は17.1％であった[7]．また，やせ（BMI＜18.5）の割合は，20〜29歳は19.8％であった[7]．体脂肪は性ステロイドホルモンの代謝に関与し，性機能の発現と維持に重要である．初経の発来のために体脂肪率は17％，維持のために22％以上が必要であるとされている[8,9]．体脂肪率が17％に低下したときには無月経になり，その回復には22％の体脂肪率が必要である[10]．体脂肪の減少は，排卵障害や続発無月経（p.227参照）などの月経異常となりうる．また，肥満の場合にもホルモンバランスが崩れること

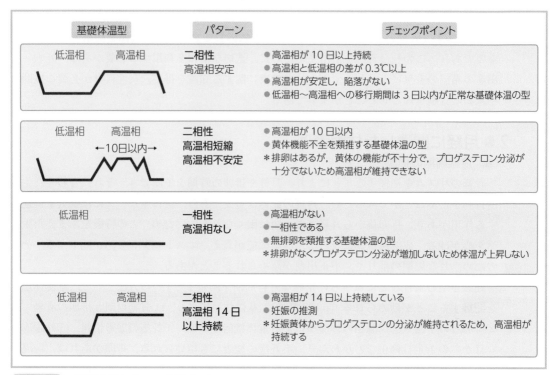

図Ⅷ-11　基礎体温とチェックポイント

[定方美恵子：基礎体温とチェックポイント．NiCE母性看護学Ⅰ，第2版（齋藤いずみ，大平光子，定方美恵子ほか編），p.183，南江堂，2018より許諾を得て転載]

表Ⅷ-6　月経痛に対するセルフケア

分類	方法
心理的対処	・月経時の処理に慣れる ・日常生活のストレスを減らす ・アロマテラピーなどでリラックス ・周囲のサポート（月経痛に対する理解）を得る
認知的対処	・月経の仕組みを学習する ・月経痛や対処法について正しく理解する
運動的対処	・体操，軽い運動や散歩 ・骨盤や股関節の周りの筋肉を動かす，伸ばす ・お腹や腰をカイロや湯たんぽなどにより温める ・足浴により血液循環を改善する
薬物的対処	・低用量ピル ・鎮痛薬（プロスタグランジン合成阻害薬，鎮痛解熱薬）

もあり，成熟期の適正な体重に対する教育が重要である．

3 ● リプロダクティブ・ヘルス / ライツと家族計画

　　リプロダクティブ・ヘルス/ライツには，女性が産む・産まないといったことを含め，自分の生き方を**自己決定**していくセクシュアルライツが認められている．看護職者として家族計画助言の際に，性交や妊娠，中絶の有無などについて自分の倫理観や道徳観を語る

のではない．リプロダクティブ・ヘルス／ライツの視点をふまえ，それぞれが自分の生き方を自己決定できるよう助言することが重要である．

a. 家族計画・受胎調節

家族計画とは，「親がその年齢，健康，経済状態，生活環境，子の数や分娩の間隔などを考慮しながら，子どもをもつことに計画性をもち，幸福な家庭を築いていくという理念」である[1]．受胎調節とは，「子どもを産むことを希望するか否かによって，人為的に受胎を抑制したり，あるいは妊娠を計画したりすること」である[1]．避妊は受胎調節の有力な手段として用いられる．一方，子どもが欲しい場合に，妊娠しやすい方法を選択することも受胎調節に含めて考えてよい[1]，とされている．

(1) 子どもを産むことを希望する場合

基礎体温では，排卵が生じて高温相となるので，基礎体温からいつ排卵があるかの予測は困難である．しかし，高温相になれば排卵があったことがわかる．排卵日は，低温相の最後の日とその前後3日間に一致することが多い[11]．妊娠を希望する場合，排卵後の卵子の寿命は約24時間，射精後の精子の寿命は約3日間といわれている．そのため，排卵日の3日前から排卵後1日までが妊娠しやすい時期であるといえる．この時期にタイミングを合わせて性交を行う（p.238の図Ⅷ-16参照）．

(2) 子どもを産むことを希望しない場合

妊娠を希望しない場合，排卵日の3日前から排卵後1日までの妊娠しやすい時期は確実に避妊する．希望する人数の子どもをもったあとは，確実に避妊をしなければならない．40歳以降の人工妊娠中絶も実施されており[12]，避妊効果の高いIUDやピルの選択が適しているといえる．IUDやピルの使用は，健康管理の機会にもなりうるため，長くつき合えるかかりつけ産婦人科医師の存在は重要である．

①避妊法

避妊法とは，「妊娠を望まない場合，受胎を防ぐために薬剤や器具を使用し，または月経周期における排卵期や射精の方法を考慮して妊娠を防ぐ方法」である[1]．避妊は妊孕性を維持したままの状態で受胎を防ぐ方法であって，その方法を中止すれば，妊孕力は元の状態に復するものをいう．夫婦やカップルの条件により避妊法の利点・欠点を考慮する必要がある（表Ⅷ-7）．

日本における避妊法の利用状況は，日本家族計画協会が行った2014（平成26）年の『第7回男女の生活と意識に関する調査報告』[13]によると，性交経験のある男女（927人）に，この1年間の避妊の状況を聞いた結果，「避妊をしている（いつも避妊している＋避妊をしたりしなかったりしている）」と回答したのは50.3％（男性50.2％，女性50.3％）であった．「避妊をしている」と回答した女性に，2つまで選択可との条件で主な避妊方法を聞くと，「コンドーム」85.5％，「腟外射精法」16.0％，「オギノ式避妊法」6.1％，「経口避妊薬（ピル）」4.6％であった[13]．避妊法選択の推移をみると，コンドームが2002（平成14）年から14.7ポイント増で日本人女性の男性用コンドームへの期待の大きさがうかがえる結果であった[13]．英国で多く利用されている女性主体のIUDやピルは，利用者が少ない[14]（表Ⅷ-8）．各避妊法の失敗率を表Ⅷ-9に示す．

緊急避妊法（emergency contraceptive: EC）とは，「避妊せずに行われた性交または避

表Ⅷ-7　避妊法一覧

種類と方法（＊）	避妊のメカニズム	長所	短所
経口避妊薬（ピル） ＊低用量経口避妊薬が主に使用され，含有ホルモン量が少ない ＊一相性ピルは原則として月経初日から21日間1錠ずつ内服し，7日間休薬あるいは偽薬を内服する．このほかに二相性ピルなどがある ＊医師の処方を受け，定期検査を受ける	・視床下部-下垂体系のゴナドトロピン分泌抑制による排卵抑制が主な避妊機序である ・そのほか，頸管粘液の性状，卵管の運動性，子宮内膜にも影響を与え，受精や着床を阻害する二重三重の避妊機構がある	・避妊効果が高い ・女性が主体的に取り組むことができる ・性感を損ねない ・避妊以外の利点をもつ（子宮内膜症の症状緩和，月経困難症の改善，良性乳房疾患の発生率減少など）	・内服開始後3周期までは不正性器出血，悪心，乳房痛，乳房緊満などをきたすことがある ・血栓症，心筋梗塞などのリスクを生ずる場合がある
子宮内避妊器具（intrauterine contraceptive device：IUD） ＊特殊な器具を子宮内に挿入する ＊医師の処置で挿入，管理・検査を受ける	・受精卵の着床を防ぐ	・妊娠を希望すれば，すぐに外すことができる ・乳汁分泌を損ねないため，出産後に適する ・性感を損ねない	・未産婦には使用しにくい ・不正性器出血，腹痛，過多月経，骨盤内感染などの副作用を生ずる場合がある
コンドーム ＊男性の勃起したペニスにかぶせる ＊射精後はすみやかにコンドームを巻き取り捨てる	・射精された精子が腟内に入らないようにする	・HIVを含む性感染症（STD）の予防が可能である ・男性の避妊への参加協力を助ける ・安価で使い方が簡単である	・女性主体で取り組めない ・破損や脱落，精液漏出などの場合がある ・性感を損ねる人がいる ・ゴムや潤滑剤へのアレルギー反応を起こす人がいる
そのほか ①女性用コンドーム ＊内リングに指を添え腟内に挿入する	・女性の腟内に挿入することで，精子の腟内への侵入を防止する	・女性が主体的に取り組むことができる	・破損，脱落，精液漏出などの場合がある ・日本では普及していない
②ペッサリー ＊前後面に殺精子薬を塗布し，人差し指で後腟円蓋と恥骨結合後縁に位置するように置く ＊性交後8時間経過後に抜去する ＊サイズを測定してもらい，自分に合うものを使用する	・女性の腟内に挿入して子宮口をふさぎ，精子が子宮内に入るのを防止する	・女性が主体的に取り組むことができる ・副作用がない ・使用後洗うことで，再度利用が可能である	・性交の場で使う ・性感を損ねる人がいる ・避妊効果が低い ・腟内に挿入することに抵抗感をもつ人がいる ・ゴムにアレルギー反応を起こす人がいる ・日本では普及していない
③殺精子剤 ＊ゼリーがある ＊性交前に精子を殺す薬品を腟内に入れる ＊コンドームと組み合わせる	・射精された精子を殺す方法である		・避妊効果が低い ・長時間になると効果が減退する ・アレルギー反応を起こす人がいる ・日本では普及していない
④緊急避妊法 ＊避妊の失敗による妊娠の可能性やレイプなどによる妊娠を回避するための緊急手段としての特殊な避妊方法である ＊性交の72時間以内に中用量ピル（レボノルゲストレル［合成黄体ホルモン］）を服用する ＊医師の処方を受け，内服する	・作用機序は不明であるが，排卵の抑止，着床障害を起こすことで，妊娠率を低下させるものである	・避妊の失敗やレイプなどによる妊娠を回避できる	・悪心，嘔吐などの副作用の頻度が高い

［定方美恵子：主な避妊法．NiCE母性看護学Ⅰ，第2版（齋藤いずみ，大平光子，定方美恵子ほか編），p.204，南江堂，2018より許諾を得て転載］

表Ⅷ-8　日英の避妊法比較

主体	避妊法	日本	英国
女性主体	女性不妊手術	1.7	8.0
	経口避妊薬	1.1	28.0
	注射避妊薬	0.0	2.0
	皮下インプラント	0.0	1.0
	IUD（intrauterine device, 子宮内避妊用具）	1.0	10.0
	腟バリア法[*1]	0.0	1.0
	リズム法	1.2	0.5
	小計	5.0	50.5
男性主体	男性用コンドーム	46.1	7.0
	男性不妊手術	0.5	21.0
	腟外射精	4.3	0.8
	小計	50.9	28.8
不明	その他の近代的方法[*2]	0.0	2.0
	その他の伝統的方法[*3]	0.5	0.0
	小計	0.5	2.0
	合計	56.5	81.3

[*1] ペッサリー, 殺精子剤の泡沫, ゼリー, クリームならびにスポンジ.
[*2] 女性用コンドーム等を含む.
[*3] LAM lactation amenorrhea method, 授乳性無月経, 性交渉しないこと等を含む.
出典：United Natins, Department of Economic and Social Affairs, Population Division（2015）. Trends in Contraceptive Use Worldwide 2015（ST/ESA/SER. A/349）を元に作成.
〔村上仁, 神田未和, 中島玖ほか：持続可能な開発目標(SDGs)の保健目標とジェンダー目標を相乗的に達成するには　日本とイギリスの比較研究から. 国際保健医療35(1)：49-64, 2020 より引用〕

表Ⅷ-9　各種避妊法使用開始1年間の失敗率（妊娠率）

避妊法	理想的な使用[*1]（％）	一般的な使用[*2]（％）	1年間の継続率（％）
ピル（OC）	0.3	8	68
コンドーム	2	15	53
殺精子剤	18	29	42
ペッサリー	6	16	57
薬物添加IUD	0.1〜0.6	0.1〜0.8	78〜81
リズム法	1〜9	25	51
女性避妊手術	0.5	0.5	100
男性避妊手術	0.1	0.15	100

[*1] 理想的な使用とは：選んだ避妊法を正しく続けて使用している場合.
[*2] 一般的な使用とは, 飲み忘れを含め一般的に使用している場合.
〔日本産科婦人科学会（編）：低用量経口避妊薬の使用に関するガイドライン改訂版（平成17年12月）, p.5,〔http://www.jsognh.jp/common/files/society/guide_line.pdf〕（最終確認：2020年11月25日）より引用〕

妊したものの避妊手段が適切かつ十分でなかった性交（unprotected sexual intercourse: UPSI）の後に緊急避難的に用いるもの」[15]である. 通常の経口避妊薬や他の避妊法のように性交の前に計画的に妊娠を回避するものとは根本的に異なる. この目的で使用される

薬剤を「緊急避妊薬（emergency contraceptive pills：ECP）」と称する．服用方法は，性交後72時間以内に緊急避妊薬（レボノルゲストレル単剤）1.5 mg錠を確実に1錠服用する（できるだけすみやかに服用するよう指導する）[16]．緊急避妊薬は，性交後72時間以内に内服する必要性があり，迅速な対応が求められるものの，産婦人科を受診しにくい状況や，デートレイプを含む犯罪などが関係する場合などにおいてもアクセスがしにくいという指摘がある．「オンライン診療の適切な実施に関する指針」（2018［平成30］年3月）（2019［令和元］年7月一部改訂）において，オンライン診療で緊急避妊にかかわる診療を行うことについて，一定の要件に加え，産婦人科医または厚生労働省が指定する研修を受講した医師が，初診からオンライン診療を行うことは許容されうることとされている[17]．看護職者として，最新の情報提供が重要である．

4 ● 女性特有のがんとヘルスケア

a. がん検診の啓発

日本のがん検診は，医療保険者や事業主により，高齢者の医療の確保に関する法律，労働安全衛生法などの個別法に基づく健康診査（健康診断）を実施している．市町村は，健康増進法に基づき，特定健診の対象とならない者の健康診査を実施するとともに，一定年齢の住民を対象としてがん検診などの各種検診を実施している．2007［平成19］年6月に策定された「がん対策推進基本計画」では，個別目標の1つとしてがん検診の受診率を50％以上とすることが掲げられた．5年後の見直しを経て2012（平成24）年6月に策定された「がん対策推進基本計画」では，「5年以内に受診率50％（胃，肺，大腸は当面40％）」が掲げられ，受診率の算定には40〜69歳（子宮頸がんは20〜69歳）までを対象とすることになった．しかし，2016（平成28）年に実施された「国民生活基礎調査」によると，日本のがん検診受診率は，男性においては，胃がん，肺がん，大腸がん検診の受診率は4〜5割程度であり，女性においては，乳がん，子宮頸がん検診を含めた5つのがん検診の受診率は3〜4割台となっている[18]．とくに子宮頸がん，乳がんについては，検診受診率が低い状況にある．諸外国では，乳がん検診・子宮頸がん検診は，国策として対策型検診が行われており，高い受診率を維持している．一方，米国では任意型検診が主体であるが，子宮頸がん検診・乳がん検診は高い受診率を維持している．**図Ⅷ-12**に示す先進国のなかで，日本の受診率は40％代ときわめて低いのが実情である[19]．がん検診を受けない理由としては，2016（平成28）年のがん対策に関する世論調査（内閣府）において，「受ける時間がないから」「健康状態に自信があり，必要性を感じないから」「心配なときはいつでも医療機関を受診できるから」などがあげられており[20]，より効果的な受診勧奨や普及啓発，受診者の立場に立った利便性への配慮などの対策が求められている．

（1）子宮頸がんの検診

子宮頸がんの検査項目は，①問診，②視診，③子宮頸部の細胞診，④内診の4項目である[21]．20歳以上が検診の対象であり，受診間隔は2年に1回である．子宮頸がんは年間約1万人が罹患し，約2,800人が死亡しており，患者数・死亡者数とも近年漸増傾向にある．とくに，他の年齢層に比較して50歳未満の若い世代での罹患の増加が問題となっている．

(2) 乳がんの検診

　乳がんの検査項目は，①問診，②乳房Ｘ線検査（マンモグラフィ）の2項目である[21].
40歳以上が検診の対象であり，受診間隔は2年に1回である．日本人における乳がんのリスクファクターとして，日本乳癌学会の乳癌診療ガイドラインでは[22]，リスクのエビデンス・グレード「確実」は，肥満（閉経後）であり，「可能性あり」は，喫煙，受動喫煙，肥満（閉経前，BMI 30以上）であった．

b. 乳がんのセルフチェック

　自分自身の乳房の変化を自分の手と目で確認する方法である，乳がんのセルフチェックは，月に一度，閉経前の場合は月経が終わった4～7日後に行う（**図Ⅷ-13**）.

　①鏡の前で腕を上げ下げして，ひきつりなどの異常がないかを目で確認する.
　②仰向けに寝て，指でつまむのではなく4本の指をそろえ，指の腹で軽く圧すようにして，しこり（硬い部分）がないかどうか，まんべんなく触れる.
　③乳首をつまみ，分泌液がないかをチェックする.

c. 子宮頸がん予防ワクチン（HPV ワクチン）の接種

　子宮頸がんの95％以上は，**ヒトパピローマウイルス（HPV）**というウイルスの感染が原因であり，子宮頸部に感染するHPVの感染経路は，性的接触と考えられている．発がん性HPVのなかで，とくに，HPV16型，HPV18型は前がん病変や子宮頸がんへ進行する頻度が高く，スピードも速いといわれている．HPVの感染を予防することにより子宮頸

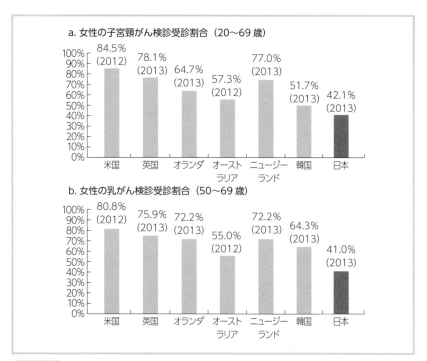

図Ⅷ-12　がん検診の国際比較

［OECD, OECD Health at a Glance 2015, Nov 2015 より引用］

がんの発症を防ぐ**HPVワクチン**が開発され，現在世界の70ヵ国以上において国のプログラムとして接種が行われている．HPVワクチン接種を国のプログラムとして早期に取り入れたオーストラリア，英国，米国，北欧などの国々では，HPV感染や前がん病変の発生が有意に低下していることが報告されている．日本ではHPVワクチンは2009（平成21）年12月に承認され，2013（平成25）年4月より定期接種となっているが，接種後に多様な症状が生じたとする報告により，2013（平成25）年6月より自治体による積極的勧奨は差し控えられている．その結果，日本のHPVワクチン接種率は1%にも満たない[23]．接種後の相談窓口として，各都道府県に「ヒトパピローマウイルス感染症の予防接種後に症状が生じた方に対する相談窓口」を設置している．また，9価ワクチンも日本で承認され（2020年7月），定期接種プログラムに加わることが期待されている．

①両腕を下げたまま，左右の乳房や乳首の形を覚えておきます

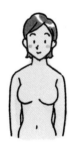

②両腕を上げて正面，側面，斜めを鏡に映し，次のことを調べます
A．乳房のどこかに，くぼみやひきつれたところはないか
B．乳首がへこんだり，湿疹のような，ただれができていないか

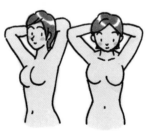

③あおむけに寝て，右の乳房を調べるときは右肩の下に座布団か薄い枕を敷き，乳房が垂れず胸の上に平均に広がるようにします

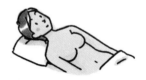

④乳房の内側半分を調べるには，右腕を頭の後方に上げ，左手の指の腹で，軽く圧迫して，まんべんなく触れてみます

⑤左側半分を調べるには，右腕を自然な位置に下げ，やはり左手の指の腹で同じようにまんべんなく触れてみます．最後にわきの下に手を入れて，シコリがないか触れてみます

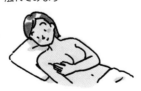

⑥乳房を指先でつまむようにして調べると，異常がなくてもシコリのように感じますから，必ず指の腹で探ってください（左の乳房も同じ要領で調べます）

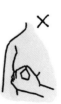

⑦左右の乳首を軽くつまみ，お乳をしぼり出すようにして，血液のような異常な液が出ないかを調べます

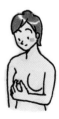

図Ⅷ-13　乳がんの自己検診法
［日本対がん協会リーフレットより作成］

C. 成熟期の女性の健康問題と看護

1 ● 月経異常症

a. 月経異常症とは

　月経周期の異常，無月経，月経随伴症状の病的症状，月経持続日数および月経量の異常を**月経異常**という[24]．

　月経周期が延長し39日以上3ヵ月以内で発来した月経を**希発月経**といい，ほとんどは内分泌異常による．月経周期が短縮し24日以内で発来した月経を**頻発月経**といい，間脳-下垂体-性腺系の機能障害による[24]．

　「周期的な月経が発来すべき年齢層の女性において一定期間月経がない状態」を**無月経**という[1]．「満18歳を迎えても初経の起こらないもの」を原発無月経といい[1]，「これまであった月経が3ヵ月以上停止したもの」を続発無月経という[1]．無月経の原因としては間脳下垂体障害，卵巣機能不全，高度の子宮発育不全，処女膜閉鎖，腟閉鎖などがあげられる．

　月経困難症とは，月経期間中に月経に随伴して起こる病的症状をいう[1]．月経直前あるいは月経開始とともに症状が出現し，月経終了前あるいは終了とともに消失する．発生機序としては，心因説，体質説，内分泌説，子宮過度収縮説，プロスタグランジン説などがある．種類としては骨盤内に器質性疾患がない機能性月経困難症と子宮平滑筋に発生する良性の腫瘍である子宮筋腫，異所性子宮内膜組織を子宮筋層内に認める広義の子宮内膜症である子宮腺筋症などが原因となる器質性月経困難症がある．**月経前症候群**とは，月経前3～10日の黄体期の間中続く精神的あるいは身体的症状で，月経とともに減退ないし消失するものをいい[1]，原因は明らかにされていない．身体症状は，腹痛，頭痛，腰痛，むくみ，おなかの張り，乳房の張りなどがある．精神神経症状として，情緒不安定，イライラ，抑うつ，不安，眠気，集中力の低下，睡眠障害，自律神経症状としてのぼせ，食欲不振・過食，めまい，倦怠感などがある[25]．

　過短月経とは出血日数が2日以内のものをいい，**過少月経**とは経血量が20～30 mL以下のものをいい，機能性として黄体機能不全，無排卵周期症，希発月経，高プロラクチン血症および甲状腺機能異常などがあげられる[24]．器質性としては子宮腔癒着，子宮内膜炎および子宮発育不全症などがある．**過長月経**とは出血日数が8日以上続くものをいい，**過多月経**とは月経量が150 mL以上のものをいい，機能性として，プロゲステロンが関与しない出血のために内膜剝離は不完全となり出血が持続することが多い[24]．

b. 検査・治療

　月経周期の異常は，問診・基礎体温で診断し，無排卵性希発月経に対してはエストロゲン持続状態による子宮内膜がんの発生を予防するために，排卵誘発を行うか，性ステロイド薬を投与する．頻発月経に対しては，排卵性頻発月経で貧血がない場合は放置してよいが，挙児希望例に対しては，排卵誘発剤を用いて正常周期を確立する．月経持続日数および月経量の異常は，機能性か器質性かを鑑別する．機能性に対して，黄体機能不全などの治療を行い，器質性に対して原疾患の治療を行う．機能性月経困難症の治療は，プロスタグランジンの合成阻害薬である非ステロイド性抗炎症薬，低用量エストロゲン・プロゲス

チン配合薬などによる薬物療法が月経痛を軽減するのに効果的である．器質的月経困難症は同様の薬物療法が行われるが，原疾患の治療を優先して行われる．

c. 看　護

(1) 検査・治療に関する看護援助

月経の症状を正しく理解し，月経痛に対する対処法を知るため，医師からの検査と治療に対する説明の理解を促進できるよう援助する．

(2) 心理・社会的支援

月経困難症は，女性のQOL（quality of life），QOW（quality of working）を低下させる一要因となっている．この症状によるQOWの低下は年間3,800億円の労働損失を招くといわれている[26]．社会的な影響も大きいため，社会で活躍する女性への支援は重要である．また，健康相談や健康教育を通じ，当事者である女性だけでなく家族や職場や男性など，周囲の人たちへの働きかけも重要である．

(3) セルフケアへの支援

月経のセルフチェックとアセスメントのために，月経の記録をカレンダー式に記録できる手帳やスマホアプリが開発されている．基礎体温表と月経の記録や体調を併記するものもあるため，基礎体温測定もセルフチェックの1つである．自分の月経前後の症状を知ること，月経を指標として健康チェックできること，これが女性の強みであることを理解することはセルフチェックへの健康教育として重要な視点となる．

2 ● 子宮筋腫

a. 子宮筋腫とは

子宮筋腫は平滑筋で構成された子宮筋組織のなかかその周辺に存在するが，子宮筋とは明瞭に区別される結節状の平滑筋で構成された良性腫瘍である[24]．子宮筋腫は女性骨盤内に発生する腫瘍のなかでもっとも頻度の高いものである．一般的には40歳代以降の女性に多発するが，30歳以上の女性の20〜30％に子宮筋腫が存在すると考えられている．子宮筋腫は性成熟期以降に発生し，初経前の女性にはほとんど発生しない．また閉経期以降は腫瘤が縮小することなどから，性ステロイドホルモンの周期的作用が筋腫発生に関与していることが示唆されている．子宮筋層に発生した筋腫は，漿膜下，壁内（筋層内），粘膜下筋腫に分類される．

一般的な症状として，過多月経，月経困難症，不妊，下腹痛，圧迫症状，性器出血，鉄欠乏性貧血などである．漿膜下筋腫では6 cmくらいまでは無症状の場合が多いが，7 cmを超えると膀胱や直腸，骨盤への圧迫症状が現れ頻尿や便秘，腰痛となる．筋層内筋腫では3 cmくらいまでは無症状であるが，それを超えて腫大すると過多月経，月経困難症，下腹痛などが起きやすい．粘膜下筋腫では1 cm径でも，過多月経，月経困難症，不正性器出血，不妊，貧血や筋腫の刺激による淡黄色の粘液水様分泌物の増加などがある．

子宮筋腫を有する女性が妊娠した場合，流産，早産，胎児発育遅延，胎位異常，早期破水，分娩障害，子宮復古不全，子宮内反症などが起こりやすい．また，子宮筋腫は，エストロゲンによって増大・変性しやすく，変性に伴い感染を起こすことがあり，子宮収縮が誘発され，切迫流早産の原因となる．

b. 検査・治療

問診，内診，超音波検査，MRI，子宮鏡などの所見によって診断する．漿膜下筋腫，筋層内筋腫の小さいもので症状がないものは妊孕性に影響はなく，経過観察でよい．しかし性成熟期女性の場合，筋腫は増大傾向にあるため，3〜6ヵ月ごとに検診する必要がある．治療の対象になるのは手拳大以上か，それ以下でも症状がある場合，あるいは妊孕性に影響がある場合である．妊孕性を温存する場合，薬物療法（下垂体からのゴナドトロピンを抑制して卵巣機能を抑制する），外科的療法（子宮機能保存手術である筋腫核出術）を行う．ゴナドトロピン放出ホルモン（GnRH）アゴニスト投与による偽閉経療法などを併用する．偽閉経療法とは，卵巣機能を低下させ仮の閉経状態をつくり，エストロゲン依存性のある子宮筋腫を縮小させる方法である．

妊孕性を温存する必要がない場合は，単純子宮全摘術が行われる．また，治療法として子宮動脈塞栓術（UAE）が行われている．X線透視下に経皮的に1側の大腿動脈穿刺により子宮筋腫に栄養している子宮動脈に選択的にカテーテルを挿入し，塞栓物質を注入して塞栓化を行う．

c. 看　護

(1) 検査・治療に関する看護援助

経過観察や対症療法を実施している時期は，患者の不安を緩和することが重要である．子宮筋腫は悪性化することはほとんどないが，患者は，がんになるかもしれないという不安を抱く場合もある．対症療法を行っている場合は，予後に対する不安もある．そのような心理を理解し，受容的な態度でかかわる．

(2) 心理・社会的支援

手術を受ける患者は，手術そのものの不安と，子宮全摘術を受ける場合は女性生殖器を失う不安がある．女性性喪失感出現時期について，病名を知ったときがもっとも多く，次いで手術が決定したときである[27]．術前には，医師から説明を受けた手術内容や合併症，術後の性交渉などについて女性の理解度を確認する．家族やパートナーも医師からの説明に同席できるよう配慮する．また，性に関する不安や悩みをもつことが多いため，それらへの支援も重要である．

(3) セルフケアへの支援

生活の観点から，過多月経は身体面への影響のみならず，社会生活への影響を及ぼす．30歳代は，妊娠・出産に関連した子宮筋腫の悩みも生じる．子宮筋腫治療の選択には，女性自身が納得したうえで意思決定ができるよう援助する必要がある．年齢やライフスタイル，挙児希望などを聞き，治療方針について医師とともに決定できるようサポートする．

3 ● 子宮内膜症

a. 子宮内膜症とは

子宮内膜と類似した組織が子宮以外の部位で発生・発育した状態を**子宮内膜症**という[24]．発生部位により内性子宮内膜症（子宮腺筋症）と子宮外に発生する骨盤内子宮内膜症などの外性子宮内膜症に分けられる．20〜30歳代の女性で発症することが多く，そのピークは30〜34歳にあるといわれている．子宮内膜症の発生機序は，子宮内膜細胞移植説や体

腔上皮化生説，誘導説などいくつか提唱されているが，明らかになっていない．代表的な症状は月経困難症，慢性骨盤痛，性交痛，排便痛などであり，腹膜病変は不妊の原因となることもある．

　子宮内膜症は良性の疾患であり，生命を脅かすものではないが，その特徴である痛みは非常に強い．また家庭や社会において活躍する年代の女性に特有の病気であり，患者の生活の質（QOL）と女性が担っている役割の両方に影響を及ぼす．

b. 検査・治療

　問診，内診，超音波検査，腫瘍マーカー，CT，MRIなどで臨床的に診断する．確定診断は，直接子宮内膜症病巣を肉眼で確認することであるが，全例に腹腔鏡検査を施行することは困難である．治療法は，薬物療法と手術療法に大別される．薬物療法は，疼痛に対する対症療法と内分泌療法がある．内分泌療法には，低用量ピル療法，ダナゾール療法，GnRHアナログ療法，黄体ホルモン療法が用いられる．ダナゾールは主として直接子宮内膜あるいは子宮内膜症組織に作用することで臨床効果を発揮するとされている．副作用は，体重増加，筋肉痛，痤瘡，発疹，肝機能障害などがある．GnRHアナログの作用機序は，血中のゴナドトロピンの低下をもたらし，その結果，低エストロゲン状態をつくり出すものである．副作用は，ホットフラッシュ，発汗，倦怠感などの更年期障害と類似した症状がみられる．また，6ヵ月の使用でも骨量が5〜6%低下するため長期投与または反復投与は避けなければならない．薬物療法が比較的長期にわたることや根本治療にならないという問題点もある．

　手術療法は，腹腔鏡下手術が行われることが多い．手技として病巣の焼灼，蒸散，チョコレート嚢胞の摘出，癒着剥離，仙骨子宮靱帯の切断術などがなされる．根治手術では，子宮と卵巣の摘出を行う．確定診断を兼ねており，薬物療法に比べて再発率も低い．子宮内膜症の管理は個別的であり，患者の希望を配慮し，QOLを高めることが重要である．

c. 看　護

（1）検査・治療に関する看護援助

　子宮内膜症は，強い月経困難症症状を引き起こし，不妊の原因ともなり，治療も長期に及ぶことが考えられる．手術を選択することは，女性にとって重大な決断となる．また，薬物療法のうち内分泌療法は，エストロゲンの減少による全身の影響や，更年期症状や男性化症状などの副作用があること，薬物療法が長期に及ぶことや根本治療とならない点もある．身体への負担や再発への不安，生活面などに対して，医学的な説明や，治療法の選択のための情報提供だけでなく，女性の立場に立った情報を提供し，QOLを高めることができる選択を女性自身が行えるように支援する．

（2）心理・社会的支援

　子宮内膜症は，激しい疼痛を症状とするため，仕事などの社会生活に支障をきたすことがある．治療法を選択する場合には，正しい知識と情報の提供とともに，セカンドオピニオンやインフォームド・チョイスが重要である．また，初発症状が月経に伴う自覚症状であるため，子宮内膜症に関する正しい知識をもち，子宮内膜症と月経随伴症状との関係を理解し，早い時期に医療機関を受診できるよう，女性への情報提供が重要である．

(3) セルフケアへの支援

　強い痛みを感じながらの日常生活はつらく，QOLの低下や，月経に対する否定的な感情を抱くこともある．鎮痛薬は月経開始の前日や1日目に痛みの前徴をとらえて早めに服用するほうが効果的である．自分の身体の状態を把握しておくことが重要である．また，日常生活の影響を受けるといわれている．規則正しい食事や運動，ストレスをためない生活など，日常生活の心がけも重要となる．

4 ● 卵巣嚢腫

a. 卵巣嚢腫とは

　卵巣嚢腫は，卵巣に発生する液状の内容を納めた袋状の病変で，20～30歳代に多い良性腫瘍である．子宮内膜症により卵巣内にチョコレートのような古い出血が貯留する「卵巣子宮内膜症性嚢胞（チョコレート嚢胞）」，水や粘液が貯留する「嚢胞腺腫」，皮膚や毛髪・歯などの体の他の部位の組織が貯留する「皮様嚢腫」などがある．卵巣嚢腫は，大きさにより下腹痛や腹部の腫瘤感を生じる．とりわけ卵巣皮様嚢腫の場合，茎捻転を起こすことがあり，急性腹症で救急受診となる場合がある．また無症状で健康診断や妊娠を契機に発見されることも多く，内科などを受診した際に偶然発見されることもある．

b. 検査・治療

　卵巣嚢腫の診断は，主に画像診断で行う．内診（触診）でも，ある程度の大きさになると診断が可能になる．超音波検査（経腟・経腹）では，卵巣嚢腫の大きさやおおよその状態がわかる．CT検査やMRI検査では，嚢腫の内部の構造を詳細に調べることができるため，卵巣嚢腫の種類の決定や，良悪性の予測に役立つ．血清腫瘍マーカーは，卵巣嚢腫の良悪性を予測する補助的な検査となる．ある程度の大きさや，疼痛や腹部の腫瘤感/圧迫感などの症状がある場合は，手術療法の適応となる．大きさが小さく，悪性を疑う所見が乏しければ，超音波検査などによる定期的な経過観察を行う．GnRHアゴニストや，黄体ホルモン，低用量ピルなどのホルモン療法を行うこともある．

c. 看　護

　一定の大きさまでは無症状のことが多く，しばしば検診または妊娠時に偶然発見されることもある．卵巣の疾患の告知に動揺する患者もいる．治療法の選択のための情報提供だけでなく，女性の立場に立った情報を提供する．患者の年齢や妊娠希望の有無や仕事内容などを考慮し，生活スタイルやライフプランに合った治療選択を女性自身ができるように支援する．強い痛みがある場合，医師からの鎮痛薬処方と合わせて，痛みが出現する前に内服することや，痛みの出現時に内服するなど，鎮痛薬を飲む時期を具体的に説明し，痛みのコントロールをセルフケアできるよう援助する．

5 ● 子宮体がん，子宮頸がん，卵巣がん，乳がん

a. 女性生殖器のがんとは

　2018（平成30）年全国がん登録—罹患数・率 報告によると上皮内がんを除く全部位の罹患数は，98万856人であった．罹患数の順位を部位別にみると，男性は，前立腺，胃，大腸，肺，肝の順であった．女性は，乳房，大腸，肺，胃，子宮の順であった．男性の5

表Ⅷ-10　がん治療別の性腺機能への影響

女子・女性に対して

- 卵巣や骨盤臓器に対する手術は，化学療法や放射線治療を併用しない場合であっても，卵胞（卵子，顆粒膜細胞，莢膜細胞などの集合体で，卵胞の成熟とともに卵子は成熟する）数を減少させ性ホルモン産生能を低下させ卵巣機能不全を生じる可能性がある
- 化学療法は，卵胞発育を障害し，一時的な無月経をきたすことが多いが，回復するものも多い．その一方で，卵巣への毒性が高い，シクロホスファミド，ブスルファンなどのアルキル化薬，シスプラチンなどの白金製剤は，卵子数を減少させる．総使用量の増加により治療後早期の永続的な卵子消失，ホルモン産生能低下を生じる
- 卵巣への放射線照射は，卵子数を減少させ，卵巣機能の低下を起こす．総照射線量の増加により治療後早期の永続的な卵子消失，ホルモン産生能低下を生じる．また，視床下部や下垂体への放射線照射により排卵障害を生じることがある

［日本癌治療学会：性別，がん治療別の性腺機能への影響（女子・女性に対して）．がん診療ガイドライン，〔http://www.jsco-cpg.jp/fertility/guideline/#I〕（最終確認：2021年7月20日）より許諾を得て転載］

部位（大腸，胃，前立腺，肺，肝および肝内胆管）では，大腸の曲線の立ち上がりが早く，50歳代前半からすでに増加傾向がみられる．女性の5部位（乳房，大腸，肺，胃，子宮）では，乳がんは特徴的な罹患率の曲線を示し，30歳代前半から急増し，45〜49歳で最初のピークを迎えた後減少し，65〜69歳での2回目のピークの後，減少していた[28]．

　AYA世代とは，adolescent & young adult（思春期・若年成人）のことをいい，15歳から39歳の患者があてはまる．厚生労働省のがん対策推進基本計画（第3期）によると，AYA世代に発症するがんについては，その診療体制が定まっておらず，また，小児と成人領域の狭間で患者が適切な治療が受けられないおそれがある[29]．他の世代に比べて患者数が少なく，疾患構成が多様であることから，医療従事者に，診療や相談支援の経験が蓄積されにくい．また，AYA世代は，年代によって，就学，就労，生殖機能などの状況が異なり，患者視点での教育，就労，生殖機能の温存などに関する情報・相談体制などが十分ではない[29]．心理社会的状況もさまざまであるため，個々のAYA世代のがん患者の状況に応じた多様なニーズに対応できるよう，情報提供，支援体制および診療体制の整備などが求められている[29]．乳がん，子宮がんの好発年齢はその他のがん疾患より低く[28]，悪性新生物の分類での死亡率も有意に高い[30]．また，女性の第一子平均出産年齢は30.4歳であり[31]，年齢からみると，子育て中の女性が多いことになる．この子育て期にある女性ががんに罹患した場合，入院・治療を進めていくには，多くのサポートが必要となる．1980年代に，米国において，乳がんに罹患した女性の家族への影響を明らかにする研究が開始された[32,33]．これにより，1人の女性ががんに罹患することが家族全体に大きな変化を及ぼすことが明らかになっている[32,33]．とくに子どもは，親のがん罹患により日常生活や精神面に影響が生じ，親ががんでない子どもに比べると不安が高いことが示された[34]．そのため，子どもを支援するプログラムが提供され始めている[35,36]．

　手術をはじめ，抗がん薬や放射線治療などの"がん治療"によって妊孕性がダメージを受けることが知られており（**表Ⅷ-10**），**妊孕性を温存**するための取り組みがなされてきた．婦人科分野では古典的には子宮や卵巣を温存するための手術方法（子宮頸部円錐切除術や子宮筋腫核出術，卵巣嚢腫切除術など）が考案されてきた．さらに，近年の生殖医療や凍結技術の発達により，受精卵（胚）を凍結することが可能になっている．日本産科婦

人科学会は，2014（平成26）年「医学的適応による未受精卵子および卵巣組織の採取・凍結・保存に関する見解」を示した[37]．

b. 主な女性生殖器のがんの病態と治療

(1) 子宮体がん

　子宮体がんとは，子宮体部に発生する上皮性悪性腫瘍である[1]．そのほとんどは，子宮体部の内側にあり卵巣から分泌される卵胞ホルモンの作用を受けて月経を起こす子宮内膜という組織から発生し，子宮内膜がんともよばれている．子宮体がんは，2018（平成30）年には，日本全国で1年間に17,089人が診断された[38]．子宮体がんと診断される人は40歳ごろから増加して，50歳から60歳代でピークを迎える．もっとも多い自覚症状は出血である．出血の程度には，おりものに血が混ざり，褐色になるだけのものもある．治療の主体は手術である．診断した時点で手術による病巣の完全摘出が困難な場合には，抗がん薬治療（化学療法）や放射線治療などが行われる．

(2) 子宮頸がん

　子宮頸がんとは，子宮下部の管状の部分を子宮頸部といい，子宮頸部に発生する上皮性悪性腫瘍である[1]．子宮頸がんは子宮がんのうち約7割を占める．以前は発症のピークが40〜50歳代だったが，最近は20〜30歳代の女性に増えてきており，30歳代後半がピークとなっている．2018（平成30）年には，日本全国で1年間に10,978人が診断された[38]．毎年約3,000人が死亡しており，患者数も死亡率も増加している．子宮頸がんのほとんどは，ヒトパピローマウイルス（HPV）というウイルスの感染が原因であることがわかっている．子宮頸がんは通常，早期にはほとんど自覚症状はないが，進行するに従って異常なおりもの，月経以外の出血（不正性器出血），性行為の際の出血，下腹部の痛みなどが生じる．子宮頸がんの治療方法は，手術療法，放射線療法，化学療法（抗がん薬）の3つを単独，もしくは組み合わせて行う．

(3) 卵巣がん

　卵巣がんは，卵巣に発生した悪性腫瘍である．卵巣に発生する腫瘍には，良性と悪性，その中間的な境界悪性というものがある．はじめはほとんど自覚症状がない．2018（平成30）年には，日本全国で1年間に13,049人が診断された[38]．40歳代から増加を始め，50歳代前半から60歳代前半でピークを迎え，その後は次第に減少する．治療法は，標準治療に基づいて進行状況，年齢，患者の希望などを合わせて検討し，決定する．卵巣がんの場合，手術によって，組織型と手術進行期分類をもとに診断する．卵巣がんは進行した状態で発見されることが多いため，術後化学療法が行われることもある．

(4) 乳がん

　乳がんは乳管や小葉上皮から発生する悪性腫瘍であり，約7割はエストロゲンにさらされる期間の長期化や，食生活の欧米化に伴う肥満や初経年齢の早期化などが関与している．約1割は遺伝性であるとされる．2018（平成30）年には，日本全国で1年間に93,858人が診断された[38]．自覚症状は，乳房の腫瘤（しこり）の触知であるが，視診の所見としては，乳頭陥没，えくぼ徴候（dimpling sign），乳頭分泌（とくに血性），乳頭・乳輪びらんが認められる．治療は，非浸潤がんには手術療法が行われ，浸潤がんでは手術療法と術後薬物療法，腫瘍の大きさが小さい場合は乳房部分切除と放射線療法を併用した乳房温存法が

行われる．治療後は，必要な患者にアピアランスケア（医学的・整容的・心理社会的支援を用いて，外見の変化を補完し，外見の変化に起因するがん患者の苦痛を軽減するケア）[39]が行われている．乳房切除術後に皮膚科や形成外科の治療と連動したり，薬物療法後にウィッグ（かつら）を使った方法，あるいは心理学的な手法などがある．

c. 看 護

(1) 女性生殖器がん患者への看護

女性生殖器系がんの患者は，手術でがんを切除すると，リンパ浮腫，排尿・排便障害，性交痛など手術に伴う合併症が生じることが多い．また，両側の卵巣を切除すると卵巣欠落症状が出現する．さらに，これらの合併症と術後補助療法による副作用が重複し，苦痛が増強することもある．なかでもセクシュアリティは，疾患や治療そのものでの女性性の喪失，性機能障害，患者とパートナーとの関係性の変化など多大な影響を受ける[40]．女性生殖器系がんサバイバーのセクシュアリティに関する文献研究によると，患者，パートナーのセクシュアリティに関する苦痛内容・ニーズが明らかとなり，ケア対象としてパートナーを含めることの重要性が示唆されている[38]．また，若年女性生殖器がん術後患者についての研究によると，他者との関係における困難を乗り越えることを支える看護援助として，①子宮・卵巣の喪失や妊孕性喪失の受容を促し自己像の再確立を支える，②性生活を無理なく維持できるようにする，③パートナーや家族そして社会とのつながりを調整し，困難を乗り越える心の基盤をつくる，④患者の社会復帰を支えること，があげられている[41]．妊孕性温存のために，古典的には子宮や卵巣を温存するための手術方法や，生殖医療や凍結技術の発達による受精卵凍結や未受精卵凍結が行われている．看護職者の役割は，患者の思いに寄り添い，調整役となる．患者が納得のいく意思決定をするために不足している点を確認し，医師や心理士へのつなぎ役になることや，追加の情報提供を行う．

6 ● 不妊症・不育症

a. 不妊症とは

不妊症（infertility, sterility）とは，「生殖年齢の男女が妊娠を希望し，ある一定期間，避妊することなく通常の性交を継続的に行っているにもかかわらず，妊娠の成立をみない場合を不妊という．その一定期間については1年というのが一般的である．日本では，不妊を心配したことのある夫婦は35％，実際に不妊の検査や治療を受けたことがある（または現在受けている）夫婦は18.2％で，これは夫婦全体の5.5組に1組にあたる（国立社会保障・人口問題研究所「2015年社会保障・人口問題基本調査」による）．

一度も妊娠したことがない場合を原発性不妊症，妊娠の既往はあるがその後妊娠しない場合を続発性不妊症という[42]．また，子どもを1人産んでいれば不妊ではないというわけではなく，2人目の子どもの出産に向けて不妊治療をしているという場合もある．

(1) 原 因

WHO（世界保健機関）は不妊原因には，女性側因子41％，男性側因子24％，男女双方の因子24％，原因不明（機能性不妊）11％であると報告している．男性側因子と男女双方の因子がともに24％あることから，不妊の原因の男女比は半々であると述べる臨床医は多い．

　女性側因子には，排卵因子，卵管因子，子宮因子，頸管因子などがある．男性側因子には，造精機能障害，精路通過障害，性機能障害などがある（**表Ⅷ-11**）．その他，妊娠しにくくなる要因として，年齢・喫煙などもある．

b. 不妊症の検査・治療

(1) 検　査

　主要な基本検査には　①基礎体温測定，②経腟超音波検査，③血中ホルモン測定，④子宮卵管疎通性検査，⑤子宮頸管粘液検査，⑥フーナーテスト，⑦クラミジア抗体検査，⑧精液検査（**表Ⅷ-12，13**）がある．基本検査のほとんどは，女性の月経周期に合わせて実施する（**表Ⅷ-14，図Ⅷ-14**）．上記検査で異常がみつかった場合，さらに詳細な検査

表Ⅷ-11　不妊原因と主な疾患

不妊原因		主な疾患
女性	排卵因子 ホルモン異常	高プロラクチン血症，多嚢胞性卵巣症候群 無排卵月経，早発性卵巣機能不全 ダイエット，ストレス
	卵管因子 閉塞，狭窄，癒着	クラミジア感染，淋菌感染 子宮内膜症，卵管周囲炎
	子宮因子 形態異常，癒着	子宮奇形，子宮発育不全 子宮筋腫，子宮内宮癒着症（アッシャーマン症候群）
	頸管因子 頸管粘液の不足	頸管粘液分泌不全
女性・男性	免疫障害 受精異常	抗精子抗体，抗透明体抗体
男性	造精機能障害	無精子症，精子減少症，クラインフェルター症候群
	精路通過障害	閉塞性無精子症
	性機能障害	勃起障害，射精障害

表Ⅷ-12　精液検査所見の正常下限値

WHOマニュアル第5版（2010年）と第6版（2021年）の下限基準値（95% CL）

	WHO 2010	WHO 2021
精液量（mL）	1.5（1.4〜1.7）	1.4（1.3〜1.5）
総精子数（10^6/精液中）	39（33〜46）	39（35〜40）
運動率（%）	40（38〜42）	42（40〜43）
前進運動率（%）	32（31〜34）	30（29〜31）
非前進運動率（%）	1	1（1〜1）
不動精子（%）	22	20（19〜20）
生存率（%）	58（55〜63）	54（50〜56）
正常形態率（%）	4（3.0〜4.0）	4（3.9〜4.0）

＊WHO 2021は12ヵ国の3,500人以上のデータを分析．
避妊中止後12ヵ月以内にパートナーが自然妊娠した男性の精液検査．2〜7日間の禁欲期間後に行った自然妊娠の可能性がある必要最低限のデータ．
［Florence Boitrelle, Rupin Shah, Ramadan Saleh：The Sixth Edition of the WHO Manual for Human Semen Analysis: A Critical Review and SWOT Analysis, Life **11**（12）：1368, 2021 より引用］

表Ⅷ-13　精液所見による診断

診断名	英語表記	基準
正常精液	normozoospermia	全検査項目の基準値を満たす
乏精子症	oligozoospermia	精子濃度が$20×10^6$/mL 未満
精子無力症	asthenozoospermia	前進運動精子が50％未満 もしくは高速直進精子が25％未満
奇形精子症	teratozoospermia	正常形態精子が15％未満
無精子症	azoospermia	精液中に精子が存在しない
無精液症	aspermia	精液が射出されない

［日本産科婦人科学会：精液検査，研修コーナー．日本産科婦人科学会雑誌59（4）：32，2007 より引用］

表Ⅷ-14　不妊症の主要な基本検査

検査名	実施時期	方法	検査からわかること
基礎体温測定	毎日	婦人体温計を用いて，早朝に舌の下で測定する連続的な体温測定（3ヵ月以上記録した表が望ましい）	排卵の有無，排卵日の予測，黄体機能不全の有無
経腟超音波検査	卵胞期 排卵期	腟からの超音波断層撮影	子宮内膜の厚さや卵胞の数や発育状態
血中ホルモン測定	月経期〜排卵期	末梢血の採血	ホルモン量 FSH・LH（月経期）／プロゲステロン・プロラクチン（黄体期）
子宮卵管疎通性検査 （造影法・通気法・通水法）	月経開始 4〜5日ごろ	造影剤を用いた子宮・卵管のX線検査	子宮・卵管の形態，卵管の通過性，卵管采周囲の癒着の有無
子宮頸管粘液検査	排卵期	排卵期の頸管粘液を採取	頸管粘液の量，透明度，牽糸性，羊歯状結晶の有無により排卵期の予想を立てる
フーナーテスト （頸管粘液精子適合試験）	排卵期	性交後の頸管粘液を注射器で採取	頸管粘液に接触した精子の生存や運動状態を確認
クラミジア抗体検査（IgG・IgA）	いつでも可能	末梢血の採取	クラミジア感染の有無
精液検査	いつでも可能	用手にて精液を採取 （変動があるので時期をおいて2〜3回は実施）	精液の量，精子の数や運動率，奇形率，白血球数など

（二次検査）を実施する．

　検査通院は頻回にのぼるほか，子宮卵管造影検査は痛みを，フーナーテストは羞恥心を伴うなど，不妊検査・治療における女性の心理・社会的負担は大きい．

(2) 治　療

　不妊症の治療は，不妊原因となる疾患の治療や回復を目的としたものと，妊娠を目的としたものに大別される．前者は，ホルモン補充療法，抗菌薬による感染症治療，子宮筋腫核出術，卵管や精管の再建術，精索静脈瘤の手術などがあり，保険適用の対象となる．

　後者は，人工授精，体外受精，顕微授精，凍結胚移植などがあり，保険適用の対象外となる．なかでも体外受精，顕微授精，凍結胚移植のように配偶子である卵子や精子を体外

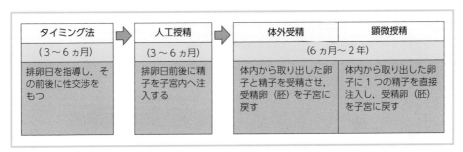

月経	卵胞期（低温相）	排卵期	黄体期（高温相）
月経期検査 （月経3〜7日目）	卵胞期検査 （月経8〜9日目）	排卵期検査 （月経12〜15日目）	黄体期検査 （黄体期6〜8日目）
血中ホルモン検査 LH, FSH, E$_2$ PRL, テストステロン	子宮卵管疎通性検査 （造影法，通気法，通水法） 経腟超音波検査 （卵胞，子宮内膜）	子宮頸管粘液検査 フーナーテスト 経腟超音波検査 （卵胞，子宮内膜）	血中ホルモン検査 E$_2$, P$_4$

図Ⅷ-14　女性の月経周期に合わせて実施する不妊検査

タイミング法	人工授精	体外受精	顕微授精
（3〜6ヵ月）	（3〜6ヵ月）	（6ヵ月〜2年）	
排卵日を指導し，その前後に性交渉をもつ	排卵日前後に精子を子宮内へ注入する	体内から取り出した卵子と精子を受精させ，受精卵（胚）を子宮に戻す	体内から取り出した卵子に1つの精子を直接注入し，受精卵（胚）を子宮に戻す

図Ⅷ-15　一般的な不妊治療のステップアップの流れ

に取り出し，体外で受精させる技術を**生殖補助医療**（assisted reproductive technology：
ART）という．

　不妊症は生命や健康に直結する疾患ではなく，「受診する・しない」「治療を受ける・受けない」の決定は当事者の意思に大きく委ねられるという特殊性をもつ．

　治療は女性の年齢が若く，不妊原因などがないカップルでは一般的に妊娠しやすい時期を見計らったうえで性交をする**タイミング法**が不妊治療の第一選択であり，身体の負担も少ない．タイミング法を3〜6ヵ月実施して妊娠に至らない場合，治療のステップアップが検討される（**図Ⅷ-15**）．しかし，卵管癒着や精子数が少ないなどの不妊原因や女性の年齢を考慮して初めから体外受精や顕微授精といった方法が検討されることもある．

　2019（令和元）年に実施された，ARTの治療周期総数は458,101件，生まれた子どもは60,598人に至る．これは同年の全出生数の14.3人に1人の割合となり，年々増加傾向にある．

　厚生労働省の報告によると，第1子を出産した女性の平均年齢は2011（平成23）年に30.1歳で初めて30歳を超え，2015（平成27）年から2019（令和元）年にかけては30.7歳とさらに上昇している[43]．女性の年齢が高くなるほど妊娠率は下がり，流産率は増加する．晩産化は生殖補助医療の利用をますます加速させるといえよう．

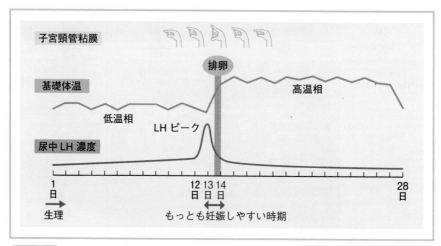

図Ⅷ-16　タイミング法

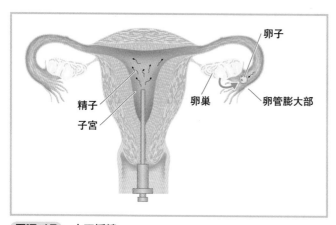

図Ⅷ-17　人工授精

①タイミング法

　超音波検査で子宮内膜や卵胞の大きさ，頸管粘液，血液もしくは尿によるLH（黄体形成ホルモン）を測定し，サージ（急激な増加）が起きているかを確認する．排卵日を予測し，もっとも妊娠しやすい時期に合わせて性交を行う（**図Ⅷ-16**）．

②人工授精

　人工授精は原因不明の機能性不妊や軽度の乏精子症，精子無力症に行う．タイミング法と同様に排卵日を予測し，排卵日に合わせて用手で採取した精液を洗浄，回収，濃縮して人工的に細い管で子宮内に注入する方法である（**図Ⅷ-17**）．卵子の排卵数を殖やすため排卵刺激法を併用することもある（**図Ⅷ-18**）．

③体外受精（IVF），胚移植（ET）

　排卵刺激法を併用し複数つくった卵子を卵巣から採取（採卵）し，卵子を完全に成熟させるために「培養」を行った後，用手法で回収した精子を卵子の入っている培養液のなか

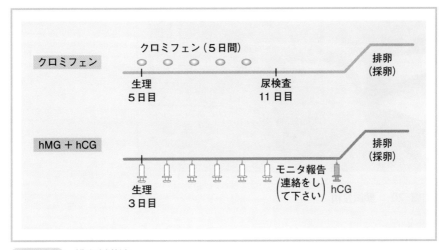

図Ⅷ-18 排卵刺激法

妊娠率を高めるため, 低刺激の排卵誘発剤クロミフェンや高刺激の卵胞成熟ホルモン(FSH)やヒト下垂体性性腺刺激ホルモン製剤(hMG)などを使って卵巣を刺激し, 複数の成熟卵胞を育てる. hMGの投与量によって多胎妊娠やOHSS(卵巣過剰刺激症候群)の発生率が上昇するので注意が必要である.

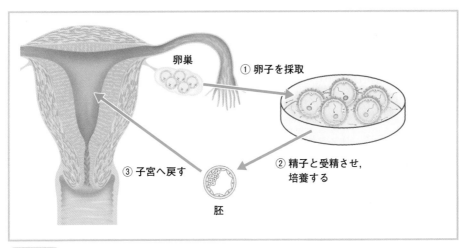

図Ⅷ-19 体外受精・胚移植

に加え受精させる方法を**体外受精**という. 採卵時の痛みを軽減するため, 鎮痛薬や麻酔を使用する. 体外受精後, 数日間の培養を行い子宮のなかへ戻す「胚移植」を行う (**図Ⅷ-19**). 最初は卵管の障害が原因の不妊治療に用いられてきたが, 現在はその他の不妊原因の治療としても使われている.

④顕微授精

　顕微授精 (intracytoplasmic sperm: ICSI) は, 精子の数が少ない場合や運動率が低い場合などの男性不妊や, 卵子の受精障害などの体外受精では受精がむずかしい場合に, 卵子のなかに細い針を用いて, 精子を1つだけ人工的に入れて受精させる治療法である (**図**

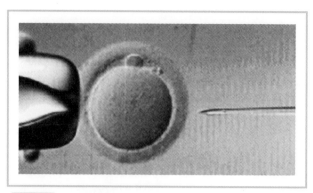

図Ⅷ-20　顕微授精

Ⅷ-20）．男性不妊症の究極の治療法といわれる．無精子症であっても，精巣内に精子細胞があれば授精が可能なところまできている．

　⑤凍結胚・融解移植

　体外受精・顕微授精を行ったときに複数得られた胚を凍らせて保存しておき，月経周期に融解して移植する方法．身体に負担のかかる採卵を減らす，卵巣過剰刺激症候群の悪化を防ぐ，移植する胚の数を1つにすることで多胎妊娠となるリスクを減らすなどのメリットがある．

c.　不育症とは

　不育症（infertility, recurrent）とは広い定義では，妊娠は成立するものの，流産や死産，新生児死亡（新生児：出生後28日を経過しない乳児）を繰り返し，結果的に子どもをもてない病態をいう．2回以上繰り返した場合を**反復流産**，3回以上繰り返した場合を**習慣流産**といい，大多数の不育症は妊娠12週未満の初期に発生する．

　リスク因子：リスク因子としては，①免疫学的異常（抗リン脂質抗体症候群），②子宮形態異常，③内分泌の異常（甲状腺機能異常，黄体機能不全），④夫婦の染色体異常があげられている[44]．

d.　不育症の治療

　流産は遺伝的な要因と環境的な要因がお互いに影響していると考えられている．上記リスク因子への対応のほか，問診によって流産に関係すると考えられる環境的な因子や生活

コラム

着床前診断

　日本産科婦人科学会　倫理委員会[1]は，重篤な遺伝性疾患児を出産する可能性のある遺伝子変異ならびに染色体異常を保因する場合，および均衡型染色体構造異常に起因すると考えられる習慣流産の場合に着床前診断を実施する必要性を認め，その際に実施施設や医師が順守すべき事項を，「『着床前診断』に関する見解」として会告した（2019年8月28日会告）．

引用文献
1）日本産科婦人科学会：「着床前診断」に関する見解，〔http://www.jsog.or.jp/modules/statement/index.php?content_id＝31〕（最終確認：2022年3月9日）

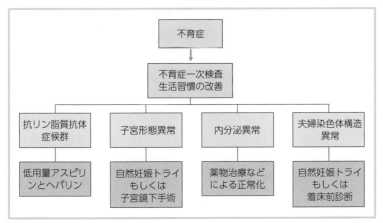

図Ⅷ-21　不育症治療のプロトコール

[伊熊慎一郎, 黒田恵司：データから考える不妊症・不育症治療―希望に応える専門外来の
診療指針, 竹田　省, 田中　温, 黒田恵司（編）, p.64, メジカルビュー社, 2017 より作成]

習慣について医師と患者の双方が把握し，自然流産や不育のリスクを高める可能性がある
①肥満，②喫煙，③カフェイン，④アルコールなどの生活改善について患者側は理解する
こと，問診を通して適切な説明や相談対応を受け，次回の妊娠に備えることが重要である
（**図Ⅷ-21**）.

　女性の出産年齢の高齢化により胎児の染色体異常による流産は増える傾向にある．この
問題への対処として着床前診断の有用性が注目されている.

e. 不妊症・不育症のカップルへの看護

(1) 不妊症・不育症のカップルの心理

●不妊症・不育症およびその治療に直面したカップルの心理

　不妊に直面したカップルは，ただ単に子どもに恵まれないという事象にとどまらず，そ
の現象からさまざまな影響を受ける．その人がいままで培ってきた女性・男性としての自
信，身体への信頼感やコントロール感，パートナーを親に両親を祖父母にしてあげられな
い罪悪感，子どものいる人との付き合いにくさや妬ましさ，周囲の「妊娠はまだ？」など
の無配慮な言葉による傷つきなどから，自尊感情や周囲との関係性に影響を及ぼすことが
ある.

　また，検査を開始することにより，新たなストレスに直面することがある．フーナーテ
ストのように羞恥心を伴う検査や，子宮卵管造影や腹腔鏡検査など痛みを伴うものがある.
また，不妊原因が明確になることで夫婦の関係性が不均衡になることもある.

　同じ不妊に直面していても認識や対処において男女差がある．女性はより社会的なサ
ポートを求めるが，男性は自分で問題を解決しようとしたり[45]，いったん治療を開始する
と女性は治療により積極的になり，男性はより女性や子どもに対する副作用を心配す
る[46]など，対処の相違が報告されている．また，子どもが欲しいと思う気もちや，治療
に対する考え方など，相互の理解と歩み寄りが困難な場合，夫婦の信頼や連帯感・親密感
が一時的に低下することもある（**図Ⅷ-22**）.

● 治療の社会的・経済的影響と心理

また，不妊の原因に関係なく，ほとんどの治療は女性の身体で実施される．いったん治療が開始されると，女性はホルモン剤の投与を受けたり，その効果を確認するために頻回な受診を余儀なくされる．体外受精や顕微授精の場合，採卵・移植のための通院がさらに追加される．そのため仕事や家事の調整が必要となる．

生殖補助技術を用いてもその生産率は高くない．新鮮胚（卵）を用いた移植あたりの体外受精の生産率（移植あたり）は16.7％，射出精子を用いた顕微授精の場合は12.9％である[47]．これらのデータからも生児を得るためには数回の治療が必要となることがわかる．保険が適用にならないため，1回の治療費は35万～60万円と高額である．さまざまな犠牲を払った分，治療の効果への期待は大きくなるが，妊娠が成立しなかった場合，大きな落胆となる．長期化するほどゴールのみえない不安や高額の治療費による家計の問題に悩まされることもある．

● 治療の終了をめぐる心理

治療を繰り返しても妊娠にいたらず，「治療を続けるべきか，いつやめたらよいか」など新たな迷いに直面する場合もある．また，早発閉経や無精子症などの治療の限界に直面することもある．治療をやめること（自分の子どもをあきらめること）をどのように迎えるかは，夫婦や家族のあり方，生き方の再構築が必要になる．「自分の子どもをもつこと」に価値観を置いている人ほど，多くの時間が必要になるかもしれない．

(2) 不妊相談を受けるカップルへの看護の実際

上述のように，不妊症カップルが直面する事象やそのときの気もちは不妊の段階や経過に伴って変化する．100組のカップルがいれば100通りの夫婦の考え方や感じ方があり困難と課題はさまざまで，医療者に求める内容も多岐にわたる．

医療者は，患者のニーズを明確化し，夫婦双方で納得して治療が選択できるように，またその結果も引き受けられるように，検査や治療に関する情報提供や心理的支援を行う．そのため，専門職種間で連携し，それぞれの役割分担を明確にして，患者中心のケア（pa-

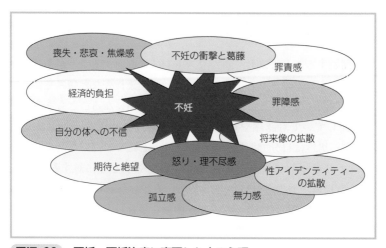

図Ⅷ-22　不妊・不妊治療に直面した人の心理

tient-centered care）として対応することが望ましい（**図Ⅷ-23**）.

　とくに看護職者の役割として，信頼関係の形成と共感的理解をもとに，対象者の受診目的の明確化，ニーズに合った検査や治療が選択できるような支援，対象者のコントロール力や夫婦の関係性が損なわれることがないような精神的サポート（メリット・デメリットや費用の提示），必要時は他職種と患者間の橋渡しなどが期待される（**表Ⅷ-15**）[48].

　また，経済的な問題に直面している夫婦は多い．各都道府県で実施している特定不妊治療費助成制度について紹介することも重要である.

　最終的には，子どもに恵まれてもそうでなくても，夫婦のやり方で，直面した不妊と自分たちの人生に，折り合いをつけていく作業が必要となる．医療者はその点を謙虚に受け止め，対象者の心情に共感しながらも，対象者の求めに応じて，施設外の相談機関や自助グループへの紹介などができるように，ネットワークを充実させておくことが重要である.

f. 不妊治療後に妊娠・出産した女性の特徴と看護

　治療の結果，妊娠に至った場合でも，不妊期間が長かった人ほど，また，過去に流産経験がある人ほど，妊娠継続の不安は強く，妊娠を受け入れることを先延ばしにする傾向がある．対象者の心情に合った親になる過程への支援が必要となる（**表Ⅷ-16**）.

　不妊治療後の周産期予後は，もともとの親の年齢や健康状態に，治療による多胎などの負担が付加されると，母体は妊娠高血圧症候群，妊娠糖尿病，早産，分娩時の出血，児においては低出生体重児，先天異常児のリスクが高くなる．また，難治性の不妊で長期に治療を繰り返した後の妊娠であったり，過去に流産経験がある場合，胎児異常や流産に対する不安が強く，妊娠受容や母親役割獲得に影響を及ぼすこともある.

　産後においても，「完璧な親役割ができない」「不妊のときに感じた不幸が解決されない」「簡単に子どもができた人のなかに入っていけない」など，理想と現実のギャップに悩む人もいる.

　看護職者は妊婦の心配や不安を傾聴しながらも，安全な分娩に至る管理とともに徐々に

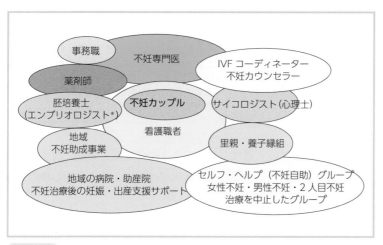

図Ⅷ-23　患者中心のケア（patient-centered care）

*エンブリオロジスト：卵子や胚の培養，精子の調整，体外受精，顕微授精，胚の凍結などに専門的に携わる技師.

表Ⅷ-15　不妊患者支援のための看護ガイドライン

＜初回受診時の看護＞	＜不妊の治療と看護＞
1. 初回受診の対象者には，はじめに自己紹介を行い，感情を表出しやすくプライバシーに配慮した環境調整を行い，信頼関係を形成することが必要である（＝ラポールの形成） 2. 対象者の来院時の目的やニーズがさまざまであることをふまえ，来院の目的を確認・共有する必要がある 3. 看護者は，対象者が来院の目的を達成できたか確認し，今後の方針を決めるうえで必要な情報の提供を行う **＜不妊の検査と看護＞** 1. 患者の来院の目的や治療への意向に応じて検査のスケジュールを組む必要がある 2. 不妊の検査は女性側，男性側それぞれに行われる．女性側のほうが種類は多いが，検査には女性・男性双方にストレスが伴うため，男女間の感情表現の違いを理解し，男女の違いをふまえたケアが必要である 3. 看護者は検査がスムーズかつ効率よく遂行されるようコーディネイトするとともに，適切な情報提供を行い，カップルとしての自己決定をサポートすることが必要である 4. 患者が月経周期を理解していることで，検査の目的や価値を理解でき，効率よく検査のスケジュールが組めるため，患者教育を行うことが必要である 5. 不妊の検査はカップルの性的プライバシーに密接しており，その保護が重要である 6. 検査結果によってはカップル・家族の関係に変化が生じてしまう可能性も秘めている．看護者はそのことを理解し，サポーティブな情報提供者として援助しなければならない	1. 治療方針における決定の場面で，患者が偏りや誤りのある情報をもとに決定することのないよう，治療内容とその成績，副作用，費用などについて患者が理解できるように説明を行う必要がある 2. 治療効果に対する現実的な期待と認知がもてるよう，患者には情報の解釈のしかたを含めた説明を行う必要がある 3. 治療が始まる前に，説明された事柄が正しく理解され，納得して治療を受けられる状態にあるか確認する必要がある 4. 一般不妊治療においては，性周期に合わせた夫婦生活への医療の介入や精液提出に伴う患者の羞恥心と精神的プレッシャーに対する配慮を行う必要がある 5. ARTにおいては，治療に伴って起こる負担が一般不妊治療に比べ大きくなることを考慮し，患者に身体的，精神的，社会的な予期的ガイダンスを行う必要がある 6. 今後の治療の見通しとゴールについて，カップルが十分に考え，相談できるように支援していくことが必要である 7. 治療を重ねても挙児を得ることのできないカップルへは，悲嘆のプロセスを支援する特別な配慮が必要とされる 8. 治療に際し患者が心身ともに自立できるためのセルフケア支援には，有効なリソースの活用と副作用の自己管理も含めた健康教育，精神的サポートが必要である

［「不妊患者支援のための看護ガイドライン」作成グループ（編）：不妊患者支援のための看護ガイドライン，不妊の検査と治療のプロセス，2001より引用］

表Ⅷ-16　母親役割が遅延する不妊治療後の女性の思い

妊娠初期	出産後
・本当に赤ちゃんは存在しているのか？ ・妊娠が途中でだめになってしまうのではないのか？ ・流産してもがっかりしないためには喜んではいけない ・同じ妊娠している仲間に入っていけない ・不妊だった苦しみなど理解されない・いえない ・赤ちゃんのものが準備できない ・不妊の友達に会い難い	・完璧な親ができない（自己・周囲の期待とのギャップ） ・子どもは不妊のときに感じたすべての不幸を解決してくれる宝ではない ・「2人目はまだ？」攻撃 ・簡単に子どもができた人の中に入っていけない（年齢差） ・治療後の受胎調節（不妊は解決していない）

　妊娠を受け入れ，親になっていく過程を歩めるように，妊娠・分娩に関する情報提供のみならず，不妊や不妊治療経験の振り返りや，意味づけができるような心理的支援への対応も重要となる．

「不妊に悩む方への特定治療支援事業」の拡充について

　2021（令和3）年1月より保険適用への移行も見据えつつ，不妊治療への支援拡充が行われた．

　2020（令和2）年までの支援制度と比較し，所得制限がなくなり，助成額や助成回数も増え，不妊治療の間口が広くなった．

令和2年12月末までの支援制度	令和3年1月からの支援制度
✔ 所得制限：730万未満 　　（夫婦合算の所得） ✔ 助成額：1回15万円 　　（初回のみ30万円） ✔ 助成回数：生涯で通算6回まで 　　（40歳以上43歳未満は3回） ✔ 対象年齢：妻の年齢が43歳未満	✔ 所得制限：撤廃 ✔ 助成額：1回30万円 ✔ 助成回数：6回（現行と同じ），ただし，回数のカウントを以下のように見直す 　生涯6回→子ども1人あたり6回 ✔ 対象年齢：変更せず

〔厚生労働省：不妊に悩む方への特定治療支援事業の拡充について，〔https://www.mhlw.go.jp/content/11900000/000786278.pdf〕（最終確認：2022年2月24日）〕

公的医療保険の適用[1]

　少子高齢化が加速する流れを受けて，2022（令和4）年より体外受精などの不妊治療が公的医療保険の適用となる．

　治療費が全額負担から3割負担となる．また，保険診療になることで，国によって不妊治療の質が担保されるというメリットもある．

引用文献
1) 厚生労働省；不妊治療の保険適用について，〔https://www.mhlw.go.jp/content/12404000/000718601.pdf〕（最終確認：2022年2月24日）〕

7● 人工妊娠中絶

a. 人工妊娠中絶の方法と身体的影響

　妊娠12週未満は**初期中絶**，妊娠12週以降〜22週未満[*]は**中期中絶**とよばれる．初期中絶手術が子宮内容物を「掻き出す（掻爬法）」「吸い出す（吸引法）」方法であることに対して，中期中絶では出産と同様に入院し，分娩することになる．中期中絶は，女性の身体への負担が大きくなるだけでなく，死亡届を提出する義務があることや，費用も高くなるため，中絶手術を選択しなければならない場合は，初期中絶手術を受けることが望ましい．妊娠12週未満の「初期中絶手術」のみ実施する施設，あるいは妊娠12週を超えている中期中絶にも対応している施設など，施設により対応が異なる．

　初期中絶手術には「掻爬法」と「吸引法」の2種類がある．**掻爬法**は，日本で古くから一般的に用いられてきた方法である．腟から子宮内に器具を挿入し子宮内容物を掻き出す．この手技は，術野が見えないため，穿孔を起こすことがまれにある．それゆえ指定医師のもとで手術を受けることが重要である．術前処置として手術の前日から子宮口を広げることを目的に，スポンジのような細い棒（ラミナリア・ダイラパンなど）を挿入する．水分を含ませることで子宮口が徐々に広がるが，その際に痛みを感じることもある．

---

[*]母体保護法（p.78参照）で定める「生命を保続することのできない時期」とは妊娠満22週未満と定められているが，治療・養育の医学の進歩により今後も変化しうる．

　吸引法は，子宮内容物を吸引する．掻爬法のような前日から行う術前処置が必要なく，比較して身体への負担が少ない．なかでも，手動吸引法（MVA）は自動吸引法（EVA）よりも新しい手法で，身体を傷つけにくく安全性が高いとされている[49]．

b. 看　護

(1) 検査・治療に関する看護援助

①初期中絶の看護

　術前：基本的には，安全に麻酔導入実施ができるように，患者の不安の除去に努め，飲水飲食していないことを確認する

　術後：バイタルサインの確認，出血・腹痛・感染を起こさないように観察を行い，問題がないことを確認したのちに帰宅させる．今後の望まない妊娠をしないための避妊方法について詳細な説明を実施する．ピルの説明，子宮内器具説明や適応などを説明する．

②中期中絶後の看護

　上記の初期中絶の看護に加えさらに注意事項，フォローアップが必要となる．中期中絶でとくに注意することは，子宮内容遺残，乳汁分泌，弛緩出血がある．子宮内容遺残は，中期は初期と違って胎児・胎盤が大きくなっているので術後の検診では超音波検査を注意深く行う必要がある．乳汁分泌については，軽く胸が張る程度を含めるとかなりの確率で生じるので，薬物投与などが必要となるため，その説明を実施する．弛緩出血の有無の確認が重要である．また子宮筋腫・子宮内膜症の合併にも注意が必要である．

　術後はホルモンバランスが不安定になり尿検査での妊娠検査が陽性になることや月経が遅れることがあること，術後の1週間後の検診の重要性などを説明する．

(2) 心理・社会的支援

①人工妊娠中絶実施前

　人工妊娠中絶は，女性自身が自己の信念や考え，パートナーとの関係性，人生観，身体状況，経済状況，社会的状況を総合したなかで自己決定する．医療者は，女性が十分に考え，納得したうえで決定されたものであるかどうかを，たえず女性の不安な心理・社会的状況をよく観察し，支持的に寄り添い，人工妊娠中絶を受ける女性に援助を行うことが重要である．

②人工妊娠中絶実施後

　実施後は，多くの女性は不安から解放され，安心感に至ることが多い．安心に至った女性には，人工妊娠中絶を今後繰り返さないための**避妊の指導**を十分に実施する．また女性のみならずパートナーを含めた指導も重要である．

　一方，後悔・自責の念・罪悪感・強い自己否定に至る女性もいる．そのような場合，看護職者は，過度に自己否定するのではなく，人工妊娠中絶が真に本人の納得いくものであったかなど，注意深く話を聞き，必要時は専門的なカウンセリングを受けることを勧める．単に身体の看護のみならず，女性の自己決定を支えることも看護職者の大きな役割である．

(3) セルフケアへの支援

　望まない妊娠を繰り返さないためには，どのようなことが重要かを，人工妊娠中絶手術を受けた女性およびパートナーと話し合う時間をつくる．自己の生活習慣やパートナーと

の関係性に目を向けることが重要であることを説明する．すなわち1つは効果的な避妊方法の選択と，もう1つは，男性やパートナーのいうなりに性行為をするという，セックスにおける自己主張や自己決定ができている自分であるかを振り返る重要な機会にすることが大事である．セックスを自分はしたくないときも，相手の欲求に応じて性行為をしないと嫌われるからセックスする，あるいは男性任せの避妊という状態に仮になっていたとしたらパートナーとの関係に向き合う重要な時間であることを話し合う．真に対等な男女の関係なのか，現実に向き合う時間をつくることも，具体的な避妊方法を選択する以外に，重要であることを説明する．

　具体的な避妊方法としては，いま対象者の置かれた状況にもっとも適応する避妊方法を，生活習慣やパートナーの協力度合いに応じ，医療者と一緒に考え選択することが重要である．効果的なセルフケアの実現には，**本人の状況**に即した避妊方法を選択すること，および**自己の生活やパートナーとの関係**に向き合うという両面からの支援が重要である．

8 ● ドメスティック・バイオレンス

a. ドメスティック・バイオレンスと健康問題

(1) ドメスティック・バイオレンスとは

　内閣府[50]によると日本においては「配偶者や恋人など親密な関係にある，またはあった者から振るわれる暴力」という意味でドメスティック・バイオレンス（domestic violence：**DV**）という言葉が用いられることが多い．ただし，DVは直訳すると家庭内の暴力という意味となり，親子間やきょうだい間の暴力も含まれるため，近年の研究では配偶者間や親密な間柄に限定した暴力を指す場合，DVではなくintimate partner violence（**IPV**）という言葉を用いるようになってきた．

　このDV（IPV）は，カップル間で支配する側が相手との支配−被支配の関係を維持するために継続的・断続的に暴力を用いている状態をいう．カップルの関係が対等ではなく一方が絶対的な権力をもっている場合，そのような状況が生まれやすい．また，DVがある家庭でそれを目のあたりにして育った子は，被害を受けている親を助けようとして暴力に巻き込まれ子ども自身も被害を受ける可能性や，暴力によって相手をコントロールしてよいと子どもが学習してしまう可能性も高い．

(2) 疫　学

　日本でも2001（平成13）年に「配偶者からの暴力の防止及び被害者の保護に関する法律」（DV防止法）ができ，その翌年から相談件数の統計がとられている．2019（令和元）年度では119,276件であり調査当初の35,943件から年々右肩上がりで増加している．また2020（令和3）年度はCOVID-19の感染拡大によりDV相談が増加し[51]，速報値では190,030件となり前年度の1.6倍との報告があった．このように家族全員が家にこもる状況になるとDVがある家庭では暴力がより日常化しやすくなると考えられる．

(3) 社会状況

　DV防止法ができたことによって，自治体での相談窓口もでき，警察も何かあれば対応するようにはなってきた．ただ，女性の経済力の問題もあり，単純に2人が離れれば解決する問題でもない．また，暴力は弱いものに流れていくことが多く，子どもの虐待につな

がるリスクを抱えている．

（4）健康問題

　夫／パートナーからの繰り返される暴力によって，肉体的な痛みだけではなく，からだに傷跡の残らない悲しみ，恐怖，絶望感などに苦しめられる．人として尊重されない日常生活のなかで，自分の努力では暴力がなくならないという経験が続くと，何をしても無駄だ，むしろかえって悪くなるという学習性無力状態に陥り，うつや希死念慮といった精神的な症状が引き起こされることも多い．精神的な症状を抱えながら家事，育児，仕事を完璧にこなすのは並大抵のことではない．どこにも助けを求められなければ，この症状がQOLを悪化させ，症状をさらに悪化させるという悪循環に陥る．

b. 対応・看護

　警察が介入するほどの状況で被害者が医療機関につながった場合，DVの告白があったり疑いがもたれたりした場合，まずは付き添い者から離し1人にしてから事情を聞き，命にかかわる問題があればその治療をすることが先決となる．治療後，緊急一時避難施設（シェルター）や配偶者暴力相談センターなどの情報提供をすることで，女性が必要な支援を受けられるように配慮する必要がある．医療機関にソーシャルワーカーがいればそこにつないでもよい．ただし，つなぐのはあくまでも本人に選択肢を提示して希望された場合が原則である．　なお多くの場合，被害女性本人がDVについて申し出ることはほとんどない．ほかのことで受診した場合でも，日ごろから医療施設がDVを告白しやすい安全な環境づくりをしておくことや，スタッフが気づけるような知識や技術をもっていることで告白や発見につながる可能性が高まる．

　看護職者は，暴力はあってはならないことであることを十分認識し，**二次被害**を与えないようにしながら必要なケアを提供する．二次被害とは，被害者が支援を求めにいった先で被害者に落ち度があるかのような対応をされたり説教をされたりすることによりさらに傷つけられることをいう．

9 ● 性暴力

a. 性暴力と健康問題

（1）性暴力とは

　性暴力とは内閣府によると，一方が望まない性的な行為のことである[52]．似た言葉に性犯罪があるが，性犯罪は警察が犯罪と認め被害届が受理されものであり，さらに狭義には裁判が行われ有罪になったものだけを指す．性暴力は密室で起こることが多く証拠が残りにくいことや，被害者が報復を恐れ届け出ないことなどもあり犯罪化されない被害も多いため，被害者の立場で使える言葉として性暴力という言葉が生まれた．

（2）疫　学

　犯罪の統計としては警察白書があり，2019（令和元）年では強制性交等罪の認知件数が1,405件，強制わいせつ罪は4,900件である．ただし，これは先ほど述べたように性暴力のなかのほんの一部であり，氷山の一角である．

（3）社会状況

　2017（平成29）年に刑法のなかの性犯罪にかかわる部分が110年ぶりに改正された．し

コラム

Me too運動とフラワーデモ

　2017年米国の有名な映画プロデューサーからの性被害を女優らが告発したところから＃Me too運動が一気に広がった．日本では当初あまり大きな運動にはならなかったが，2019年3月に性犯罪の不当判決が相次ぎ，それに対する抗議の意味を込め，街頭で被害当事者が生きづらさを語り，サポーターたちがそこに花をもって集うというフラワーデモが展開されるようになった．性被害を過小評価しないで欲しいという当事者の願い，永遠に続く生きづらさが徐々に社会に認知されるようになってきている．

かしまだ不十分な改正であり，2020（令和2）年はさらなる改正を求めた活動が関連団体により展開されている．

(4) 健康問題

　性暴力でもトラウマ症状が起きる[55]．性をターゲットにした暴力は，望まない妊娠による中絶や性感染症への罹患のみならず，他者不信などによるコミュニケーションの障害，孤立などを引き起こし，その人の性に限らないアイデンティティの形成にまで非常に大きな影響を及ぼす．うつや不安障害なども起こりやすく生活に支障が出ることも多い．性被害がその被害者にとって受け止めるのが非常に困難であった場合には解離性同一性障害などの症状を抱えることもある．

　相談できる場が少ないことや相談しても二次被害にあうこともあり，1人で抱え続け，適切なケアや治療につながらず，対処療法的に薬に頼らざるをえない被害者もいる．

b. 対応・看護

　警察からつながった場合は，警察と情報共有を行い，本人の意思を確認しながら治療や証拠採取を行う．それ以外の場合で，本人が被害を明かした場合は，各自治体にある性暴力被害に対応するワンストップ支援センターに相談するよう本人に促し，最善の支援を受けながら治療や検査が受けられるよう配慮する．

　看護職者としては，性暴力に関する偏った先入観を払拭してから対応にあたらなければならない．まず安全を確認し確保すること，その人の意思を尊重することが重要である．「こんな被害を受けたのはあなたにも隙があったのでは」というような非難や，「夜遅くに出歩くのはやめなさい」というような説教をしてはならない．悪いのは加害者であり，事の責任は加害者にある．また被害が事実であったかどうかの確認は医療者の仕事の範疇ではないので注意が必要である．創傷の有無を確認し，性感染症や妊娠の検査を行い，必要であれば治療を行う．その時点では被害申告を考えていない場合でも，あとから希望が出る場合があることも考え，カルテには裁判に耐えうる正確な記載を残す必要がある．

コラム

性暴力被害対応看護師（SANE）

　性暴力被害対応看護師（sexual assault nurse examiner：SANE）のトレーニングが日本でも2000（平成12）年から行われており，2020（平成2）年には日本フォレンジック看護学会認定のSANE-Jという資格も誕生した．SANEとは，臨床において，性暴力被害にあった女性や子どもの診察や治療に適切に対応できるよう専門のトレーニングを受けた看護職のことである．医療の現場で二次被害を起こすことなく，その後の告訴にそなえた証拠採取の知識および検査結果やカルテの記録を残す知識を備えている．

10 ●児童虐待

a. 児童虐待と健康問題

（1）児童虐待とは

　児童虐待とは子どもへの暴力などの権利侵害のことであるが，日本においては法律上，虐待の加害者は監護者に限局されている．暴力の種類としては，身体的虐待，性的虐待，ネグレクト，心理的虐待の4種類に分けられ[53]，児童相談所がそれぞれの相談件数の統計をとっている．DVの目撃も虐待の1つといわれるようになってからは，集計項目にも追加された．これらの虐待やネグレクトなどの不適切な養育のことを**マルトリートメント**という．

（2）疫　学

　2019（令和元）年の児童相談所における児童虐待相談の対応件数では，身体的虐待の相談49,240件，性的虐待2,077件，心理的虐待109,118件，暴力の目撃64,227件，ネグレクト33,345件であった（**図Ⅷ-24**）．また虐待による死亡は0歳児がもっとも多く約半数を占め，次いで1歳児で1割強となっている[54]．

（3）社会状況

　子どもの権利条約にもあるように，子どもが安全に生活できるようにするのは大人の義務でもあるが，残念ながら虐待による死亡事例は後をたたない．2000（平成12）年に児童虐待の防止に関する法律ができ，しつけと称した暴力も含め，子どもへの暴力が問題であることが社会的に認知されるようになった．DVと違い，疑いの場合であっても発見したものは児童相談所や警察への通告の義務がある．厚生労働省の児童虐待等要保護事例の検証に関する専門委員会では死亡事例の検証も行っている[55]．また，DVと児童虐待との関係について男女共同参画局が特集のサイトを設け[56]，被害にあった子どもや，発見した大人が相談できる窓口を紹介している．

（4）健康問題

　暴力の種類によって異なるが，子どもの場合，セルフケア能力も未熟であることも多く，栄養失調や成長の遅れ，学習困難，不衛生な状況に置かれ感染を起こすなどの問題も起きやすい．信頼していた大人からの暴力であれば，発達段階にもよるが，怖い，悲しい，自分が悪い，どうしたら認めてもらえるのだろう，などの感情や悩みが生じるかもしれないし，何よりも人への信頼感をもちづらくなり，孤立することが多くなるかもしれない．そうなると，健全な社会生活が営めるようになるために達成していくとよいとされるエリクソンの発達課題（developmental task）の多くでバランスのよい達成がむずかしくなる可

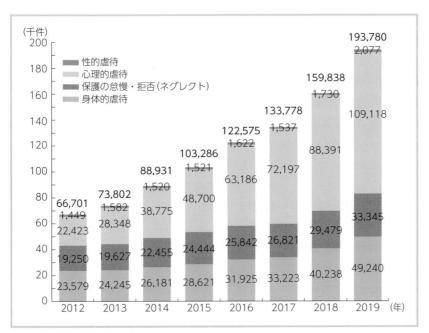

図Ⅷ-24　虐待に関する相談についての内訳

[厚生労働省：図3 児童虐待の相談種別対応件数の年次推移. 令和元年度福祉行政報告例の概況　結果の概要,〔http://www.mhlw.go.jp/toukei/saikin/hw/gyousei/19/dl/kekka_gaikyo.pdf〕（最終確認：2021年10月20日）より作成〕

能性もある．また，暴力を学びとり，他者との関係において暴力を用いることも懸念される．

b. 対応・看護

　児童虐待は近所の人や保育園・学校などの関係者が児童相談所や警察に相談することで発覚することが多い．年齢が高くなれば自ら児童相談所に行くケースもある．けがなどがあればそれらの機関から医療機関につながる．あるいは原因を曖昧にしながら加害者が直接医療機関に連れてくる場合もある．親が直接連れてきた場合，外傷や挙動から虐待が疑われるのであれば，けがの緊急性が高ければ当然治療を優先するが，同時に親権者である親にも説明したうえで児童相談所や警察への通報も行う．したがって，医療機関での発見，通報は重要である．

　ただし，たとえ加害者であったとしても親とのかかわりは最初からこじらせないようにしなければならない．親もサポートが必要な場合が多く，またつながりが切れることで子どもをさらなる危機に追い込むことも考えられるためである．

　地域でのサポートが必要だと判断された場合には，保健所につなぎ，保健所の保健師と児童相談所や子ども家庭支援センター，幼稚園・保育園・学校などの関連機関との間で連携する必要がある．

11 ● 災　害

a. 災害とは

　地球規模の気候変動の影響を受け，世界的に自然災害は増加傾向にある．日本では災害対策基本法（昭和36年11月15日法律第223号）で，**災害**は「暴風，豪雨，豪雪，洪水，高潮，地震，津波，噴火その他の異常な自然現象又は大規模な火事若しくは爆発その他その及ぼす被害の程度においてこれらに類する政令で定める原因により生ずる被害」と定義されてきたが，現在は自然災害のみならず，化学（chemical），生物（biological），放射性物質（radiological），核（nuclear），爆発物（explosive）が関係するテロなど人為災害も「CBRNE（シーバーン）災害」として認識されている．

b. 災害時の「要配慮者」—妊産婦，乳児

　国の防災計画で，妊産婦や乳児は，高齢者，障害者，基礎疾患をもつ人，外国人などとともに災害時の「**要配慮者**」と位置づけられ，重点支援が推奨されている．それを受けて，市町村では女性や乳幼児に特化した支援が計画されている．母子健康手帳の交付や，乳児健診の受診など，市町村のサービスにふれる機会に情報提供を受けるが，対象者が流動的で周知される機会が限られ，認知されにくいことが課題である．どのような災害でも女性や子どもが被災する可能性があり，看護職者は対象者の特性に合わせ，他の専門職と協力して生命や健康生活へ及ぼす被害を極力少なくする活動を展開することが求められている[57]．

c. 災害医療と災害医療体制

　災害医療は「地域の通常の患者の数以上に，対応すべき患者の数が超えた状態」と定義され，活動の場は医療施設のみならず，地域や避難所など広範囲になる場合がある．災害対策基本法が適用されるような災害時には，道路や通信など（インフラストラクチャー）が通常の状況にないことが想定され，妊産褥婦や新生児を対象とした医療体制も平時と異なる運用を求められる．

　災害時に医療体制が実働するためには，災害発生と同時に情報集約がスタートできる体制の構築が重要で，そのためには平時からの準備が必要である．災害医療支援は**TTT**（T：triage，トリアージ，T：treat，処置，T：transport，搬送）が基本とされるが，実施にあたっては医療提供体制**CSCA**（C：command&control，指示命令，S：safety，安全，C：communication，情報伝達，A：assessment，評価・判断）を強化し，すべての医療者が一丸となって体制を遵守していくことが欠かせない．

　災害時の看護の提供者には，災害種類や状況，災害フェーズ［超急性期（72時間），急性期（～1週間），亜急性期（～3ヵ月），慢性期］に合わせた体制と適切な臨機応変な対応が求められる（**図Ⅷ-25**）．

　超急性期には，災害の種類に合わせた救命活動が最優先となる．続いて生命活動の維持にあたって，電気・水道・ガスなどのライフラインの途絶など，被災状況に合わせて衣食住に必要な物資調達が課題となる．女性や乳幼児に特化した物資（例：生理用品，乳児用オムツ）不足は，対象者への影響が大きいことが特徴である．

d. 支　援

　災害の種類やフェーズを査定し，自助・公助・共助に分けた支援体制と，具体的なケア

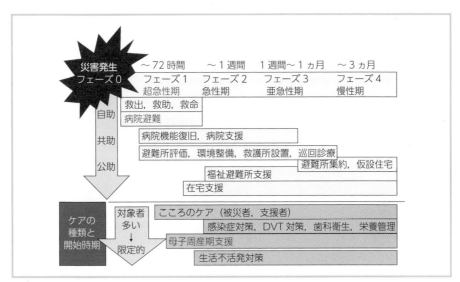

図Ⅷ-25　災害フェーズと復旧・支援

を計画する.

● 妊　婦

交感神経優位な状況によって，切迫早産や急な分娩への対応が必要になる場合がある. 平時の医療体制を強化，拡大し，広域搬送への対応（公助）につなぐ.

血液凝固系の亢進による**血栓症**に注意し，車中泊は避ける. 弾性ストッキングの着用や運動を励行する.（自助）

● 女性全体

災害時にはDVなどの女性への**暴力**が増加するといわれている. 多くの人が利用する避難所では，生理用品の配付や授乳などで使える場所を決めておく. また，性別を特定しない「誰でもトイレ」を設定するなど，セクシュアルマイノリティにも配慮したい.（共助）

家族のキーパーソンである場合，気兼ねから自分を後回しにする傾向がある. 地域アセスメントで情報集約し，家族ごとの支援につなぐ.（公助）

● 乳　児

1）母乳栄養：衛生環境が悪化する災害時には適しているが，**授乳環境**の確保や維持に支援が必要である. 肌と肌の接触（skin to skin contact）による安心感が，災害時には母子双方のケアにもなる. 被災による母体のストレスから一時的な分泌の低下などが起こる場合があるが，授乳を続けることで回復する.

2）人工栄養：支援物資によるアレルギーなどが懸念されるため，普段からの備蓄を平時から推奨しておく.

①粉ミルク　お湯の調達や哺乳瓶の洗浄など，ライフラインの影響にも配慮する.

②液体ミルク　近年，国産品の流通も始まった. そのまま使用できるので災害時には影響を受けにくい.

● 母　子

子どもは生活のなかに**遊び**の観点が必要で，平時以上に生活支援に工夫を要する. また，

家族の心理的なよりどころになる母親の負荷は増すため，心理的な苦痛への対応として**こころのケアは発災直後から必要である**[58].

e. 平時からの備え

　地域の**ハザードマップ**を確認し，水や食料の備蓄など，家族を含めた減災につなぐ重要性について，妊婦健康診査などの折に触れて情報提供を行う．平時から女性が自助に向けて行動できるような支援が重要である．また，出産を扱う施設では，入院中の母子支援に対応できる設備や備蓄などを確認しておくなど，平時から減災を目指して BCP（事業継続計画：business continuity planning）を策定しておくことが課題である．

学習課題

　1．日本において利用が多い避妊法は何かあげてみよう
　2．日本の乳がん検診率はどれくらいか述べてみよう
　3．子宮頸がんの原因と考えられているものは何か調べてみよう

練習問題

Q1　正常な月経周期に伴う変化で正しいのはどれか．　　　　（第104回国家試験，2015年）
　1．排卵期には頸管粘液が増量する．
　2．月経の直後は浮腫が生じやすい．
　3．黄体から黄体形成ホルモン（LH）が分泌される．
　4．基礎体温は月経終了後から徐々に上昇して高温相になる．

Q2　成熟期女性の受胎調節について適切なのはどれか．　　　（第106回国家試験，2017年）
　1．経口避妊薬は女性が主導で使用できる．
　2．コンドーム法の避妊効果は99％以上である．
　3．基礎体温法は月経が不順な女性に有用である．
　4．子宮内避妊器具（IUD）は経産婦より未産婦に挿管しやすい．

［解答と解説　▶ p.305］

■引用文献■

1）日本産科婦人科学会：産科婦人科用語集・用語解説集　第4版，p.33, 60, 61, 65, 117, 126, 154, 190, 214, 311, 348, 2018
2）厚生労働省：令和元年（2019）人口動態統計の年間推計（令和元年12月24日），p1，〔https://www.mhlw.go.jp/toukei/saikin/hw/jinkou/suikei19/dl/2019suikei.pdf〕（最終確認：2022年3月9日）
3）国立社会保障・人口問題研究所：人口統計資料集2020年，表4-14，〔http://www.ipss.go.jp/syoushika/tohkei/Popular/Popular2020.asp?chap＝0〕（最終確認：2022年3月9日）
4）総務省統計局：平成29年就業構造基本調査結果の概要（平成30年7月13日），p1，〔https://www.stat.go.jp/data/shugyou/2017/pdf/kgaiyou.pdf〕（最終確認：2022年3月9日）
5）Nutbeam D：Health promotion glossary. Health Promot Int **13**：349-364, 1998
6）女性労働協会：働く女性の健康に関する実態調査，p.21，〔https://www.bosei-navi.mhlw.go.jp/common/pdf/0_5_3.pdf〕（最終確認：2022年3月9日）
7）厚生労働省：平成30年国民健康・栄養調査報告（全体版），p40, 41,
〔https://www.mhlw.go.jp/stf/seisakunitsuite/bunya/kenkou_iryou/kenkou/eiyou/h30-houkoku_00001.html〕
（最終確認：2022年3月9日）

8) Frisch RE, Revelle R: Height and weight at menarche and a hypothesis of critical body weights and adolescent events. Science **169**：397-399, 1970

9) Frisch RE, McArthur JW. Menstrual cycles: Fatness as a determinant of minimum weight necessary for their maintenance or onset. Science **185**: 949-951, 1974

10) 半藤 保，小黒庸江：ダイエットによる性性機能障害．新潟青陵大学紀要**6**：1-6, 2006

11) 坂元正一，水野正彦，武谷雄二：改訂版プリンシプル産科婦人科学1，p.181，メジカルビュー社，2002

12) 厚生労働省：平成30年度衛生行政報告例の概況，p.9，〔https://www.mhlw.go.jp/toukei/saikin/hw/eisei_houkoku/18/dl/kekka6.pdf〕（最終確認：2022年3月9日）

13) 日本家族計画協会：第7回男女の生活と意識に関する調査報告，〔https://www.jfpa.or.jp/paper/main/000047.html#1〕（最終確認：2020年11月25日）

14) 村上仁，神田未和，中島玖ほか：持続可能な開発目標（SDGs）の保健目標とジェンダー目標を相乗的に達成するには　日本とイギリスの比較研究から．国際保健医療**35**（1）：49-64, 2020

15) 日本産科婦人科学会（編）：緊急避妊法の適正使用に関する指針（平成28年度改訂版）（平成28年9月），p3, 5，〔http://www.jsog.or.jp/activity/pdf/kinkyuhinin_shishin_H28.pdf〕（最終確認：2022年3月9日）

16) 日本産科婦人科学会（編）：緊急避妊法の適正使用に関する指針（平成28年度改訂版）（平成28年9月），p.5，〔http://www.jsog.or.jp/activity/pdf/kinkyuhinin_shishin_H28.pdf〕（最終確認：2022年3月9日）

17) 厚生労働省：緊急避妊に係る取組について，〔https://www.mhlw.go.jp/stf/seisakunitsuite/bunya/0000186912_00002.html〕（最終確認：2022年3月9日）

18) 厚生労働省：平成28年　国民生活基礎調査，p.27，〔https://www.mhlw.go.jp/toukei/saikin/hw/k-tyosa/k-tyosa16/dl/04.pdf〕（最終確認：2022年3月9日）

19) 厚生労働省：低い日本の検診受診率，〔https://www.gankenshin50.mhlw.go.jp/campaign_2020/outline/low.html〕（最終確認：2022年3月9日）

20) 内閣府：「がん対策に関する世論調査」の概要（平成29年1月），p.6，〔https://survey.gov-online.go.jp/h28/h28-gantaisaku/gairyaku.pdf〕（最終確認：2022年3月9日）

21) 厚生労働省：市町村のがん検診の項目について，〔https://www.mhlw.go.jp/stf/seisakunitsuite/bunya/0000059490.html〕（最終確認：2022年3月9日）

22) 日本乳癌学会：乳癌診療ガイドライン2018年版，疫学・予防，総説　食事関連要因と乳癌発症リスクとの関連，〔http://jbcs.gr.jp/guidline/2018/index/ekigakuyobo/2_s/#h1〕（最終確認：2020年11月25日）

23) 日本産科婦人科学会：子宮頸がん予防についての正しい理解のために，Part 1 子宮頸がんとHPVワクチンに関する最新の知識，〔http://www.jsog.or.jp/uploads/files/jsogpolicy/HPV_Part1_3.1.pdf〕（最終確認：2022年3月9日）

24) 佐藤和雄，藤本征一郎：臨床エビデンス婦人科学，p.54-56, 314,372, メジカルビュー社，2003

25) 日本産科婦人科学会：月経前症候群，〔http://www.jsog.or.jp/modules/diseases/index.php?content_id = 13〕（最終確認：2021年11月19日）

26) 竹谷雄二：リプロダクティブ・ヘルス（性と生殖に関する健康）から見た子宮内膜症等の予防，診断，治療に関する研究．厚生労働科学研究成果データベース，2000

27) 原澤恵み，奥津啓子，福田由美子ほか：婦人科手術後の意識調査から外来・入院を通しての女性性喪失感の看護．第33回日本看護学会集録（成人看護Ⅱ）：75-77, 2002

28) 厚生労働省健康局がん・疾病対策課：平成29年全国がん登録　罹患数・率　報告，〔https://www.mhlw.go.jp/content/10900000/000624853.pdf〕（最終確認：2021年11月19日）

29) 厚生労働省：がん対策推進基本計画（平成30年3月），p2，〔https://www.mhlw.go.jp/file/06-Seisakujouhou-10900000-Kenkoukyoku/0000196975.pdf〕（最終確認：2022年3月9日）

30) がん研究振興財団：がんの統計'14，〔https://ganjoho.jp/data/reg_stat/statistics/brochure/2014/cancer_statistics_2014_fig_J.pdf〕（最終確認：2022年3月9日）

31) 厚生労働省：平成30年（2018）　人口動態統計月報年計（概数）の概況，p.5，〔https://www.mhlw.go.jp/toukei/saikin/hw/jinkou/geppo/nengai18/dl/gaikyou30.pdf〕（最終確認：2022年3月9日）

32) Lewis, F. M., Ellison, E. S., Woods, N. F.: The impact of breast cancer on the family, Seminars in Oncology Nursing **1**（3）：206-213, 1985

33) Lewis, F. M., Woods, N. F., Hough, E. E. et al.: The family's functioning with chronic illness in the mother: The spouse's perspective, Social Science & Medicine **29**（11）:1261-1269, 1989

34) Heiney, S. P., Bryant, L. H., Walker, S. et al.: Impact of parental anxiety on child emotional adjustment when a parent has cancer, Oncology Nursing Forum **24**（4）:655-661, 1997

35) Semple, C. J., McCance, T.: Parents' experience of cancer who have young children: A literature review. Cancer Nursing **33**（2）：110-118, 2010

36) 小嶋リベカ，高田博美，石木寛人ほか：子どもをもつがん患者・家族に必要な支援の後方視的検討．Palliative Care Research **14**（2）：73-77, 2019

37) 日本産科婦人科学会：医学的適応による未受精卵子および卵巣組織の採取・凍結・保存に関する見解，〔http://www.jsog.or.jp/modules/statement/index.php?content_id = 23〕（最終確認：2020年11月27日）

38) 国立がん研究センター：がん情報サービス—最新がん統計，〔https://ganjoho.jp/reg_stat/statistics/stat/sum-

mary.html〕（最終確認：2022年2月7日）

39）国立がん研究センター中央病院：アピアランス（外見）ケアとは？，〔https://www.ncc.go.jp/jp/ncch/division/appearance/010/index.html〕（最終確認2021年6月11日）

40）黒澤亮子，飯岡由紀子：女性生殖器系がんサバイバーのセクシュアリティに関する文献研究．聖路加看護学会誌 **19**（2）：3-12，2016

41）広瀬由美子，佐藤まゆみ，泰圓澄洋子：若年女性生殖器がん術後患者の他者との関係における体験．千葉看会誌 **17**（1）：43-50，2011

42）荒木重雄，浜崎京子：不妊治療ガイダンス，第3版，p.9，医学書院，2003

43）厚生労働省：令和元年（2019）人口動態統計月報年計（概数）の概況，〔https://www.mhlw.go.jp/toukei/saikin/hw/jinkou/geppo/nengai19/dl/kekka.pdf〕（最終確認：2021年3月1日）

44）杉山産婦人科：不育症の検査，〔https://www.sugiyama.or.jp/comic/page4〕（最終確認：2022年1月5日）

45）Collins A., Freeman E.W., Boxer A.S., et al：Perceptions of infertility and treatment stress in females as compared with males entering in vitro fertilization treatment. Fertility and Sterility **57**（2）：350-356，1992

46）Ulbrich P.M., Coyle A.T., Llabre M.M.：Involuntary childlessness and marital adjustment：his and hers. Journal of Sex & Marital Therapy **16**（3）：147-158，1990

47）片桐由起子，渋谷敏生ほか：令和2年度倫理委員会　登録・調査小委員会報告（2019年分の体外受精・胚移植等の臨床実施成績および2021年7月における登録施設名），日本産科婦人科学会誌 **73**（9）：1089-1098，2021

48）「不妊患者支援のための看護ガイドライン」作成グループ（編）：不妊患者支援のための看護ガイドライン，不妊の検査と治療のプロセス．2001，〔http://www.kango-net.jp/project/06/pdf/guideline.pdf〕（最終確認：2013年7月14日）

49）厚生労働省：人工妊娠中絶等手術の安全性等について．〔https://www.jsog.or.jp/news/pdf/20210705_kourousho.pdf〕（最終確認：2021年10月21日）

50）内閣府　男女共同参画局：ドメスティック・バイオレンス（DV）とは，〔https://www.gender.go.jp/policy/no_violence/e-vaw/dv/index.html〕（最終確認：2021年2月12日）

51）内閣府　男女共同参画局：特集1新型コロナウィルスに関連したDV対策の取り組みについて，共同参画2020年6月号，〔https://www.gender.go.jp/public/kyodosankaku/2020/202006/202006_02.html〕（最終確認：2021年2月13日）

52）内閣府男女共同参画局：性暴力・性犯罪とは，〔https://www.gender.go.jp/policy/no_violence/seibouryoku/index.html〕（最終確認：2021年2月14日）

53）厚生労働省：児童虐待の定義，〔https://www.mhlw.go.jp/stf/seisakunitsuite/bunya/kodomo/kodomo_kosodate/dv/about.html〕（最終確認：2021年2月15日）

54）社会保障審議会児童部会児童虐待東洋保護事例の検証に関する専門委員会：子ども虐待による死亡事例等の検証結果等について＜第16次報告＞，〔https://www.mhlw.go.jp/content/11900000/000533868.pdf〕（最終確認：2021年8月11日）

55）厚生労働省：子どもの虐待による死亡事例等の検証結果等について（第15次報告），〔https://www.mhlw.go.jp/stf/seisakunitsuite/bunya/0000190801_00003.html〕（最終確認：2021年2月15日）

56）内閣府　男女共同参画局：特集DVと児童虐待，〔https://www.gender.go.jp/policy/no_violence/dv-child_abuse/index.html〕（最終確認：2021年2月15日）

57）浦田喜久子（編）：第2章　災害看護学，B災害医療の基礎知識，（系統看護学講座　統合分野）看護の統合と実践（3）災害看護学・国際看護学，第4版，医学書院，p.21-77，2019

58）中根直子：避難所における妊産婦の保健指導・看護支援，特集：緊急有事における産婦人科体制づくり．産婦人科の実際 **61**（1）：25-31，2012

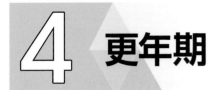

更年期

この節で学ぶこと

1. 更年期の女性の身体的・精神的・社会的特徴を理解することができる
2. 更年期の女性の健康課題を知り，看護介入を学ぶことができる

A. 更年期の女性の特徴

1 ● 身体的特徴

a. 内分泌環境の変化

　更年期は**閉経**前の5年間と閉経後の5年間とを合わせた10年間を指す．日本では性成熟期から老年期への移行期を指す用語として定義している．現在，女性の平均的閉経年齢は49.5歳とされるが，個人差が大きい．加齢に伴って卵巣機能が低下して，エストロゲンの分泌が低下することが特徴的である（p.197の**図Ⅷ-1**参照）．50歳前後の更年期女性において12ヵ月以上の無月経が続いた場合に閉経と判断する[1]．卵巣機能はエストロゲン（エストロン［E1］，エストラジオール［E2］，エストリオール［E3］）のエストラジオール血中濃度で測定される．エストロゲンはステロイドホルモンの一種であり，卵胞ホルモンともいい，さまざまな作用があり女性の健康に役立っている（p.107，p.218の**表Ⅷ-5**参照）．

エストロゲンのはたらき
- 女性特有の丸みをおびたからだのラインにする
- 女性の生理や妊娠をコントロールする
- 肌や髪を美しく保つ
- 骨を丈夫にする
- 自律神経を安定させる
- 記憶力を保つ
- 食欲を抑制する

　閉経前後約10年にあたる更年期の女性が，日常生活に支障をたきす多彩な症状を訴えて受診した場合には，**更年期障害**を疑う必要がある（**図Ⅷ-26**）．更年期障害の主たる原因は**卵巣機能低下**（つまりエストロゲンの低下）であるが，これに加齢に伴う身体的変化，精神・心理的な要因，社会文化的な環境因子などが複合的に影響することにより，多彩な症状が出現する（**表Ⅷ-17**，**図Ⅷ-27**）．

表Ⅷ-17　更年期症状

1. エストロゲン欠乏症状　→ホルモン補充療法が有効
　　a) 自律神経失調症（血管運動神経障害）
　　　　熱感（ほてり），のぼせ，ホットフラッシュ，冷え性，心悸亢進，発汗，頻脈
　　b) 慢性的な低エストロゲン状態で発現する症状
　　　　不正出血，萎縮性腟炎，性器・乳房萎縮，尿道炎，手足の関節痛（とくに起床時），腰痛（動作
　　　　の開始時に感じるが，動きはじめると消失），動脈硬化，脂質異常症，るいそう，骨粗鬆症，肩こり
2. 不定愁訴
　　a) 精神神経障害症状
　　　　頭痛，頭重感，めまい，不眠，耳鳴り，立ちくらみ，記憶力・判断力低下，圧迫感，恐怖感，目
　　　　覚めやすい，憂うつ，神経質
　　b) 知覚系障害症状
　　　　しびれ感，知覚過敏，鈍麻，蟻走感
　　c) 泌尿器系障害症状
　　　　頻尿（とくに夜間），排尿痛，尿失禁，残尿感などの排尿障害
　　d) 消化器系障害症状
　　　　悪心，嘔吐，食欲不振，便秘，下痢，鼓腸
　　e) その他
　　　　焦燥感，不安感，疲労感，脱力感，無力感，イライラする，口内乾燥

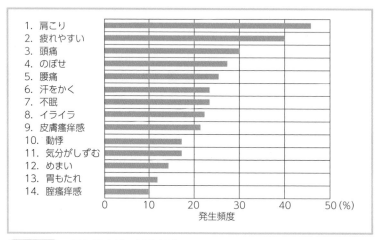

図Ⅷ-26　更年期症状の発生頻度

［日本女性医学学会（編）：女性医学ガイドブック更年期医療編2014年度版，金原出版，2014
より引用］

2● 心理・社会的特徴—人生の再評価

a. 更年期の心理・社会的特徴

　　更年期も含まれる中年期の心理について，アイデンティティの揺らぎや再体制化が研究
されている[2]．

　　そこでは，中年期のアイデンティティを4段階に分けている．

中年期のアイデンティティ
　　①身体感覚の変化の意識に伴う危機期：体力の衰え，体調の変化への気づき，バイ
　　　　タリティの衰えの認識

②**自分の再吟味と再方向づけへの模索期**：自分の半生への問い直し，将来への再方向づけ

③**軌道修正・軌道転換期**：将来へ向けての生活，価値観などの修正，対象との関係の変化

④**アイデンティティ再確定期**：自己安定感，肯定感の増大

　身体感覚の変化は，体力の衰えや体調の変化への気づきから始まり，いままでできていたことができなくなったり，バイタリティがなくなったと感じるようなことである．そういった身体的な変化を感じるのは，決して老年期に入ってからではなく，成熟期から始まる．

　身体面の変化が直接的に精神状態に影響することとしては，生物学的女性性の喪失，内分泌変化に伴ってストレスに対して脆弱になることである．

　さらに，社会的な側面として，子どもが大学進学や就職などから家庭を出ることにより，女性が抑うつ状態になる空の巣症候群（empty nest syndrome）が更年期の女性には生じやすい．また，働く女性では責務に重圧が増す，子育てが落ち着いて再就職する，仕事と家庭のバランスがむずかしい，親に介護の必要性が生じるなどの社会的影響が出現する時期でもある．

　身体的なエストロゲンの低下のためだけでなく，このような社会的な変化に伴って，不定愁訴が現れる場合があるので，身体的な症状のみならず，心理・社会的な変化をていねいに聴取することが重要である．喪失感をもつ女性は，自身の存在価値を見失っている場合が多いので，生活状況を言語化してもらい，「パートナーとの話し合いによって親密感を増すこと，また社会や家族から人の役に立っている，必要とされている，頼りにされている」ことを再確認してもらうことが重要である．空の巣症候群の女性については，そもそも母親役割は育児に限定されるわけではなく，子どもの自立を見守り，巣立ち後の人生を支えることも含まれる．したがって，母親である女性自身がこれまでの育児を再評価し，成人となった子どもに協力できることを見つけ出すことも，母親役割といえる．

b. エイジング／更年期のとらえかた

　エイジングとは加齢のことであるが，加齢や老化に対する個人の主観も更年期を乗り越えるときに大きく作用する．

B. 更年期の女性へのヘルスプロモーション・看護の視点

1 ● ヘルスプロモーション

　治療の主体は薬物療法やカウンセリング，心理療法であるが，運動療法についても効果が報告されている．エイジングを本人が現段階でどのようにとらえているのかを受容し，老年期に向けての健康管理を主体的に行うことができるように支援する．

2 ● 看護の視点

● 医師との連携を保ち，除外診断も含めた症状の医学的な診断をする．
● 主訴と症状が異なることも特徴であり，主訴を傾聴して受容的にかかわる．
● 効果的な治療法については根拠を示し，意思決定を支援する．
● その女性の老年期に向けてのよき伴走者となる．

C. 更年期の女性の健康問題と看護

　更年期障害の症状は，**表Ⅷ-17**のようにエストロゲン欠乏症状と心因性不定愁訴とに分類される．診断に際しては，卵巣機能の低下，加齢に伴う身体的な変化，精神・心理的な要因，社会・文化的な環境因子を包括的に評価し，器質的な疾患や甲状腺疾患（亢進症，低下症ともに）とうつ病の鑑別診断を行ったうえで，日常生活に支障をきたす病態がある場合に更年期障害の診断がなされる（**表Ⅷ-18**，**図Ⅷ-27**）．閉経から1〜5年で泌尿器，生殖器の不快感，脂質異常症，また，閉経から10年程度で**骨粗鬆症**や**動脈硬化症**などの症状が出現しやすくなる．

　閉経前後の数年間は，エストロゲン欠乏に伴う血管運動神経症状を主とする諸症状（**ホットフラッシュ**［更年期に季節・時間を問わず，のぼせ，大量の発汗が生じる］，不眠など）が現れやすい．医師による十分な説明（禁忌例，副作用など）のもと，**ホルモン補充療法**（hormone replacement therapy：HRT）を受けることで血管運動神経症状は軽減する．**不定愁訴**とよばれる多彩な症状を訴える女性に対しては，漢方療法も保険適用となる．

　多彩な症状を訴える女性にとって，的確な診断により自身の自覚する症状が更年期障害によるものなのか，他の疾患によるものなのかを明確にすることは，QOLの向上，適切な治療行動に大きく影響を与える．したがって，看護職者は，医師との連携のもと治療過程を進め，加齢に伴って変化する体と心を女性自身が受容し，主体的に生活習慣の見直しをしたり，過重となっている社会的な負担を軽減するためのカウンセリングを行う必要がある．ここで，もっとも重要な対応は，受容と共感を表出しながら患者の訴えに傾聴することである[3]．日常生活習慣の見直しは，そのような受容された感覚があってからこそ実施しようと思える．また，近年では，運動療法として，ストレッチなどの軽微な運動の効果，必須アミノ酸を摂取したうえでの筋力運動[4]，ヨガ[5]などが更年期症状への効果を認めている．骨密度については，ビタミンDの摂取と運動がすでに明らかとなっている．更年期障害についての補完代替療法として代表的なものに，植物エストロゲンとして知られる大豆イソフラボンがある．低用量大豆イソフラボン（25 mg/日），大豆イソフラボンの一種ダイゼインの腸内細菌分解産物である*S*-エクオール，ブタ胎盤抽出物，ブドウ種子ポリフェノールなどにより，ホットフラッシュを含む更年期症状の改善が報告されている．対象患者の日常生活を丁寧に聴取しながら，保健行動への意欲がみられたら，これらの情報提供を行っていくことが必要である．

表Ⅷ-18　日本人女性の更年期症状評価表

症状	症状の程度		
	強	弱	無
1. 顔や上半身がほてる（熱くなる）			
2. 汗をかきやすい			
3. 夜なかなか寝付かれない			
4. 夜眠っても目をさましやすい			
5. 興奮しやすく，イライラすることが多い			
6. いつも不安感がある			
7. ささいなことが気になる			
8. くよくよし，憂うつなことが多い			
9. 無気力で，疲れやすい			
10. 眼が疲れる			
11. ものごとが覚えにくかったり，物忘れが多い			
12. めまいがある			
13. 胸がどきどきする			
14. 胸がしめつけられる			
15. 頭が重かったり，頭痛がよくする			
16. 肩や首がこる			
17. 背中や腰が痛む			
18. 手足の節々（関節）の痛みがある			
19. 腰や手足が冷える			
20. 手足（指）がしびれる			
21. 最近音に敏感である			

［日本産科婦人科学会生殖・内分泌委員会：「日本人用更年期・老年期スコアの確立とHRT
副作用調査小委員会」報告―日本人女性の更年期症状評価表の作成―. 日本産科婦人科学会
誌 53：883 - 888, 2001 より引用］

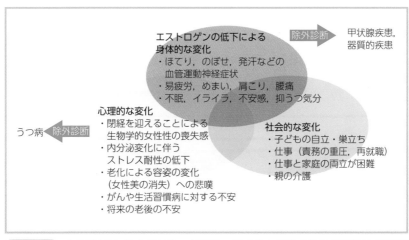

図Ⅷ-27　更年期の女性の身体的・心理的・社会的な変化と更年期障害とは鑑別
すべき疾患

コ(ラ)ム

加齢男性性腺機能低下症候群

　男性においては，女性更年期における急激なエストロゲン低下と異なり，アンドロゲン（andro-gen）低下が加齢とともに徐々に進行する[1, 2]．米国では，60歳代の20%程度にこのような症候群が認められると調査されている[2]．日本泌尿器科学会／日本Men's Health医学会は，人口の高齢化に伴う中高年男性のQOLの向上と診療現場での混乱を回避することを目的に，これらの症候群を加齢男性性腺機能低下症候群（late-onset hypogonadism：LOH）と定義し，『LOH症候群—加齢男性性腺機能低下症候群診療の手引き—男性ホルモン低下による男性更年期障害，ED，心身症などの診療マニュアル』[3]を作成した．

　日本においての研究実績はまだ少ないが，佐藤らは，243名の「男性更年期外来」受診者の自覚症状および内分泌所見について，全体の99%がADAM（androgen decline in the aging male）score[2]では陽性であったが，血液データでの低テストステロン（hypo testosterone）は，全体の21%であったと報告している．受診者の年齢は，30歳から79歳と幅広く，平均55.6歳であった．主訴は，①精神・心理症状，②身体症状，③性機能関連症状がそれぞれ51%，36%，13%であった．精神・心理症状がもっとも多いのは30歳代の67%，身体症状がもっとも多いのは70歳代の52%であったが，性機能関連症状は各年代に分布し，8〜18%であった[4]．

　これらより，若年層でのうつ病との鑑別がとくに重要であろうと考えられる．女性同様，問診票も用い，受診者の全体像を十分に把握してホルモン補充療法などの治療を行うことが望ましいと考えられるが，女性のように更年期を過ぎて症状が治まるというものではなく，男性の場合，徐々に悪化していく点において，LOH症候群の男性への国民的理解とさらなる研究実績による診断・治療のエビデンスが必要である．また，個々の患者に対する家族の理解や看護職者の受容的な対応が重要であると考えられる．

引用文献

1) Morales A., Lunenffeld B.: Investigation, treatment and monitoring of late‐onset hypogonadism in males official recommendations of ISSAM Hormone replacement therapy in the age male. Aging Male **5**: 74-86, 2002
2) Morley J. E., Perry H. M. Ⅲ.: Androgen deficiency in aging men. Med Clin North Am **83**: 1279-1289, 1999
3) 日本泌尿器科学会，日本Men's Health医学会「LOH症候群診療ガイドライン」検討ワーキング委員会：LOH症候群—加齢男性性腺機能低下症候群診療の手引き—男性ホルモン低下による男性更年期障害，ED，心身症などの診療マニュアル，じほう，2007
4) 佐藤嘉一，佐藤修爾，大西茂樹ほか：男性更年期外来受診患者の自覚症状および内分泌所見の分析，日本泌尿器科学会誌**95**: 8-16, 2004

学習課題

　1．更年期症状の身体的変化，心理的変化，社会的変化の特徴を述べてみよう

練習問題

Q1 正しいのはどれか．2つ選びなさい．

1．加齢男性性腺機能低下症候群は一時的なものである．
2．更年期症状の緩和に対する運動療法の効果は証明されている．
3．更年期症状では症状に応じて心理療法も含めて多様な治療法を組み合わせることで効果がある．
4．切迫性尿失禁にはケーゲル体操（骨盤底筋訓練）の効果がある．

Q2 エストロゲン低下によって更年期の女性に起こるのはどれか.

（第109回国家試験, 2020年）

1. 骨量の低下
2. 内臓脂肪の減少
3. 脳血流の増加
4. HDL コレステロールの上昇

[解答と解説 ▶ p.305]

▍引用文献 ▍

1) 日本女性医学学会（編）：ホルモン変化（閉経とは）. 女性医学ガイドブック更年期医療編2019年度版, 金原出版, 2019
2) 岡本祐子：中年期の自我同一性に関する研究. 教育心理学研究 **33**：295-306, 1985
3) 日本産科婦人科学会・日本産婦人科医師会（編）：産婦人科診療ガイドライン—婦人科外来編2020, CQ407更年期障害への対応は？ p.182-184, 日本産科婦人科学会, 2020
4) 若葉京良, 大須賀洋祐, 宮内大治ほか：Beta-hydroxy-beta-methylbutyrateの摂取と筋力運動の併用が閉経後女性の骨格筋量および筋力に及ぼす効果に関する予備的研究：ランダムクロスオーバー試験. 運動疫学研究 **22**(1)：22-34,2020
5) 日置智華子, 藤本薫, 永谷実穂ほか：更年期女性へのヨーガ介入研究に関するプログラム構成の文献検討−ナラティブレビューから. 日本看護科学会誌 **37**：383-389, 2017

5 老年期

この節で学ぶこと

1. 老年期の女性の特徴を身体的・心理的・社会的側面から理解することができる
2. 老年期の女性の健康問題について理解できる
3. 老年期の女性の看護の視点とヘルスプロモーションについて理解できる

　老年期は，一般に65歳以上の年齢層を指し，65～74歳までを前期高齢者，75歳以上を後期高齢者という．2020（令和2）年簡易生命表によると，男性の平均寿命は81.64年，女性の平均寿命は87.74年であり，平均寿命の男女差は6.11年である[1]．100歳以上の高齢者は，統計を取り始めた1963（昭和38）年には全国で153人だったが，1981（昭和56）年に1,000人，1998（平成10）年に1万人を突破し，2020（令和2）年には8万人を超えた．このうち女性は7万975人と，全体の約88％を占めている．老年期の期間は女性の場合，平均約23年であり，100歳まで生きれば35年ということになる．

　加齢に伴う精神的・肉体的変化は，一般的には「老化現象」といわれ，誰も避けることはできない．しかし，これまで一般的に語られてきたような老年期を衰退期・喪失期というとらえ方のみで現代の人々の老年期をとらえることは適切ではない．エリクソンの発達理論によれば，老年期はライフサイクルの円熟段階であり，自我の統合と，絶望との間で生じる心理的葛藤を乗り越え適応し，自らを成長させていく時期としてとらえられている．人生の円熟期，多様な生き方を実現する時期として老年期を実際に生き生きと生きる人々が多くなっている．またそれらを実現可能にしている，これまでの老年期の人々に比べて身体能力や心理・社会性が高い人が増えているのも，現代の特徴である．

　本節では，老年期という長い期間を女性がより健康に生きることへの支援について解説する．まず一般的な老年期の人々の特性を考えよう．

- 対象年齢は65歳以上から100歳を超えるまで幅広く，個人により心身の機能の差が大きい．
- 個人によって人生の経験がまったく異なる．
- 身体的・心理的・社会的側面（からだ，こころ，かかわり，暮らし，生きがい）が，関連し合いながら総体として一個の人格を形成している[2]．

A. 老年期の女性の特徴

1 ● 身体的特徴

a. 加齢に伴う生体機能の低下，およびその個体差

　加齢に伴い，予備力（ストレス耐性）の低下，恒常性維持機能の低下，防御機能の低下，回復力の低下，適応力の低下などが現れる．しかし，老化には個体差があり，外見的にも50歳を過ぎたころより，暦年齢より若くみえるものがいるなど，個体差が大きい．

b. 生体各組織の加齢に伴う変化

(1) 皮膚・結合織

　真皮の菲薄化，コラーゲン量の減少，皮下組織の萎縮が生じる．女性のほうが男性より真皮が薄いため，女性の顔の皮膚にしわなどが現れやすくなる．

(2) 骨　格

　骨量が減少し骨強度が低下するため，骨折しやすくなる．とくに女性では，閉経後から急速に骨粗鬆症が進行する．軟骨は硬化して脆くなり（石灰化），腱や靱帯の硬化，軟骨の菲薄化，滑膜の弾力性低下などが生じ，関節炎を起こしやすくなる．

(3) 筋組織

　運動量の減少，低栄養，神経疾患などで，筋の萎縮，筋力低下が生じる．

(4) 心血管系

　心臓は左室壁の肥大以外，大きな変化はみられない．安静時の心拍出量はあまり変化がないが，運動負荷にて最大心拍数の低下をきたし，最大運動耐容能の低下が生じる．大きな変化は，冠動脈の動脈硬化である．

(5) 呼吸器系

　肺の弾性低下，肺胞数の減少により，努力肺活量の低下，1秒量の低下，残気量の増加，PaO_2の低下などが生じる．

(6) 消化器系

　消化管蠕動運動の低下，腺分泌の減少，腸管壁の脆弱化，腸管からのカルシウム吸収の低下，逆流性食道炎などが生じる．

(7) 腎

　糸球体の喪失，腎血流量の低下，糸球体濾過率の低下などが生じるが，予備能力があるため，健常状態では水–電解質バランスは維持される．

(8) 内分泌系

　成長ホルモン（IGF-1[*1]），性ホルモン，甲状腺ホルモン（free T_3）の分泌は低下し，副腎ホルモン（コルチゾール，DHEA[*2]，ノルアドレナリン），心房性ナトリウム利尿ペプチドは，不変または増加する．

　女性では性ホルモンであるエストロゲンの分泌低下によって，さまざまな症状が引き起こされやすくなる．たとえば，骨粗鬆症（骨折を引き起こす），脂質代謝異常（コレステ

[*1] IGF：インスリン様成長因子，insulin-like growth factor
[*2] DHEA：デヒドロエピアンドロステロン，dehydroepiandrosterone

ロール値の上昇），動脈硬化症，高血圧症，萎縮性腟炎，性交障害，尿失禁をもつリスクが上がる．

(9) 神経系

大脳の萎縮が認められ，神経細胞・神経線維数の減少，リポフスチンの増加，神経伝達物質の活性低下（海馬のアセチルコリン，黒質・線条体のドパミン，一部の脳幹のノルアドレナリン，セロトニン，視床のγ-アミノ酪酸），脳血流量の部分的低下，および脳代謝の低下が生じる．

(10) 感覚系

水晶体の屈折力・透光性の低下による視力低下，高音域の聴力障害，言語聴力の低下，嗅覚低下，指の触覚の軽度低下などを生じる．味覚は変化しないとされている．

(11) 免疫系の変化

胸腺は萎縮し，ヘルパーＴリンパ球の割合が減少し，自己免疫疾患の増加や感染防御能の低下が生じる．

(12) 泌尿生殖器系

女性は閉経後，腹圧性尿失禁が出現することが多い．膀胱脱出と子宮脱出を起こしやすくなる．

(13) 知的機能

流動性能力（生得的な能力）は加齢により衰えやすいが，結晶性能力（学習，知識，経験などの影響で発達する能力）は，経験の増加，学習の継続の条件下では，加齢により衰えにくい[3]．

2 ● 心理的特徴

a. パーソナリティ（人柄，性格）

高齢者に特徴的とされるパーソナリティはないとされている．しかし，脳疾患，長期の不安，老年期での喪失経験などにより，パーソナリティは変化する．

b. 学習，認知，記憶

加齢に伴う身体生理機能の変化により，学習と認知に関連する情報の記憶，保持，想起という情報処理過程と，知覚，記憶，思考といった認知過程に影響がみられるようになる．環境要因，感覚器の変化，情報の強さに影響される．

c. 人生の最終章としての発達課題

エリクソンの発達理論によると，老年期の達成すべき課題は，「統合」であり，対極にあるものは「絶望」である．人生の終わりを迎えるときに，それまでに生きてきた人生を喜び，悲しみを含めてよい人生だったと満足できるのであれば，その人は自我の統合を達成できたといえよう．この過程がうまくいくように，前述の内分泌，泌尿器，生殖器などの女性特有の身体症状を軽減させるよう援助しながら，人生の最終目標が達成できるようにするところに，母性看護学と老年看護学の融合があるのではないだろうか．

また，過去に対する後悔，失望，怒り，葛藤の気もちが強い高齢者には，適切な介入を行い，人生の課題と対峙し自分の人生を統合できる過程を援助することが必要である．

うつ病や不安などは，環境の変化からも引き起こされやすい．また次項で述べる，社会

の第一線からの引退や，家庭生活における直接的な母親の役割の終焉からこのような気分になる高齢者もある．

3 ● 社会的特徴

人は社会との関係性をもって生きるものである．しかし老年期には，職業に就いていたものでは定年を迎え，母としての育児期のような子どもとの直接的なつながりは減少する．そこで自分の役割はもう終わったというように感じるものもいる．看護職者は，対象者の身体・心理機能を総合的に判断し，本人の特性が生かせる形で社会に貢献し，果たせる役割を考えることも重要である．

4 ● 老年期のセクシュアリティの特徴

a. 老年期の性機能

更年期から，エストロゲンの分泌が顕著に減少し，その後老年期までゆるやかに減少する．エストロゲンの減少に伴い，外性器，内性器の退行性の変化が現れる．腟は，腟粘膜の弾力性，潤滑性の低下がみられ，**性交痛**の原因となる．萎縮性腟炎がある場合は，女性は性交が苦痛に感じられてしまうため病歴聴取をするときも注意をする．

老年期女性の性行動は，その女性のこれまでの人生における性のとらえ方，配偶者（パートナー）の有無，性生活のあり方，また健康状態が影響する．

b. 性行動に関連する研究調査

New England Journal of Medicineによれば，シカゴ大学で57〜85歳の男女3,005人を対象に性行為に関する全国調査が実施された[4]．「過去1年間に少なくとも1度は性行為を実施した」と回答したものは，57〜64歳まででは73％，65〜74歳までは53％，75〜84歳まででは26％であった．女性の場合は，配偶者の死亡により性的に不活発になる傾向があった．また，男性の約50％，女性の約25％が性的なパートナーの存在の有無にかかわらず，自慰行為を行っていることがわかった．加齢とともに性交渉は減るものの80，90歳代の男女の相当数が何らかの形で性行為を続けているということが明らかになった．

日本で最初に高齢者の性行動を調査した第一任者である大工原による，保健師として老年期の性に迫った著書によれば，老年期女性の性交頻度は，加齢とともに減少するが，「月1回以上」のものは60歳代では約40％，70歳代前半が約20％，「年間数回程度」を入れると60歳代前半が約60％，70歳代前半は約30％であった[5]．個人差が大きいのが特性である．

堀籠は，在宅の65歳以上の高齢者の男女約500人について，性の実態と社会活動の関連について質問による調査を実施した[6]．「過去1年間の性交渉の有無」（$n = 493$）では，男性127人（46.5％），女性51人（23.2％）が「ある」と答え，有意に男性に多かった（$p < 0.001$）．

性交渉の相手は，配偶者がもっとも多かった．「過去1年間の性交渉の有無」で「あり」と答えた女性（$n = 51$）の性交渉の頻度は，月1回程度20人（39.2％），月2〜3回程度7人（13％），週2回以上，週1回以上の順であった．調査の中には性交による身体的満足を問う問いに対して，女性は約半数が身体的満足は得られないと答えたのに対し，精神的満足

は半数以上のものが得られたと回答していた．身体的満足はたとえ得られなくても性交のもつ重要さがうかがえる結果である．

人間は，いくつになっても性的存在なのである．女性の場合は，潤滑剤を適切に用いるなどして性交痛を避け，気持ちを互いに確認し合えるような性行為ができた場合は，むしろ妊娠などから解放された円熟の性といえるのかもしれない．生殖を目的としない老年期の性は，性器の結合だけではない人間のコミュニケーションとしての性，生きていることの確認の性である．

B. 老年期の女性への看護の視点とヘルスプロモーション

1 ● 看護の視点

老年期の看護の目標は，これまで記述した内容を総括し以下のことが重要となる．とくに最後の目標は，老年看護では大きく扱われてこなかったが，母性看護が老年看護と協働して支援することが望まれる内容である．

- ● ADL 機能を維持すること
- ● セルフケア能力を高めて健康の維持・回復を図ること
- ● 健康問題を予測し予防すること
- ● 対人関係・社会交流をつくりだすこと
- ● 死の瞬間まで生命の尊厳と安楽を維持すること
- ● 健康な高齢者男女の性的な関係に対する援助を行うこと

2 ● ヘルスプロモーション

老年期の女性が，その人の人生の経験をマイナスもプラスも昇華させ，彼女の人生の総体として，身体・心理・社会的側面のすべての面で健康に生きることを援助していくことが，母性看護の役割であると考える．ヘルスプロモーションにはさまざまな定義があるが，重要な点は「健康を増進すること」である．女性にとっても，心身の健康のほかに，セクシュアリティとジェンダーの視点は不可欠な要素であると考えられる．

また，単に心身の健康のみならず社会とのつながり，経済，情報，文化から疎遠にならないような援助も必要である．女性の場合には，とくに，家庭内や身近な生活を含む地域社会での関係性を保つことが重要である．

C. 老年期の女性の健康問題

1 ● 萎縮性腟炎，外陰炎

腟の炎症を腟炎といい，外陰部とその周辺の炎症を**外陰炎**という．腟炎と外陰炎は，合併することが多いため，両者を合わせて外陰腟炎とよぶことがある．

萎縮性腟炎（老人性腟炎），外陰炎は，閉経後の女性や卵巣摘出術後の患者に発症が多い．原因はエストロゲンの欠乏による腟の自浄作用の低下であり，物理的刺激や細菌感染に対して抵抗力が弱くなり発症する．老年期の外陰腟炎は，常在菌の繁殖によるため，よ

くみられる症状である.

(1) 症　状

　腟や外陰部の瘙痒感や帯下感，性交痛，乾燥感，灼熱感，違和感などがあり，接触出血，黄色で悪臭を伴う膿性帯下，腟粘膜の点状発赤がみられる．また，排尿しづらさ，血尿，頻尿，尿路感染症，尿失禁など泌尿器症状を合併していることも多い.

(2) 診　断

　エストロゲン欠乏が主な原因である．更年期症状を合併しているか診断し，カンジダ，トリコモナスなどの感染があればそれらの原因を除外する．悪性腫瘍の確認のために，細胞診を実施する.

(3) 治　療

　エストリオール（エストロゲン製剤）の腟内投与を実施する．カンジダ，トリコモナスを除外したうえで細菌性腟炎に対してはクロラムフェニコール（抗菌薬）の腟錠を投与する．性交痛が強い場合は潤滑剤を用いる.

　外陰部の清潔を保つことが重要であるため，看護職者としては温水洗浄便座の活用や，刺激が少なく通気性のよい綿の下着の着用を勧める．性交痛については言い出しにくい心情に配慮する.

2 ● 骨粗鬆症

a. 骨粗鬆症とは

　WHOによると，**骨粗鬆症**は「骨の脆弱性が増大し，骨折の危険性が増大する疾患である」と定義されている．骨の強度は，骨密度と骨質（微細構造，骨代謝回転，微小骨折，石灰化）により決定し，それらは加齢とともに変化する．骨量（骨密度）は，出生後から思春期にかけて増加し，10歳代後半から20歳代前半に**最大骨量**（peak bone mass：PBM）となりその後安定して推移する．しかしながら，女性において骨量は閉経に伴う女性ホルモンの急激な枯渇により，閉経後10年程度でPBMから約20％減少し骨粗鬆症に進行する.

　国内の女性において，大腿骨近位部で診断した骨粗鬆症発生者数は年間105万人であること，70歳代においては約40％，80歳代においては約60％の女性が骨粗鬆症であることが推定されている.

　骨粗鬆症は，何らかの疾患などの原因があって二次的に発症する続発性骨粗鬆症と，そのような原因が認められない**原発性骨粗鬆症**に分類される.

WHOの骨密度による診断カテゴリー
- 正常骨密度：骨密度が若年成人の平均値（young adult mean値：YAM値）の−1.0SD（標準偏差）以上
- 低骨量状態：骨密度が−1.0SDより小さく−2.5SDより大きい．骨粗鬆症には至らないが骨量が低下している状態である
- 骨粗鬆症：骨密度が−2.5SD以下

　骨粗鬆症は**骨折**の最大の危険因子である．とくに大腿骨近位部骨折は移動能力や生活機

表Ⅷ-19　各栄養素が多く含まれる食品

カルシウム	ビタミンD	ビタミンK
・牛乳・乳製品（チーズ，ヨーグルトなど） ・骨ごと食べられる小魚 ・野菜（小松菜，水菜など） ・海藻類（ひじきなど） ・大豆・大豆製品（豆腐，納豆など）	・魚（サケ，マグロ，サバなど） ・きのこ類	・大豆・大豆製品（豆腐・納豆など） ・海藻類（ひじき，わかめなど） ・野菜（ほうれん草，モロヘイヤなど）

能を低下させるだけでなく，死亡率を上昇させる，生命予後と直結した骨折である．ほかにも骨粗鬆症は，腰背部痛，転倒，姿勢の変化（円背<small>（えんばい）</small>など）といった日常生活に大きな影響を与える症状と関連があり，老年期におけるQOLの維持増進には，高いPBM獲得と維持といった，思春期から始まる骨粗鬆症の予防が重要であるといえる．

b. 検査・治療
(1) 検　査
　スクリーニング（腰背部痛の有無，定量的超音波測定法による検診）結果より，以降の診察・検査を実施するか決定する．
- ●医療面接：骨粗鬆症の危険因子や鑑別すべき疾患の情報を得る．年齢，既往歴，使用薬物（骨密度に影響を与える薬物の使用の有無），生活習慣（食生活，運動量，喫煙の有無，飲酒習慣），家族歴，閉経時期を聴取する．
- ●身体診察：身長，体重，BMI，脊柱変形，腰背部痛を測定および観察する．
- ●骨密度測定：dual-energy X-ray absorptiometry（DXA）を用いて，腰椎と大腿骨近位部の密度を測定する．
- ●画像診断：脊椎X線撮影にて椎体骨折の判定を行う．
- ●血液・尿検査：骨代謝マーカーの測定を行う．

(2) 治　療
　骨粗鬆症の予防と治療の目的は，骨折を予防し骨格の健康を守って，生活機能とQOLを維持することである．食事指導，運動療法に加えて**薬物治療**が中心となる．

c. 看　護
(1) 食事指導
　1日700〜800 mgのカルシウム，15〜20 μgのビタミンD，250〜300 μgのビタミンKの摂取を指導する．**表Ⅷ-19**にあるようなカルシウム，ビタミンD，ビタミンKを多く含む食品を紹介する．また，ビタミンDは紫外線に当たることで皮膚でも合成されるため，1日15分程度の日光への曝露時間確保の必要性について説明する．

(2) 運動療法
　運動指導の主な目的は，骨密度上昇，背筋強化，転倒予防などにより骨折予防に寄与することである．運動は骨粗鬆症・骨折予防だけではなくフレイル（加齢に伴う予備能力低下のため，ストレスに対する回復力が低下した状態）の予防にもなる．歩行や低強度のエアロビクスといった，緩やかに負荷がかかる運動を取り入れる．

■参考文献■
1) 骨粗鬆症の予防と治療ガイドライン作成委員会（編）：骨粗鬆症の予防と治療ガイドライン2015年版，p.2, 4, 14-15, 22-31, 78-81, ライフサイエンス出版, 2015
2) 吉川史隆, 平松祐司, 大須賀穣（編）：産科婦人科疾患最新の治療2019-2021, p.280-282, 南江堂, 2019

3 ● 骨盤臓器脱，排尿障害（下部尿路症状）

a. 骨盤臓器脱，排尿障害（下部尿路症状）とは

(1) 骨盤臓器脱とは

　骨盤臓器脱とは，膀胱，子宮，直腸といった骨盤内臓器が腟から体外に出てしまう状態をいう．脱出する臓器によって，膀胱瘤，直腸瘤，子宮脱などに分けられる（**図Ⅷ-28**）．初期は，骨盤内臓器が下垂した状態であり，無症状のことが多い．症状が進行すると，何かが下りてくるような異物感，腟に丸いものが触れる，といった症状を訴える．朝よりも活動後の夕方に症状が強くなることが多い．さらに症状が進行すると，常に何かが挟まっているような感じが続き，脱出した臓器が摩擦により出血し，炎症・疼痛により歩行しにくくなるなど，日常生活にも支障が生じる．性交痛，腰痛，便秘や，腹圧性尿失禁，切迫性尿失禁，排尿困難，尿閉，残尿などの排尿障害（下部尿路症状）を伴うことが多い．

　骨盤臓器脱は，妊娠・分娩，加齢，肥満・慢性的な便秘や，咳・重い荷物をもつ仕事など腹圧がかかりやすい状態が続くことによって，骨盤内臓器を支えている骨盤底筋群や靱帯などが脆弱化することにより起こると考えられている．とくに，分娩経験のある女性に多く，経腟分娩後の14.6％，帝王切開後の6.3％に症状がみられるが，出産経験のない者では2.9％と少ない[7]．しかし分娩後すぐに骨盤臓器脱になることは少なく，閉経後の60歳代以降に多いとされている．

(2) 排尿障害（下部尿路症状）

　排尿障害（2002年国際禁制学会により**下部尿路症状**に改称）は，頻尿，尿意切迫感，尿失禁，膀胱知覚異常などの蓄尿症状，排尿時間延長などの排尿症状，残尿感などの排尿後症状に分類される（**表Ⅷ-20**）．女性の下部尿路症状は骨盤臓器脱とのかかわりが強く，骨盤臓器脱を有する女性のうち，44％に腹圧性尿失禁，37％に過活動膀胱が認められ[8]，軽度の骨盤臓器脱では腹圧性尿失禁が多く，症状が進行すると過活動膀胱の症状が多くなる．いずれも，骨盤内臓器を支えている骨盤底筋群や靱帯などの脆弱化によって骨盤臓器

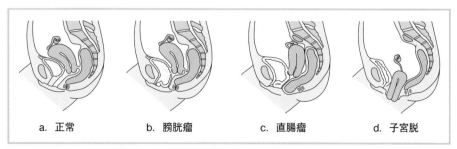

a. 正常	b. 膀胱瘤	c. 直腸瘤	d. 子宮脱

図Ⅷ-28　骨盤臓器脱の種類

[中田真木：子宮脱(骨盤臓器脱). 疾患・症状別 今日の治療と看護, 第3版, 永井良三, 大田　健(編), p.1165, 南江堂, 2013を参考に作成]

表Ⅷ-20　老年期の女性に多い下部尿路症状

1．蓄尿症状		
頻尿	昼間頻尿	日中の排尿回数が8回以上
	夜間頻尿	夜間睡眠時の排尿回数が1回以上
尿意切迫感		急に起こる，抑えられないような強い尿意で，我慢することが困難なもの
尿失禁	腹圧性尿失禁	くしゃみ・咳，労作時や運動時などに，不随意に尿が漏れる
	切迫性尿失禁	尿意切迫感と同時または直後に，不随意に尿が漏れる
	混合性尿失禁	尿意切迫感だけでなく，くしゃみ・咳，労作，運動時にも不随意に尿が漏れる
膀胱知覚	膀胱知覚亢進	早期から持続的に尿意を感じる
	膀胱知覚低下	膀胱充満感はわかるが，明らかな尿意を感じない
	膀胱知覚欠如	膀胱充満感や尿意がない
2．排尿症状		
尿勢低下		尿の勢いが弱い
尿線途絶		尿線が排尿中に1回以上途切れる
排尿遅延		排尿開始が困難で，排尿準備ができてから排尿開始までに時間がかかる
腹圧排尿		排尿の開始，尿線の維持または改善のために，力を要する
3．排尿後症状		
残尿感		排尿後に尿が残っている感じがする．残尿の有無は問わない
4．その他		
膀胱痛・尿道痛		膀胱充満時，排尿時，排尿後，または常に起こる膀胱や尿道の痛み
過活動膀胱		尿意切迫感があり，通常昼間頻尿と夜間頻尿を伴う．切迫性尿失禁を伴うこともある

脱が進行し，膀胱や尿道の構造が変化することが主な原因とされている．その他，加齢による膀胱・尿道や関連する神経の機能低下，更年期以降のエストロゲン欠乏なども原因とされているが，その機序は不明なことも多い．子宮筋腫による膀胱の圧迫や子宮摘出術による膀胱神経の損傷などが原因となることもある．

　下部尿路症状は，生命にかかわるような症状を呈することはまれであるが，QOLへの影響は大きい．なかでも，尿失禁や過活動膀胱などの蓄尿症状は，仕事や余暇などの社会的活動，対人関係，性生活などに影響を及ぼし，自尊心や活力を低下させる[9]．

b．検査・治療

　骨盤臓器脱や下部尿路症状の診断には，問診，症状・QOL質問票による評価，排尿記録，尿失禁量を測定するパッドテスト，残尿測定，尿検査，超音波検査，内診，膀胱鏡検査などの検査が行われる[10]．排尿記録は，排尿時刻や排尿量，排尿に関する症状などを記録するものであり，下部尿路症状の診断や治療に大変有用である．

　初期の骨盤臓器脱や腹圧性尿失禁，切迫性尿失禁（過活動膀胱も含む），混合性尿失禁の治療には，**骨盤底筋訓練（図Ⅷ-29）**が推奨される．骨盤底筋訓練は，骨盤底筋群の筋線維の太さを増し，骨盤底筋群の強度と収縮力を増強させるもので，とくに腹圧性尿失禁の治療として用いられ，正しい訓練を実施すれば6割以上の症例に改善が認められる[11]．切迫性尿失禁，尿意切迫感，頻尿などの過活動膀胱の症状には，抗コリン薬などの薬物療

骨盤底筋訓練の方法

骨盤底筋群を引き締める体操を3ヵ月以上続けます

ゆるんだ骨盤底筋群を鍛えることで，尿失禁や骨盤臓器下垂の改善が期待できます
毎日続けることが大切です
正しく骨盤底筋群をしめると，腟と肛門の間付近（会陰体）が固く収縮します
正しくできているかわからない時は，会陰体に軽く手を触れて確認してください

下記の体操を1日2回以上行います

1　リラックスして深呼吸2回

お腹に力を入れないようにしましょう

2　「しめて，ゆるめて」を5秒ごとに10回繰り返し

肛門と腟の周りの筋肉を，お腹の中に引っ張り上げるようにしめます
ゆるめるときは全身の力を抜きます

3　リラックスして深呼吸2回

4　「ぐ〜っとしめて，さらにぐ〜っとしめて10秒間キープ，
　そのあとゆっくりゆるめて」を5回

肛門と腟の周りの筋肉を，お腹の中に引っ張り上げるようにしめます
ゆるめるときはゆっくりと力を抜いていきます
お腹に力を入れたり，姿勢を変えないようにしましょう
息を吸いながらしめ，息を吐きながらゆるめるイメージです

5　お疲れさまでした．次回も頑張りましょう！

1日に「1〜5」を2回以上行います

どんな姿勢でもできます

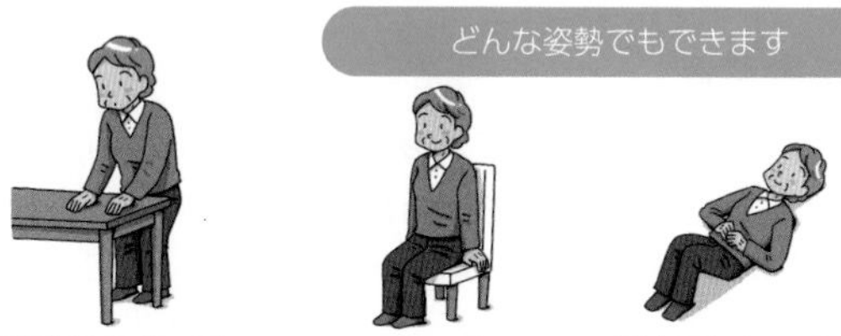

机を支えに立って　　　座って　　　仰向けになって

テレビを見ながら，
音楽を聴きながらでOK

図Ⅷ-29　骨盤底筋訓練の指導用パンフレットの例

法や，排尿習慣に対する生活指導，膀胱訓練などの行動療法も行われる．脱出が進んだ骨盤臓器脱や重度の腹圧性尿失禁には，手術療法が用いられる．

c. 看　護

（1）検査・治療に関する看護援助

　下部尿路症状のために医療機関を受診したことのある女性は7.3％ときわめて低い[12]．多くの女性が羞恥心により受診をためらい，症状が出現してから受診までに数年かかっていることも少なくない．看護職者は，対象者の心情を受け止め，受容的なかかわりをすることが大切である．

　検査・治療時にはプライバシーに配慮し，同性の看護職者が対応するか付き添うことが望ましい．問診は個室などの落ち着いた環境で行い，症状の有無に加えて，対象者が生活のなかで何に困っているかを聞くことが重要である．また，質問票や排尿記録を正しく記載できるように説明を行い，尿検査やパッドテストが必要な場合には，正しい手順を患者

に説明する．内診や膀胱鏡検査などの検査時には，外陰部の露出を防ぐため掛物を用いるなど，羞恥心にも配慮する．

（2）心理・社会的支援

骨盤臓器脱や下部尿路症状は，妊娠・分娩や加齢の影響が大きく，誰にでも起こりうる症状である．そのため，成熟期，更年期，老年期を通して，全女性を対象に，予防と早期受診の啓発をしていく必要がある．

（3）セルフケアへの支援

骨盤底筋訓練は，骨盤臓器脱や下部尿路症状の治療だけでなく予防にも有効であり，副作用もなく，簡単に実施できるため，セルフケアとして取り入れやすい．しかし，骨盤底筋訓練は，正しく骨盤底筋群を収縮させることが必要であり，正しい収縮ができないと効果が得られない．そのため看護職者は，対象者が骨盤底筋群の位置を理解し，正しい収縮ができるように指導を行う必要がある．また，骨盤底筋訓練は筋線維の増強を目的としているため，少なくとも6～12週間は継続し，改善したあとも継続する必要がある．対象者が継続して骨盤底筋訓練を実施できるような動機づけと，「いつ行うと忘れずに行えるか」を対象者と一緒に検討するなど，生活のなかに組み込めるようなアドバイスを行い，継続をサポートするかかわりが求められる．

コラム

過活動膀胱と低活動膀胱

過活動膀胱は，「尿意切迫感を必須とした症状症候群であり，通常は昼間頻尿と夜間頻尿を伴い，切迫性尿失禁は必須ではない．その診断のためには，膀胱炎や膀胱腫瘍などの局所的な病態を除外する必要がある」と定義されている[1]．40歳以上の男女12.4％に認められ[2]，加齢に伴い増加する．明らかな神経疾患（脳血管障害，脊髄損傷など）に起因する神経因性と，神経学的な異常を有さず明らかな原因を特定できない非神経因性に大別されるが，いずれも排尿筋の不随意収縮（排尿筋過活動）が病態とされる．

一方，排尿時の膀胱収縮力の低下による排尿困難や残尿などの症状（排尿筋低活動）は，男女ともに10～45％程度に認められ，最近，低活動膀胱として注目されている．2014（平成26）年の国際禁制学会標準化委員会により「低活動膀胱とは，排尿筋収縮力の低下により，排尿時間が延長する状態で，残尿感を伴う場合と伴わない場合がある．通常，排尿開始遅延，膀胱充満感の低下，尿勢低下を伴う」と定められたが，2020（令和2）年時点で明らかな定義はなされていない．しかし，低活動膀胱は，尿閉や尿路感染症のリスクが高いといわれており，今後，明確な定義とともに，病態の解明や治療法の開発が期待されている[3]．

引用文献
1) 日本排尿機能学会,過活動膀胱診療ガイドライン作成委員会:過活動膀胱診療ガイドライン第2版,リッチヒルメディカル,2015
2) 本間之夫,柿崎秀宏,後藤百万ほか:排尿に関する疫学的研究,日排尿機能学会誌14:266-277,2003
3) 日本排尿機能学会,日本泌尿器科学会(編):女性下部尿路症状診療ガイドライン第2版,リッチヒルメディカル,2019

学習課題

1．萎縮性腟炎，外陰炎の原因をあげてみよう
2．もっとも多い尿失禁の種類をあげてみよう

練習問題

Q1▶ 骨盤底筋訓練がもっとも有効なのはどれか．　　（第105回 国家試験，2016年より改変）

1．溢流性尿失禁overflow incontinence
2．切迫性尿失禁urge urinary incontinence
3．反射性尿失禁reflex urinary incontinence
4．腹圧性尿失禁stress urinary incontinence

Q2 高齢者の性について正しいのはどれか．　　（第109回 国家試験，2020年）

1．女性の性交痛は起こりにくくなる．
2．男性は性ホルモンの分泌量が保たれる．
3．高齢になると異性に対する羞恥心は減退する．
4．セクシュアリティの尊重はQOLの維持に影響する．

[解答と解説 ▶ p.305]

引用文献

1）厚生労働省：令和2年簡易生命表の概況，〔https://www.mhlw.go.jp/toukei/saikin/hw/life/life20/dl/life18-15.pdf〕（最終確認：2021年8月27日）
2）正木治恵：NiCE老年看護学，第3版，p.66，南江堂，2020
3）水島　豊：加齢に伴う精神的・肉体的変化．弘前大学生涯学習教育研究センターオンライン公開講座市民のための老年病学，企画集団プリズム，2006
4）Lindau S.T., Schumm L.P., Laumann E.O., et al：A study of sexuality and health among older adults in the United States. New England Journal of Medicine **357**（8）：762-74, 2007
5）日本性科学会セクシュアリティ研究会：カラダと気持ちミドル・シニア版，p.82-84，三五館，2002
6）堀籠はるえ：高齢者の性―社会活動への意欲と参加への影響．ジェロントロジー研究報告No.9, p.101-111，財団法人 日本興亜福祉財団，2008
7）Gyhegen M. Bullarbo M. Nielsen T.F., et al：Prevalence and risk factor for pelvic organ prolapse 20 years after childbirth: a national cohort study in singleton primiparae after vaginal or caesarean delivery. BJOG **120**：152-160, 2013
8）Lawrence J.M., Lukacz E.S., Nager C.W., et al：Prevalence and co-occurrence of pelvic floor disorders in community-dwelling women. Obset Gynecol **111**：678-685, 2008
9）本間之夫，柿崎秀宏，後藤百万ほか：排尿に関する疫学的研究，日排尿機能会誌**14**：266-277，2003
10）日本排尿機能学会，日本泌尿器科学会（編）：女性下部尿路症状診療ガイドライン第2版，リッチヒルメディカル，2019
11）Burgio K.L., Goode P.S., Locher J.L., et al：Behavioral training with and without biofeedback in the treatment of urge incontinence in older women. A randomized controlled trial. JAMA **288**：2293-2299, 2002
12）二宮早苗，坂本晶子，小山真ほか：女性の尿失禁への対処行動と治療に対するニーズのインターネット調査，滋賀医大看学ジャーナル**11**：18-22，2013

第IX章

事例で学ぶウェルネス・アプローチでの看護の実践

学習目標

1．さまざまなライフステージにある女性に対し，母性看護学の概念・知識を生かした看護の実践を学習する

1　女性のライフサイクルの事例

A. 思春期の事例

> **事例①** やせ願望のAさん
>
> 　Aさんは中学校3年生，部活動はテニス部，学業成績は中程度．家族は父親40歳の会社員，母親38歳の会社員．父親とはあまり会話がなく，母親は干渉するタイプ．初経は11歳．28日周期，5日間持続．4月の時点で身長160cm，体重57kg.
>
> 　部活動では部長を務め，7月の地区大会に向けて練習を頑張っていたが，惜しくも敗戦した．中学3年生ということもあり，7月中旬で部活を引退することになる．その後精神的に落ち込み，テレビゲーム，DVDの鑑賞で時間をつぶすようになる．やけ食いで体重が増えはじめ，夏休み前に，体重が60kgとなった．そのころ，水着売り場に母親と出かけ，自分に合う水着がなかったことに大変なショックを受ける．また，クラスの男子に「太った」といわれ，やせたいと強く思うきっかけとなる．1学期の学業成績は本人としては，不本意なものであった．また，夏休み前に，母親と学校の教員と三者面談があり，現在の学業成績では志望校には行けないといわれる．
>
> 　そのような状況のもと，夏休みが始まり，部活動はなく，父母は仕事のため出かけている．家に1人でいて，1週間をだらだらと過ごしてしまった．気づくと，体重が62kgとなり，下剤を飲んだり，こんにゃくだけの食事をとったりしてみたが，焦るばかりである．母親からも生活態度について一方的に叱られ，イライラしてけんかしてしまった．イライラするし，なかなかやせないので，登校日に養護教諭のB先生に相談をしてみた．バイタルサインは体温36.3℃，脈拍70回/分，血圧120/70mmHg，月経周期は規則的であった．

1●アセスメント

＜アセスメントの視点＞
1. 身体的な成長発達の正常からの逸脱/強みとなる点
2. 思春期にみられがちな心理面からの逸脱/強みとなる点
3. 相談者との良好な関係性の継続

a. 身体的な成長発達の正常からの逸脱/強みとなる点

　Aさんは中学3年生であるので，年齢は14歳か15歳である．この時期は思春期にあたり，月経周期もAさんは28日周期，持続5日間と順調である．Aさんからはとくに訴えがないが，体臭へのこだわりなどもみられる時期である．Aさんは，62kgの時点でBMI 24.2なので，肥満とはいえない．もともとの体格に不満があったとは思えないが，今回のエピソード（できごと）からは，自分に合う水着がなかったこと，また，周囲からの「太っ

た」という評価に大きく反応したと考えられ，結果的に自己のボディイメージは肥満に近くなり，減食している．学校健診で思春期やせ症（AN）をスクリーニングすることは重要なことであり，標準体重からの逸脱，徐脈，月経周期などのフィジカルアセスメントに加え，ボディイメージややせ願望に関する質問紙などの活用も行われている．

　Aさんの場合，肥満度，月経周期，バイタルサインから思春期やせ症にまではいたっていないと考えられる．現時点で，やせ願望に伴って不適切な食事をとっているといえるが，適切なアセスメントをするためにも，身体的情報，食生活全般に関する情報，排泄（便・尿回数），睡眠など生活リズムに関する情報を幅広くとることが重要である．

b. 思春期にみられがちな心理面からの逸脱 / 強みとなる点

　家族は，父親は40歳の会社員，母親は38歳の会社員．父親とはあまり会話がなく，母親は干渉するタイプ，とのことから，父親とのコミュニケーション不足があるかどうか，母親からの過干渉があるかどうかを本人に確認する必要がある．エピソードの発端となった「太った」との発言は誰からのもので，それは適切なのかどうかを客観的に話し合う必要がある．

　Aさんは，ふつうは，母親に相談する悩みごとを養護教諭にも相談してきた．養護教諭は，Aさんから健康に関する専門家としての相談窓口を求められたといえる．Aさんは他者に助言を求めるという積極的な対処ができていて，これは強みである．

c. 相談者との良好な関係性の継続

　本人から話が聞けるということは，とくにこの年代の症例において重要であり，問題解決に大きく前進している．プライバシーが保護されること，養護教諭が本人からみてこわい存在でないような良好な関係性の構築が看護職者としては大切である．

　話ができる関係性を構築できれば，Aさんの葛藤について話を聞くことが重要である．

2● 看護診断

　＜看護診断＞
　1. 思春期女子におけるやせ願望に関連した非効果的なヘルスプロモーション
　2. 思春期の自己概念の形成過程

3● 看護計画の立案

a. 看護目標

　＜看護目標＞
　1. Aさんが養護教諭と継続して会話ができる
　2. Aさんの身体的成長に異常がみられない
　3. Aさんがなりたい自分といまの自分について話ができる
　4. Aさんに現状を解決するための気づきがある

b. 看護計画

　● Aさんが話しやすい雰囲気をつくり，相談にのる．

●身体的なアセスメントとして肥満度，月経周期，バイタルサイン（とくに徐脈の有無）を確認する．

4●実　施

●相談内容を他言しないことを約束する．
●次回の相談日を決める．
●月経周期を手帳に書いてもらう．
●日記をつけることを勧める（閲覧はしない）．
●訪室時にBMI，バイタルサインをチェックする．
●必要時には栄養指導，運動指導を行う．

5●評　価

●Aさんとの相談関係が良好に続く，または，問題が解決して相談が終了する．
●Aさんの身体的成長発達が順調である．
●Aさんの笑顔が増える．

事例❷　性感染症のBさん

　私は高校生のとき，付き合っていた相手から感染しました．最初はセックス後，「少しかゆい〜」というくらいだったのですが，1週間くらいすると激痛が走り，病院に駆け込みました．てっきりバイ菌が入って炎症を起こしているものだと思っていた私に，先生は「ヘルペスだよ」といいました．「えっっ？　何それ？」という感じでした．先生から詳しいことは辞書で調べてといわれたので，塗り薬のみをもらい帰宅しました．3日ほどたつと，陰部の激痛に加え，黄色いおりものが出て，塗り薬も塗れないほどになり，別の病院に行きました．そこの先生に，ヘルペスの詳しい病状を聞き，唖然としました．一生治らないんだ…　子どもも産めないんだ…

　結局，総合病院に3日間入院しました．入院は恥ずかしかったのですが，退院時の健康教育を助産師から受けて，子どもを産めることがわかったとき，少し前向きになれました．

　退院した後，付き合っていた彼を問いただしました．彼は最初しらばっくれていましたが，私が引き出しを開けると塗り薬，飲み薬があり，「やっぱりな…」という感じでした．どうして黙っていたのだろう，避妊具をつけてくれればよかったのに…ショックのあまり彼とは別れました．その後も発症を繰り返し，いまに至っています．ここ数日間，唇にもかゆみ，痛みがあるので明日病院に行ってみようと思いました．

[長谷川ともみ：ヘルペスもひとりじゃないよ，[http://counselling-u-toyama.jp]（最終確認：2020年12月26日）]

1●アセスメント

＜アセスメントの視点＞

1．性感染症に関する症状
2．対象の強みと治療継続への意欲

　3. 性感染症に関しての喪失体験の受容状況
　4. パートナーとの関係性

a. 性感染症に関する症状

　現在，性器ヘルペスの初感染が治癒し，口唇ヘルペスが出はじめているので，この症例はⅠ型のヘルペスと考えられる.

b. 対象の強みと治療継続への意欲

　Bさんは感染症状に対して適切な受療行動をとっていること，また羞恥心を克服して，助産師からの指導を受け，前向きになったと述べていることから，受診行動，情報収集力ともにあることが強みといえる.「唇にもかゆみ，痛みがあるので明日病院に行ってみようと思いました」と述べているように，治療への継続した意欲はみられる.

c. 性感染症に関しての喪失体験の受容状況

　Bさんは，初感染で入院するほどの症状（排尿困難，歩行困難）となり，そのうえ子どもは産めないかもしれないと思い込み衝撃を受けた.

　感染症に特徴的な患者の心理であるが，性交に関係した疾患からくるスティグマ（烙印，自己の汚れた感じ）を受けて，自己評価が下がる. うつ病になったり自殺を考える人もいる. 医療従事者の言動にもとても敏感であり，傷つきやすいので，よりプライバシーへの配慮と患者の尊厳に配慮した対応が必要である[1]. 患者どうしのSNSなどによる自助グループの場で自分の体験を語ることでカタルシスとなり，自信を取り戻す一助となっている. 最終的には，受診行動がとれているので，助産師の援助が功を奏した理想的なケースと考えられる. 患者の固有の体験を語る場がないときには，トラウマとなって引きずる可能性がある. 経験を統合し，新しい自己を見出すためには，半年から1年といった長い期間が必要である.

d. パートナーとの関係性

　性感染症（STD）は，感染源が性行為に付随するために，感染症が起きれば，両者ともにその事実を知って，治療へと行動をともにするのが理想的であるが，多くの場合は，発症した時点で，それまでの関係性は破綻するか，危機を乗り越えながらも継続するかである. 婚姻関係がある人たちのなかでは，不貞が生じたとして，離婚に及ぶ場合もある. 結果的にBさんは，相手の彼氏を問いただし，自ら証拠を見つけるという行動がとれているので，Bさんのショックは怒りとなり，目的とする対象へ発散されている. 関係性は破綻したと考えられる.

2● 看護診断

＜看護診断＞
　1. 性器ヘルペス感染症による身体的苦痛
　2. 性感染症の罹患に伴ったセルフイメージの低下

   3．性感染症のセルフケア不足（知識の不足）

3 ● 看護計画の立案

a. 看護目標

＜看護目標＞
1．単純ヘルペスによる2次感染を生じさせない
2．性感染症に罹患したことに関しての不安や心的葛藤について患者が話すことができる
3．セルフケアに関する疑問を患者が医療者に尋ねることができる

b. 看護計画

- 感染部位の観察
- 感染部位の保清
- 的確な投薬の実施

4 ● 実　施

- 処方された薬剤を正しく使用する．
- 睡眠不足，ストレスなどのある際にはヘルペスができやすいことを話し，個人差もあることを告げる．
- 搔破による2次感染を避ける．
- 必要な疼痛管理の実施．
- 今回のエピソードで悔しかったことや悲しかったこと，また今後の不安などについて自由に話せるような雰囲気をつくる．
- Bさんの質問に対して答える．

5 ● 評　価

- 再発の頻度を少なく抑えることができる．
- 感染に対してセルフケアをすることができる．
- 性への汚れたイメージを回復することができる．

▌引用文献▌
1）長谷川ともみ：性器ヘルペス患者の疾患に対する認識と受療行動．日本性感染症学会誌 16（1）：89-96, 2005

B. 成熟期の事例

事例❸ 月経痛・月経不順による受診があった C さん

　Cさんは，29歳の女性で，総合商社に勤務している．初経は12歳，40〜50日周期で月経期間5〜6日間である．

　月経時の下腹部痛と腰痛が強く，市販の鎮痛薬を飲んでいたが，最近下腹部痛が増強し鎮痛薬が効きにくいと感じていた．受診のきっかけは，同僚の女性が「婦人科を受診し，月経痛が軽減し生活が楽になった」と話すのを聞き，月経痛だけでなく月経周期が一定でないことも少し気になっていたため自分も受診しようと考えたことである．また，半年後に同じ年齢の同僚と結婚の予定があり，将来の妊娠についても相談を考えた．

　医師は，月経痛が強いことと月経周期が不規則であることの原因検索と治療を進めた．月経痛の増強の原因疾患として，子宮筋腫，子宮内膜症などが考えられる．月経不順がある場合には原因疾患として，多嚢胞性卵巣症候群，甲状腺機能異常，子宮内膜ポリープ，子宮頸がん，子宮体がんの可能性が考えられる．内診と超音波検査および，ホルモン検査が実施された．ホルモン検査は月経5〜7日目に実施され，下垂体性ゴナドトロピン，エストラジオールの基礎値の評価が行われた．

　ホルモン値と貧血の血液検査の結果，すべて基準値内であったが，内診と超音波検査の結果，内性子宮内膜症（子宮腺筋症）と診断された．治療法として，薬物療法が選択され，低用量エストロゲン・プロゲスチン配合剤（LEP製剤）（ルナベル®，いわゆるピル）が処方された．月経痛に対しては鎮痛薬としてロキソプロフェンナトリウム水和物（ロキソニン®）が処方された．Cさんは喫煙歴はなく，血圧値は正常であった．

　最近，大規模なプロジェクトのチームリーダーに抜擢されたばかりで，結婚後も仕事を続ける予定である．すぐの妊娠は考えておらず，子どもをもつ時期については，漠然と35歳ころに欲しいと考えている．

1 ● アセスメント

＜アセスメントの視点＞
1. 生活スタイルと月経セルフケア
2. 夫婦（カップル）の家族計画への考え方
3. 高年出産に伴う基礎知識
4. 薬物療法の理解

a. 生活スタイルと月経セルフケア

　Cさんは，月経の記録はいままでは何もしてこなかった．また，仕事のため，就寝時間が深夜になり，睡眠不足であった．休日出勤もある．また，月経痛に関しては，鎮痛薬を飲むがその他の対策はしていないと話した．

b. 夫婦（カップル）の家族計画への考え方

　希望する子どもの人数，いつ，期間，仕事のキャリア形成，などを確認する．家族計画には，夫婦（カップル）の健康状況やライフスタイルなど幅広い要因が影響する．アセスメントに際しては，女性の意見だけでなく，パートナーの考えも重要であり，情報収集する．

　Cさんは，いまの仕事にやりがいを感じており，しばらくは夫と2人の生活を楽しみたいと思っている．職場には30歳代後半で出産している先輩が多かったため，子どもは35歳を過ぎてから欲しいと話した．パートナー（婚約者）はCさんの考えを尊重したいと話しているという．Cさんの場合，子どもは2人と考えている．

c. 高年出産に伴うリスクの基礎知識

　テレビなどで高年出産や不妊治療についての情報を目にすると話すが，先輩女性たちも30歳代後半で出産しているし，子どもを望む35歳ごろには，妊娠しようと思ったらすぐに妊娠できると考えており，30歳代後半に2人産めると思っていると話した．子どもを望んだ時にすぐに妊娠できるかわからないこと，妊娠しても高年初産婦に起こりやすい妊娠・出産の異常については具体的に知らないことがわかった．

d. 薬物療法の理解

　Cさんからは，「ピル（ルナベル®）は決められた通りに飲まないとだめですよね」「一度決めたら頑張れます」との発言があったCさんの頑張れるという意思を強みとして活かしていく．

2 ● 看護診断

　＜看護診断＞
　1. 月経や月経痛に対する基礎知識の不足
　2. 妊娠に関する基礎知識の不足

3 ● 看護計画の立案

a. 看護目標

　＜看護目標＞
　1. 薬物療法と月経時のセルフケアを理解し，行動できる．
　2. 妊娠年齢と妊娠時期の基礎知識，受胎調節の基本的な方法を理解できる．

b. 看護計画

(1) 薬物療法と月経時のセルフケアについて説明する

- 低用量エストロゲン・プロゲスチン配合剤（LEP製剤）を補充することで，脳が，卵胞が成熟していると錯覚し，卵胞の成熟が抑えられる．これにより排卵抑制，子宮内膜増殖抑制，子宮収縮抑制などにより子宮内膜症による月経痛の軽減作用があることや内服方法（決まった時間に内服するなど）を理解しているかを確認する．飲み忘れ時の対応方法や，重篤な副作用である血栓症（静脈血栓症，動脈血栓症）について説明する．緊急を要する症状として，急激な足の痛み，突然の息切れ，胸の痛み，激しい頭痛，視野の異常などがある場合は，ただちに受診するよう説明する．
- 鎮痛薬の内服方法について確認する．LEP製剤との併用について説明する．ロキソプロフェンナトリウム水和物（ロキソニン®）の副作用は，胃腸障害などがあり，空腹時を避けて内服することを説明する．

● 痛みに対するセルフケアの方法として，骨盤内の血流を促進する体操や，下半身の保温について説明する．

● 夜間の睡眠時間を確保し，就寝間際には，リラックスする環境を整えるよう説明する．

(2) 妊娠についての基礎知識と受胎調整の説明をする

● 妊孕性は加齢とともに低下することを情報提供し，本人・パートナーの考えを確認する．

● 家族計画はカップルが互いの意見を伝え，納得したうえで決定する．

● LEP 製剤は排卵抑制作用があるため，妊娠を希望する時期になったら，医師に相談するよう説明する．

4 ● 実　施

　Cさんに月経痛に対するセルフケアについて説明したところ，骨盤内の血流を促進する体操（マンスリービクス）について関心があり，試してみたいとの発言があったのでパンフレットを渡し，実施方法を説明した．

　Cさんは，これまで35歳以降に妊娠を希望していたが35歳以降にこだわらないこと，プロジェクトリーダーをやる期間（2年間程度）の避妊期間を考えていることを夫に伝えると話した．ピル内服時の注意点を再確認し，Cさんの薬物療法への理解を促した．

5 ● 評　価

　Cさんから，35歳以降の妊娠にこだわらず，30歳を過ぎて仕事が落ち着いたら夫婦で仕事と子どもをもつことの両方を前向きに考えてみるという言葉が聞かれた．次回の受診時に，ピルや鎮痛薬の効果を確認し，マンスリービクスなどのセルフケアの実施状況と効果を確認することで評価を行うこととした．

事例④　生殖補助医療を継続することにストレスを感じているDさん

　会社員のDさんは27歳．30歳の夫と1年前に結婚した．子どもが好きで，結婚したら3人は欲しいと以前から考えていた．結婚と同時に避妊をやめたが，妊娠の兆しがなく，2ヵ月前より近隣の不妊クリニックに通い始めた．そこで，実施した精子の検査（総精子数が100万/mL，精子運動率20％）から，乏精子症・精子無力症と診断され，治療として顕微授精を勧められた．

　Dさんはその事実に驚きながらも，夫を気遣い「顕微授精という方法がある」と，その場をとりつくろった．帰宅すると友人のM子さんから赤ちゃんの写真とともに出産の知らせが届いていた．「M子は産めるのに，何で私だけこんな目にあうの？」と，M子さんの幸せが妬ましく，そして涙が出た．

　その後，夫との話し合いで不妊治療を開始した．会社には夫が原因で治療をしていることがいい出せず，実家の母親が病気であることにし，遅刻や早退という形で数回にわたる通院を乗り切り，採卵・移植にこぎつけた．治療全体の料金は35万円かかった．夫婦で行く予定だった北海道旅行の費用をあてた．

　10日後，妊娠判定は陰性だった．お金と時間と労力をかけた分，期待していただけに

そのショックは大きかった．夫にその旨を電話連絡すると「しかたないよ，またがんばればいい」と返答があった．Ｄさんは，夫の言葉に「またって何よ．あなたが原因なのに，なぜ私だけが，何もかも犠牲にしてがんばらなければならないのよ！」と，声を荒げ泣き出してしまった．そこを通りかかった看護師がＤさんに声をかけた．

1 ● アセスメント

＜アセスメントの視点＞
1. Ｄさんの心理的・社会的側面
2. 身体的側面の健康状態

a. 心理的・社会的側面

（1）理不尽な思いを誰にもいえず，うっ積した感情が処理できない

さまざまなことを犠牲にして臨んだ治療にもかかわらず妊娠に至らなかった理不尽さ，妊婦や子どものいる人に嫉妬してしまうネガティブな感情，治療に対する理解や関心が低い夫への怒りがある．誰にでも起こる当然の感情であるが，その感情を吐き出す場がない状況である．

（2）仕事と治療の両立に困難さを感じている

仕事との両立はＤさんにとってストレスフルなことであった．今回の治療はどうにか乗りきったが，今後治療を継続する場合，多くの困難が予測される．プライベートな内容だけに夫が原因で治療をしていることや，うまく妊娠・出産に至ったとしてもその後産休・育休で会社を長期に休むことに対する罪悪感もあり，治療について会社にいい出せない心情がある．

b. 身体的側面

身体的な訴えはないが，ホルモン剤を使用しているため，抑うつ，頭痛，嘔気，下腹痛，月経血量の増加がみられることもある．その対処法を含め，事前に知らせておくことは，自己コントロール感をもって対処する手だてとして重要である．

2 ● 看護診断

＜看護診断＞
1. 治療に対する自己コントロール感が低下している
2. 治療に対するうっ積した感情が処理できない

3 ● 看護計画の立案

a. 看護目標

＜看護目標＞
1. 治療に対する自己コントロール感をもち，安定した気もちで夫とともに治療を実施することができる

b. 看護計画

(1) うっ積した感情を表出し，自身の課題を明確化する

　ストレスの多い治療だからこそ，つらい気もちを吐き出せる場があったり，ネガティブな気もちを表出する体験は重要である．Dさんのつらい気もちに思いを馳せ，さまざまなことを犠牲にして臨んだ治療だったにもかかわらず残念な結果だったことを共有する．うっ積した感情を表出し，受け止めてもらうことで，あらためて，「夫にどうして欲しかったのか？」「今後どうしたいのか？」など，自分の気もちを問う機会にもなる．

(2) 治療環境を整えることができる

①仕事との調整

　受診しやすい環境を整えることは，精神的ストレスを軽減するうえでも重要である．今後の治療に対してどのように考えているか傾聴する．治療を継続する場合，一案として，信頼できる上司に思い切って相談することで，新しい解決策が得られることもあると提案してみる．また，相談することに抵抗のある場合は，夏季休暇，大型連休など長期休暇を利用して治療を実施する方法もある．最近では，排卵誘発を目的とした自己注射も一部の治療施設では導入されている．この使用により注射を目的とした通院日数を減らすことができることも提案してみる．

②夫との調整

　「夫婦だからわかってくれるはず」という思い込みがあると，その期待とズレから相手に怒りを感じたり，失望したり，夫婦としての自信をなくしてしまう場合もある．不妊治療においては圧倒的に女性側の負担が大きく，夫と妻で感じ方が違うのはあたり前という前提のもとに，お互いの感情や気もちを，きちんと言葉や態度で表すことの重要性を伝える．

　必要時には，夫とともに受診し，医師から説明を受けたり，一緒に不妊相談を受けるなど，夫の参加を促すことを伝える．

(3) 治療のメリット・デメリットを理解し自己決定ができる

　子どもを希求する思いと現在の生活との折り合いをつけながら，Dさん夫婦が治療に関する自己決定ができるように，治療に関する成功率，予算，治療の過程で直面する身体的・心理的・社会的課題など予期的ガイダンスを行う．また，治療のためにすべての楽しみを後回しにするのではなく，治療ごとに自分たちへのごほうびを準備するなど，自分たちをケアする方法をもつことを提案し，どのようなことならできるか検討してもらう．

4 ● 実　施

　看護師はDさん夫婦を静かな個室に案内し，Dさんが落ち着くまで同席した．Dさんは泣きながらも，ポツリ，ポツリ，周囲は子どもが次々と産まれるのに自分は不妊治療しないと子どもを授かることができない理不尽な気もちがあること，思った以上に仕事と治療の両立は困難だったこと，がんばった分期待も大きかったこと，妊娠していなかったことが自分はすごく悲しかったのに，あっけらかんとしている夫を腹立たしく思ったことを話した．

　一方，夫は，自分もがっかりしたが，がんばっている妻に負担をかけたくないと思い，

「次がある」といってしまった.「どういったらよかったのかなあ」と発言があった. 夫の気もちを聞いたDさんは,「夫も考えてくれての発言だったのですね」と, 述べた. 看護師は, 今日までのDさんのがんばりをねぎらい. Dさんの気もちが落ち着いてきたところで, 院内で実施している不妊相談について紹介した.

後日, 相談に訪れたDさん夫婦は治療を継続したいという希望があり, なるべくストレスにならないような工夫がしたいと話した. 職場の調整や夫婦の良好な関係のために, Dさん夫婦ができそうなことを一緒に考えてみた.

5 ● 評 価

相談終了時には, Dさん夫婦から「不妊治療はいろいろ我慢することが多いけれど, これで夫婦仲がわるくなったら本末転倒だし, つらい気もちは相手を否定しないで伝えていこうと思う. 職場との調整はむずかしいが次回は夏の休暇をうまく利用したい」という言葉が聞かれた.

また, このような相談を利用することで, お互いの気もちを確認することができることを知り, 今後も利用したいことが語られた.

事例5 里帰り予定の産褥2日目のEさん

30歳, 女性, 自営業手伝い, 身長160cm, 体重60kg.（非妊時BMI 23.4）

産褥2日目. 経腟分娩前方後頭位. 男児3,050g. アプガースコア9-9-10, 出血量350g, 分娩所要時間15時間20分.

家族構成：義父70歳（自営業, 高血圧あり）, 義母64歳（主婦, 健康）, 夫33歳（自営業, 健康）.

既往歴：とくになし.

産科歴：G1P0（1妊0産）*. 最終月経202X年1月X日, 妊娠周期順調. 結婚年齢26歳.

自然妊娠. 妊娠初期に出血あり, 腟ポリープと診断され, 安静と検査目的で入院となるが, 自然観察で軽快. その後妊婦健診にて異常なく, 妊娠39週1日にて陣痛発来し, 分娩目的で入院となる.

産後の経過；バイタルサイン問題なし. 2日目子宮底臍下2横指. 悪露少量. 乳緊（乳房緊満）認めず. 乳房IIb, 乳管開通5本. 母児同室にて過ごす. 乳頭軽度発赤あるが, 児の吸い付き良好. ラッチング良好. 育児手技は, まずまず. 分娩当日不眠であったため, 母体の疲労を訴えている.

分娩時には夫が立ち会いを希望していたが, 営業のため出張中でできず, 2日目の本日, 初回の面会あり. 少し緊張されているが, 笑顔がみられる.

夫「いや, 間に合わなくてわるかったね. 元気な子だ」指先で頬をなでている.

Eさん「この子は元気だけどまだおっぱいが出ないから大変」.

看護職が乳管開通のよさと吸い付きのよさを誉め, 今後よくなっていくであろうことを話す. また, 夫に出生届に関することと, 退院後のことについて質問をする.

夫「嫁さんは, 里帰りするっていってるので, そのほうが楽ならそうしたらいいと思っています. うちでもいいんですけどね. わたしも毎日とはいかないけど, 寄れるから, 実家で

しばらく見てもらおうかと」.

　Eさん「そうね〜. この人は仕事で忙しいし, 私もはじめての子育てだから母にみてもらえたらいいかな. 実家は車で30分くらいです. 母は, パートで勤務していますけど, 里帰りについては大丈夫といってくれています. お義母さんもお義父さんもとっても喜んでくれて, 無事に生まれてくれてほんとうによかった」.

　看護職「皆さんかわるがわる毎日見に来ておられますね. いろいろな方がサポートしてくださって, Eさんも赤ちゃんも幸せですね」.

　夫は児を抱っこし, 笑顔で話しかけている.

*G1P0（1妊0産）：今回が初めての妊娠でこれまで出産経験はないという意味. Gはgravida（妊娠）, Pはpara（分娩）を示す.

1 ● 家族のアセスメント

＜アセスメントの視点＞
1. 構造面（家族構成などジェノグラム）
2. 発達面（家族周期段階のアセスメント）
3. 機能面（日常生活動作能力, コミュニケーションなどの家族間の関係性）

a. 構造面のアセスメント

　義理の親との同居家族であり, 自営業を営む多忙な一家と考えられる. 義父に高血圧（hypertension：HT）がある.

　実家が近く, 里帰りを予定しているため, 産後のサポートは十分に受けることができそうである. 夫が多忙で, 産褥に里帰りするため, 直接的な父親役割が一時的にできなくなる.

b. 発達面のアセスメント

　新婚期の家族から乳幼児を抱える家族へと大きく転換する. 乳幼児の世話は, これまでの新婚期とは異なり, いとまなく, 児の世話をしたり, 危険を排除したりと多大な労力が必要となる.

c. 機能面のアセスメント

　日常生活動作能力は, Eさんの場合, 現在産褥早期のためセルフケア不足が生じている. その点を, 看護職者, 実母が補っている状態である.

　Eさんと夫の会話はスムーズに呼応しており, 円環的な関係性が十分にとれていると考えられる. 里帰り分娩とのことで, 一時的に本来の家から実家にEさんが戻ることは, 家族全員にとって, 役割の変化を生じさせるものであり, 義父, 義母との会話の様子を看護職者が観察するチャンスがあれば, または間接的にでも情報をとることができれば, 里帰り後の自宅に戻ったとき, Eさんの日常生活（たとえば, 食事, 洗濯, 掃除, 児の沐浴, 自営業の手伝いの配分など）を具体的にイメージすることができるので, Eさんのセルフケアを支援することに役立つであろう.

2● 看護診断

<看護診断>
1. 母親になる過程にある
2. 新しい家族を迎えるにあたり，家族機能の変化に対する調整をはじめている

3● 看護目標

a. 看護目標

<看護目標>
1. 児と触れ合うときにEさんの笑顔がみられる
2. 育児技術が上達する
3. 退院後の具体的イメージについてEさんが言及する

4● 実　施

- バイタルサインの測定．
- 退行性変化，進行性変化，とくに乳房の形態，乳頭の伸びの観察．
- 母子相互作用の観察（母親の声かけ，児への反応性など）．
- 授乳技術の観察．
- 授乳姿勢，ラッチオンの観察と支援．
- 育児技術の指導．
- 退院後の家庭での受け入れ状況の確認と指導．

5● 評　価

- 母親の身体的回復が順調にみられる．
- 児の胎外生活適応が順調である．
- 母親が育児，授乳技術について質問などの発言をする．
- 児と接している際の母親の表情が明るい．
- 退院に向けて具体的な質問が認められる．
- 夫や家族の話題が母親から聴取できる．

事例❻　子宮および右卵巣摘出後のFさん

　Fさんは45歳，書店で週に4日パート勤務をしている．第二子を出産した10年前から右の卵巣腫瘍と子宮筋腫を指摘されていた．卵巣腫瘍の大きさは4cm径程度であり無症状であったことから，半年から1年おきの定期的な受診をして，卵巣腫瘍と子宮筋腫の経過観察をしていた．数年の経過観察ののち，日常の忙しさもあり婦人科受診をしなくなっていた．腹部の張りと腹部の腫瘤感を自覚するようになった．7年ぶりに婦人科を受診すると，卵巣腫瘍の大きさは15cm径を超えていた．腫瘍マーカーの，CA125，CA19-9，CEAは基準値内であり，MRI画像からも卵巣腫瘍の悪性所見は認められなかった．また，子宮筋腫は4cm径のものが多数みとめられた．医師から，治療方法や術式の説明がなされた．Fさんは，手術をすることに多少のとまどいを感じたが，家族から「楽になるなら手術したほうがいいよ」と励まされた．Fさんは，強い腹部膨満感があり，「早くおなかの張りをとってほしい」と話した．開腹術により，子宮全摘術と右卵巣摘出術が行われた．摘出された卵巣腫瘍と子宮筋腫は良性であった．

　術後の経過は順調で，2日後に退院の予定である．病室でFさんは，看護師に「お腹の張りがなくなったので，手術をしてよかったです．でも，子宮と片方の卵巣がなくなったことは，女性にとっては大きいことですよね．夫とも話し合って納得して手術を受けたので後悔はないですが，やはり手術前と同じ生活ができるか心配です．手術前から説明を受けていたのに，退院を目前にすると急に心配になってしまって」と話した．

1●アセスメント

＜アセスメントの視点＞
1. 残された卵巣機能に対する理解
2. 夫婦の性生活への考え方
3. 家族や社会における役割遂行への考え方
4. 手術後の定期検診の理解

a. 残された卵巣機能に対する理解

　Fさんは，子宮と卵巣を摘出したことに対する身体への影響を心配している．「術前の医師による術後の影響についての説明を理解したつもりでいましたが，手術が終わってほっとしたら，急に心配になってきました」と話した．「子宮がなくなって，生理がこなくなるのはよかった．でも，卵巣のことは少し心配です．卵巣が片方ないから，更年期症状が急に出て，ひどい症状になるのかな」と話した．

b. 夫婦の性生活への考え方

　「手術をしたことに後悔はないです．でも，手術の傷跡もあるし，女性としてはどうなるかな．傷が開かないか，痛まないかも心配です．夫は私の身体のことを心配して，気持ちも尊重してくれます．夫との夫婦生活は，自然と手術前のようになればいいなと思っています」と話した．

c. 家族や社会における役割遂行への考え方

　「子どもは10歳と14歳だから，だいたいのことは自分でできます．夫も協力的なので，

退院後の家事のことは心配していません．書店でのパートも体調をみながら復帰します．職場の雰囲気はよく働きやすいから，これからもパートの仕事は続けていきます」と話した．

d. 手術後の定期検診の理解

Ｆさんは第二子出産時から，卵巣腫瘍と子宮筋腫を指摘されていたが定期検診に通うことを途中で中止していた．「婦人科を受診しないといけないと思っていたけど，育児やパートで毎日バタバタしていたし，自覚症状もないから大丈夫かなと思い，受診していませんでした．これからは，きちんと受診します．子どもも大きくなってきたし，これからは自分の身体のことをきちんとします」と，定期受診への前向きな発言があった．

2●看護診断

<看護診断>

1．女性性や性生活に対する不安
2．残された卵巣機能に対する知識不足

3●看護計画の立案

a. 看護目標

<看護目標>

1．退院後の性生活について理解でき，不安が軽減する
2．残された卵巣機能を理解できる

b. 看護計画

(1) 子宮摘出術と卵巣摘出術による性機能への影響について説明する

子宮は腟と切り離され，腟の先端は袋状に縫合しており，術後しばらくは赤いおりもの（血性帯下）がみられることがあるが，徐々に軽快する．十分な腟の治癒には約2ヵ月程度かかり，その間は，性交渉はできないことが多い．医師が治癒を確認し許可がでたあとは以前通り性交渉が可能となる．おりもの（帯下）は子宮と腟両方から分泌されるため，子宮摘出後に帯下は減るが，なくならないことを説明する．

子宮からはホルモン分泌はないため，子宮摘出による術後のホルモン状態は変化しない．片側の卵巣が残っていれば，通常はこの卵巣が十分機能を代償するため，術後のホルモン異常などは起こらない．ただし，まれに卵巣機能が保たれないことや，早く閉経を迎えてしまうことがあることを説明する．

(2) 今後の定期受診の必要性を説明する

今後も残った卵巣の定期検診は必要であることを説明する．定期受診に前向きな発言がみられることから，退院後の生活で困ったことや心配な症状が出たら，定期受診のときに相談できることを伝える．

(3) 夫への説明

家族の協力体制は良好であるので，家族関係良好の強みをいかし，夫にも術後の定期受

診の必要性や，術後の生活，性生活について説明する.

4 ● 実　施

　退院前日にFさんと夫に，退院後の生活について説明した. そして，性生活については，術後2ヵ月たち，医師の許可があればこれまでと同様に性生活を行えること，腟分泌液が低下している場合は，潤いを補うために潤滑ゼリーや潤滑ゼリー付きのコンドームを使用することで痛みを和らげることができることを説明した. 潤滑ゼリーに関心がある発言があったため，潤滑ゼリーの試供品を渡した. 卵巣機能については，片方の卵巣で十分に機能を保てることを説明した.

5 ● 評　価

　Fさんから，「潤滑ゼリーを使うことはこれまで考えていなかったです. 退院後の診察で医師の許可が出てから必要なら使ってみます. 卵巣も片方だけになっても大丈夫なんですね. 心配ごとが減りました」という言葉が聞かれた. Fさんの夫からは，「妻を支えていきます. 定期検診も忘れずに受診できるよう，家族で協力していきます」という言葉が聞かれた. 退院してから心配なことが生じたら，外来で医師や看護師に相談したい旨が語られた.

C. 更年期の事例

事例7　更年期症状を克服していく G さん

　Gさんは50歳，主婦である. 身長は155cm，体重は55kgである. 3年前に2人の娘が立て続けに結婚し，夫とGさん2人だけの生活がはじまった. 子育てに追われ，家を守ることに必死になってきたGさんは，ふと気づくと何の趣味もなく，楽しみを見つける術さえなかった. 気もちがだんだん沈んできて，夜は眠れず，耳鳴りや手足のしびれ，冷えなど，身体にも変調が現れてきた. 心療内科に受診したところ「軽度の抑うつ」だと診断された. もともと「うつ」というものにあまりよいイメージをもっていなかったこともあり，病人になった気分であった. 薬を飲んでも体の調子はいっこうによくはならなかった. 遊びに来た娘に「それって更年期障害じゃない?」といわれ，思い当たる節がいくつもあった. Gさんは更年期についてインターネットで調べ，女性外来というものがあることを知り，近くにあった女性外来を受診することにした.

　女性外来では，問診表に沿って，生活全般について聞かれた. 更年期症状評価表にも記入した（p.261の表Ⅷ-18参照）. Gさんにとっては，女性医師や看護職がとても優しい雰囲気で話を聞いてくれているように感じた. Gさんのような症状に苦しんでいる女性は意外に多いとそのとき聞かされ，驚いた. 心療内科では話せなかった尿もれのことも話すことができた. 月経は不規則で，夜間にのぼせの症状や汗をたくさんかくことがあった. 医師からはホルモン補充療法も勧められたが，それでも自分は病気ではないような気がして，嬉しく感じた. ホルモン補充療法をはじめて3週間ほどで，症状がおさまり，合計6ヵ月間治療を継続した.

　　女性外来に通うなかで，Ｇさんは生活習慣の見直しを看護職と行った．食事，運動，
睡眠について話し合い，そのなかでも，看護職の勧めであるスイミングをしてみることにし
た．いつもは出不精であるが，ウェアなどを購入して気もちに勢いをつけるようにしてみた．
スイミングはとても癒しになり，また，友達ができて，新しい世界が開けたようであった．
女性外来では，個人的なカウンセリングを受けた．また，少人数での話し合いもあった．
自分の話に皆が耳を傾けてくれ，うなずいて聞いてくれ，救われたような気がした．逆に，
ほかの人にアドバイスをして，とても感謝されたりもした．気づくと，自分はだめ人間では
ないのだ，と思えるようになっていた．

　　まもなくＧさんは誕生日を迎える．「もう51歳」ではなくて，「まだ51歳なんだ」と思え
るようになった．Ｇさんは落ち込んでいたこの1年を振り返って，何が変わったのか，不思
議に思うことがある．確かに身体の変化はあったし，薬もよく効いた．自分に自信がつい
たということが心の変化ではないかと思っている．

1 ● アセスメント

＜アセスメントの視点＞
1. 更年期症状の有無と種類
2. 主訴
3. 日常生活（食事，運動，睡眠，活動）の状況

a. 情報収集と分析

（1）年齢と身体的変化

　Ｇさんは50歳である．さらにＧさんの場合，尿もれが認められる．Ｇさんが訴えている
不眠，冷え，手足のしびれ，ほてりなどは不定愁訴とはいい切れず，とくに顔のほてりは
エストロゲン欠乏症状では代表的な自律神経失調症である．ホットフラッシュは，一般的
に何らかの要因（温かい部屋，ヘアドライアー，よどんだ空気など）が引き金になること
が多いので，Ｇさんは寝具や寝間着の工夫をするなどの対処をしているかを聴取する．

（2）心理的変化／保健行動への強み

　Ｇさんは，当初自分はうつであると認識してすっかり病人気分になっていたのであるが，
自分の心理的な変化も更年期における一般的なことかもしれないと思いはじめたときに，
嬉しくなっている．これは，自分の性格の問題や，心の問題ということではなくて，生理
的な変化なのであるという，症状への肯定感が作用しているといえる．この点は自己の状
況を客観的にみることができる点で強みといえる．

　Ｇさんには「空の巣症候群」がみられるように，更年期における女性は，身体的，精神
的，社会的な要因が複雑に生じるため，時として抑うつ的な思考に陥りやすいがＧさんは
自分自身を客観的，俯瞰的にとらえられることができているとアセスメントできる．

b. 統合

　Ｇさんは，女性外来を自ら探して受診し，投薬とカウンセリング，食事・運動療法とバ
ランスのよい援助を受けることで，自分自身の身体の変化，役割の変化に対応している．

また，人生の後半期にあたり，新しい自己を発見している過程でもあり，効果的な自己対応ができていると考えられる.

2 ● 看護診断

＜看護診断＞
1. 更年期症状に関連した効果的なヘルスプロモーション

3 ● 看護計画の立案

a. 看護目標

＜看護目標＞
1. 更年期の心身の変化に応じてセルフケアに向けた行動をとることができる

b. 看護計画

- 信頼関係の形成
- 日常生活に関すること（食事，運動，睡眠，活動）の聴取と，いまできていることの賞賛
- 栄養指導
- 運動指導
- 呼吸法などの心理療法の指導
- 排尿障害については診断に沿った指導
- 自尊感情を高める支援

4 ● 実 施

Gさんは，複数の愁訴をもっており，それらを記録しながらていねいに聴取する.
- 日常生活に関すること（食事，運動，睡眠，活動）を聴取する.
- 治療への参画：処方薬について質問があれば医師へ相談する.
- ホットフラッシュへの対処：通気性のよい衣服を着る. 涼しい部屋で休む. 1日のうちで静かな時間をもち，ストレスを取り除く. ホットフラッシュが出たときには，深呼吸をしてリラックスを心がけるようにする.
- 尿失禁への対処：Gさんの尿失禁のタイプは我慢することができない突然の尿意とともに尿がもれてしまう状態であったので，切迫性尿失禁と診断された. 薬物療法と尿もれパッドの使用を勧める.
- 老年期に向けて骨粗鬆症の予防のためにもビタミンDの摂取と運動を勧める.

5 ● 評 価

- 日常的な会話ができるほどの信頼関係が形成される
- 服薬コンプライアンスが保たれる
- 食事，運動，睡眠，活動などについて本人の解釈のもと説明できる

●深呼吸やリラクセーションを1日1回は行う
●笑顔がみられる

D.　老年期の事例

事例⑧　知識不足により老年期の QOL がおびやかされている H さん

　Hさんは70歳であり，数年前に夫を病で亡くした．夫の看病を悔いなく実施，子ども3人は自立，夫の遺族年金があり経済的心配はないことから，安心して地方都市で生活をしている．市が主催するパソコン教室に通っている．

　そこで，同じ年代で，妻を数年前に亡くした男性Jさんと知りあった．Jさんは元公務員で年金により生活は安定し，食事や身の回りの生活は自立しており，1人暮らしである．娘夫婦が月に1度くらい，隣の市から顔を出す．

　Jさんは，はつらつとしたHさんに好意をもち，子どもや親戚に迷惑をかけない範囲で一緒に生活をすることなども視野に入れ，交際を申し込んでいる．また，Hさんと，互いの自宅を行き来し，旅行にも行きたいと考えているが，Hさんからは了解は得られていない．Hさんは，Jさんに好意を抱いてはいるものの，自身の身体で気になる症状があり，お茶をすることやパソコンの知識・技術を教えてもらうために会うことはいいと思っているが，それ以上の関係を望んではいない．

　Hさんの気になることの1つは，日常生活における尿失禁のことである．以前通っていたフィットネスのとき，激しいジャンプをし，まったく予想外の尿もれを体験し，周囲の人にわかるくらいフィットネスウェアに尿がしみてしまい，恥ずかしさと苦痛から，教室をやめるという体験をもっていた．その後，咳やくしゃみ時，重いものをもったときに尿失禁があったが，実母にもそのような症状があり，加齢に伴うしかたのないものだと思いつつも，羞恥心が非常に大きい．

　2つ目は，尿もれ対策に生理用ナプキンを常時使っているためか，ナプキンに当たる外陰部がただれていることである．外陰部のみならず，腟の中もひりひりして，入浴時も石けんなどはしみるので使わないようにしている．排尿がしみることもあり，乾いた下着が食い込んだときなどにとくに違和感がある．

　上記の症状が出てから，女性どうしでも泊りがけの旅行に行かないようにしたり，飲水の量を控えたり，服装にも気をつけ，万一尿失禁が起こっても目立たないような色や形を工夫している．

　少しくらいの尿失禁は皆にあるというし，恥ずかしくて受診などはできない．このような自分が男性と恋愛などに発展し，尿もれが明らかになったとき，いまの関係は壊れるだろう．また万一性的関係などを迫られたら，下着が触れただけでこれほど痛いのに拷問のように感じるだろう．

　いろいろ考えると億劫であり，これ以上Jさんと関係が発展しないように気をつけているが，Jさんは大切な存在であり，失いたくないと思っている．

　商店街の一角に，「町の保健室」という保健師や助産師や看護師が相談にのってくれる場所があると聞いていたので，はじめて利用してみた．

1 ● アセスメント

＜アセスメントの視点＞
1. 尿失禁の症状，原因，生活上の問題
2. 外陰部の皮膚，腟の違和感などの症状と原因
3. Hさんの豊かな今後の老齢期の人生

　Hさんの生活に支障をきたしている身体的項目にまず着目する．とくに尿失禁症状と，加齢によると思われる外陰部皮膚・腟の状態は，今後受診による正しい評価と治療を実施することにより，生活のQOLを確実に向上させることができる．看護職者の正しいアセスメントにより治療に導くことで1人の人生のQOLの向上につながることに着目する．

a. 尿失禁

　Hさんから，いつ，どのような行動や動作と関連して尿失禁が起こっているのかなど詳細に症状を聞く．

　たとえば，くしゃみや咳などで下着にどれくらいもれるのか，それは何cm×何cmくらいの尿量なのか，またHさんは現時点では，尿失禁に適したパッドの存在を知らず，生理用パッドを使用しているが，どれくらいの吸収量のものに何mLくらいもれるのか，毎日・毎回か，ある特定の動作と関連しているかを明らかにする．状況によってはパッドにしみた尿量を量り，尿もれ量を国際基準と照らし合わせて，どのレベルかを測定する．

　日常生活に困難をきたしているならば，受診行動を起こすことにより有効な治療を受けられることを看護職者として伝える必要性があるが，状態が緊迫した状況か否かを判断する．

b. 萎縮性腟炎，外陰炎

　閉経によるエストロゲンの低下，デーデルライン桿菌の減少による腟炎として萎縮性腟炎（老人性腟炎）がある．Hさんは，入浴時に腟周辺を石けんで洗うと，痛みを感じているが，そのような状態のときに市販の石けんは刺激が強い場合がある．

　腟内のpHを正常に保つデーデルライン桿菌の減少から感染や炎症も起こしやすいことから，出血やカンジダによるカッテージチーズ状の悪臭のある分泌物がないかなどを確認する．

　エストロゲンの補充により劇的に症状が改善するなどの情報をHさんに伝える．

　また，腟内ばかりでなく，外陰部も同様に皮膚が脆弱化していると思われる．とくにHさんは生理用ナプキンを尿もれパッドとして使用していることから，外陰部の発赤や腫脹がないかを聞く．

c. 老年期のQOLの向上の視点から

　現時点ではHさんは，尿失禁症状と萎縮性腟炎や外陰炎の症状など加齢に起因する身体症状により，Jさんとの関係に消極的であったり，生活を前向きに楽しむことができていない．

　Hさんが「生きる生」と「女性である性」を十分に楽しみながら生活する具体的な方法を一緒に考える．尿失禁症状と萎縮性腟炎や外陰炎を適切に治療し，症状が軽減・緩和することで，精神的・肉体的苦痛から解放される．それによって，今後の長い老年期の生活

を現在よりも豊かで張りのあるものとするためのパートナーとしてのJさんの存在もより重要になることが予測される．

2 ● 看護診断

＜看護診断＞
1. 尿失禁に関連したQOLの低下
2. 加齢に起因する身体症状によるQOLの低下

3 ● 看護計画の立案

a. 看護目標

＜看護目標＞
1. 長期目標：70歳の女性として豊かな老年期の充実した生活を送ることができる
2. 短期目標：医療機関を紹介し連携する．尿失禁症状および加齢による身体症状が緩和し，日常生活のQOLが向上する

b. 看護計画

(1) 尿失禁に対して
- 尿失禁の専門外来を受診し，症状を多角的に分析し原因，重症度，治療，看護方針を決定する．
- 症状や重症度によっては，手術適応になる．簡単な手術により格段にQOLの改善が可能である．具体的な生活場面に詳細に着目し，生活におけるQOLの改善を目指すことにより，心理的・社会的活動も改善する．

(2) 加齢による身体の諸症状に対して
- 女性外来・婦人科外来を受診し，症状を多角的に分析し原因，重症度，治療，看護方針を決定する．
- 選択肢として，原因がエストロゲンなどのホルモン低下によるものであれば，ホルモン補充療法などもある．内服を選択することで，急速に症状の軽減が可能である．

(3) 心理的・社会的活動の充実に対して
- 上記の具体的な毎日の生活を脅かしている身体症状の改善により，生活が安定し，心理的・社会的面での効果が期待できる．それによってJさんとの新しい関係に発展することなども視野に入れることが可能となる．
- 身体面の改善が，心理的・社会的側面にも影響することが予測され，包括的な改善を期待できる．

4 ● 実　施

a. 尿失禁に対して

保健師は，24時間の生活のなかで具体的に，詳細にどのような場面でどのような不安と症状があるかを明らかにし，羞恥心を抱くことに共感はするものの，現在尿失禁専門外

来が発達してきていることを説明した.

　Hさんは尿失禁の専門外来の存在を知り，受診した. 診断は腹圧性尿失禁で，中等度の症状. 手術適応であり，それにより生活のQOLを格段に向上できることが明らかになった. Hさんは，手術を決断し，tension-free vaginal tape（TVT）術を受け，症状は完治した.

b. 加齢による身体の諸症状に対して

　保健師は全身の症状を24時間にわたり具体的に，どのような場面でどのようなことに対する不安と症状があるかを明らかにし，女性外来，あるいは婦人科外来で治療が可能であることを説明した.

　Hさんは女性外来を受診し，検査の結果，エストロゲン低下による症状であることが明らかになった. ホルモン補充療法で症状は緩和可能であることが予測された. Hさんは，薬を使うことに抵抗はあったが，日常生活での諸症状を改善したいことと，Jさんの存在も意識し，前向きに人生を生きたいと考え，ホルモン補充療法を選択した. 内服量の微細の調整で，急速に症状が軽減した.

c. 心理的・社会的活動の充実に対して

　尿失禁と，加齢による全身の症状が軽減し，副産物として皮膚の張りも出て美容効果もあり，身体的効果のみならず，人生を前向きに考えることができるようになった.

　Jさんのことは，これまで実際には身体症状など現実問題を考えると面倒だ，億劫だという感情が先行していたが，それらが改善すると，自分にとってJさんと過ごす人生の充実を考えることもまた，大事な意思決定ではないかと考えられるようになった.

　半年ほどJさんとの交際が続き，2人がもっとも気にかけていた両者の子どもや親戚もあたたかく見守り，現在では一緒に生活し，ときどき各自の時間を確保するという自立した高齢者の生活を実現している.

5 ● 評　価

　保健師は身体症状について，尿失禁・加齢による症状とも，生活場面を通じて何に具体的に困っているのか，あるいは困っていないのか情報収集することで，何をもっとも優先的に取り組まなければならないのかを把握した. 治療により症状の改善が期待できることをHさんに伝えたことで，受診行動に結びつき，治療や手術を決定することにつながった. 身体症状の改善が，心理的・社会的状態をも改善させることを実証した事例であった.

学習課題

1. 事例からウェルネス・アプローチでの看護をみつけてみよう
2. 各事例の対象者の強みが何か考えてみよう

資料

資料 1　主なる人口動態統計（明治 32 ～令和元年）

実　数　Number

年　次 Year		人　　口 Population	出　生 Live births	死　亡 Deaths	自然増減 Natural change	乳児死亡 Infant deaths	新生児死亡 Neonatal deaths	周産期死亡* Perinatal deaths	妊産婦死亡* Maternal deaths	死　産* Foetal deaths			（参考）周産期死亡** (Refernce) Perinatal deaths
										総　数 Total	自然死産 Spontaneous	人工死産 Artificial (legal and therapeutic)	
1899	明治32	43 404 000	1 386 981	932 087	454 894	213 359	108 077	…	6 240	135 727	…	…	…
1900	33	43 847 000	1 420 534	910 744	509 790	220 211	112 259	…	6 200	137 987	…	…	…
1905	38	46 620 000	1 452 770	1 004 661	448 109	220 450	103 382	…	6 185	142 092	…	…	…
1910	43	49 184 000	1 712 857	1 064 234	648 623	276 136	126 910	…	6 228	157 392	…	…	…
1915	大正 4	52 752 000	1 799 326	1 093 793	705 533	288 634	125 337	…	6 452	141 301	…	…	…
1920	9	55 963 053	2 025 564	1 422 096	603 468	335 613	139 681	…	7 158	144 038	…	…	…
1925	14	59 736 822	2 086 091	1 210 706	875 385	297 008	121 238	…	6 309	124 403	…	…	…
1930	昭和5	64 450 005	2 085 101	1 170 867	914 234	258 703	104 101	…	5 681	117 730	…	…	…
1935	10	69 254 148	2 190 704	1 161 936	1 028 768	233 706	97 994	…	5 698	115 593	…	…	…
1940	15	71 933 000	2 115 867	1 186 595	929 272	190 509	81 869	…	5 070	102 034	…	…	…
1945	20	71 998 100	…	…	…	…	…	…	…	…	…	…	…
1947	22	78 101 473	2 678 792	1 138 238	1 540 554	205 360	84 204	…	4 488	123 837	…	…	…
1950	25	83 199 637	2 337 507	904 876	1 432 631	140 515	64 142	…	4 117	216 974	106 594	110 380	108 843
1955	30	89 275 529	1 730 692	693 523	1 037 169	68 801	38 646	…	3 095	183 265	85 159	98 106	75 918
1960	35	93 418 501	1 606 041	706 599	899 442	49 293	27 362	…	2 097	179 281	93 424	85 857	66 552
1965	40	98 274 961	1 823 697	700 438	1 123 259	33 742	21 260	…	1 597	161 617	94 476	67 141	54 904
1970	45	103 119 447	1 934 239	712 962	1 221 277	25 412	16 742	…	1 008	135 095	84 073	51 022	41 917
1975	50	111 251 507	1 901 440	702 275	1 199 165	19 103	12 912	…	546	101 862	67 643	34 219	30 513
1980	55	116 320 358	1 576 889	722 801	854 088	11 841	7 796	32 422	323	77 446	47 651	29 795	18 385
1985	60	120 265 700	1 431 577	752 283	679 294	7 899	4 910	22 379	226	69 009	33 114	35 895	11 470
1986	61	120 946 000	1 382 946	750 620	632 326	7 251	4 296	20 389	187	65 678	31 050	34 628	10 148
1987	62	121 535 000	1 346 658	751 172	595 486	6 711	3 933	18 699	162	63 834	29 956	33 878	9 317
1988	63	122 026 000	1 314 006	793 014	520 992	6 265	3 592	16 839	126	59 636	26 804	32 832	8 508
1989	平成元	122 460 000	1 246 802	788 594	458 208	5 724	3 214	15 183	135	55 204	24 558	30 646	7 450
1990	2	122 721 397	1 221 585	820 305	401 280	5 616	3 179	13 704	105	53 892	23 383	30 509	7 001
1991	3	123 102 000	1 223 245	829 797	393 448	5 418	2 978	10 426	110	50 510	22 317	28 193	6 544
1992	4	123 476 000	1 208 989	856 643	352 346	5 477	2 905	9 888	111	48 896	21 689	27 207	6 321
1993	5	123 788 000	1 188 282	878 532	309 750	5 169	2 765	9 226	91	45 090	20 205	24 885	5 989
1994	6	124 069 000	1 238 328	875 933	362 395	5 261	2 889	9 286	76	42 962	19 754	23 208	6 134
1995	7	124 298 947	1 187 064	922 139	264 925	5 054	2 615	8 412	85	39 403	18 262	21 141	5 526
1996	8	124 709 000	1 206 555	896 211	310 344	4 546	2 438	8 080	72	39 536	18 329	21 207	5 321
1997	9	124 963 000	1 191 665	913 402	278 263	4 403	2 307	7 624	78	39 546	17 453	22 093	4 974
1998	10	125 252 000	1 203 147	936 484	266 663	4 380	2 353	7 447	86	38 988	16 936	22 052	4 927
1999	11	125 432 000	1 177 669	982 031	195 638	4 010	2 137	7 102	72	38 452	16 711	21 741	4 665
2000	12	125 612 633	1 190 547	961 653	228 894	3 830	2 106	6 881	78	38 393	16 200	22 193	4 562
2001	13	125 908 000	1 170 662	970 331	200 331	3 599	1 909	6 476	76	37 467	15 704	21 763	4 238
2002	14	126 008 000	1 153 855	982 379	171 476	3 497	1 937	6 333	84	36 978	15 161	21 817	4 224
2003	15	126 139 000	1 123 610	1 014 951	108 659	3 364	1 879	5 929	69	35 330	14 644	20 686	3 995
2004	16	126 176 000	1 110 721	1 028 602	82 119	3 122	1 622	5 541	49	34 365	14 288	20 077	3 671
2005	17	126 204 902	1 062 530	1 083 796	△21 266	2 958	1 510	5 149	62	31 818	13 502	18 316	3 492
2006	18	126 154 000	1 092 674	1 084 451	8 223	2 864	1 444	5 100	54	30 911	13 424	17 487	3 420
2007	19	126 085 000	1 089 818	1 108 334	△18 516	2 828	1 434	4 906	35	29 313	13 107	16 206	3 306
2008	20	125 947 000	1 091 156	1 142 407	△51 251	2 798	1 331	4 720	39	28 177	12 625	15 552	3 178
2009	21	125 820 000	1 070 036	1 141 865	△71 829	2 556	1 254	4 519	53	27 005	12 214	14 791	3 096
2010	22	126 381 728	1 071 305	1 197 014	△125 709	2 450	1 167	4 515	45	26 560	12 245	14 315	3 065
2011	23	126 180 000	1 050 807	1 253 068	△202 261	2 463	1 147	4 315	41	25 751	11 940	13 811	2 961
2012	24	125 957 000	1 037 232	1 256 359	△219 127	2 299	1 065	4 133	42	24 800	11 448	13 352	2 759
2013	25	125 704 000	1 029 817	1 268 438	△238 621	2 185	1 026	3 862	36	24 102	10 938	13 164	2 649
2014	26	125 423 000	1 003 609	1 273 025	△269 416	2 080	952	3 751	28	23 526	10 906	12 620	2 502
2015	27	125 319 299	1 005 721	1 290 510	△284 789	1 916	902	3 729	39	22 621	10 864	11 757	2 495
2016	28	125 020 252	977 242	1 308 158	△330 916	1 929	875	3 518	34	20 941	10 070	10 871	2 377
2017	29	124 648 471	946 146	1 340 567	△394 421	1 762	833	3 309	33	20 364	9 740	10 624	2 242
2018	30	124 218 285	918 400	1 362 470	△444 070	1 748	801	2 999	31	19 614	9 252	10 362	1 997
2019	令和元	123 731 176	865 239	1 381 093	△515 854	1 748	801	2 955	29	19 454	8 997	10 457	1 953

（注）　人口統計は総務省統計局による。＊は p.59 参照
　　　＊＊（参考）の周産期死亡は妊娠28週以後の死産に早期新生児死亡を加えたもので，率は出生数で除したもの。

率　Rate

年　次 Year	出生率 (人口千対) Crude birth rate (per 1 000 population)	死亡率 (人口千対) Crude death rate (per 1 000 population)	自然増減率 (人口千対) Natural change rate (per 1 000 population)	乳児死亡率 (出生千対) Infant mortality rate (per 1 000 live births)	新生児死亡率 (出生千対) Neonatal mortality rate (per 1 000 live births)	周産期死亡率 (出産千対) Perinatal mortality rate (per 1 000 total births)	妊産婦死亡率* (出産10万対) Maternal mortality rate (per 100 000 total births)	妊産婦死亡率* (出生10万対) (per 100 000 live births)	死産率*(出産千対) 死産率 Foetal death rate Total	自然死産率 Sponta-neous	人工死産率 Artificial (legal and therapeutic)	合計特殊出生率* Total fertility rate	(参考)周産期死亡率** (出生千対) (Reference) Perinatal mortality rate (Per 1 000 live births)
1899 明治32	32.0	21.5	10.5	153.8	77.9	…	409.8	449.9	89.1	…	…	…	…
1900 33	32.4	20.8	11.6	155.0	79.0	…	397.8	436.5	88.5	…	…	…	…
1905 38	31.2	21.6	9.6	151.7	71.2	…	387.8	425.7	89.1	…	…	…	…
1910 43	34.8	21.6	13.2	161.2	74.1	…	333.0	363.6	84.2	…	…	…	…
1915 大正4	34.1	20.7	13.4	160.4	69.7	…	332.5	358.6	72.8	…	…	…	…
1920 9	36.2	25.4	10.8	165.7	69.0	…	329.9	353.4	66.4	…	…	…	…
1925 14	34.9	20.3	14.7	142.4	58.1	…	285.4	302.4	56.3	…	…	…	…
1930 昭和5	32.4	18.2	14.2	124.1	49.9	…	257.9	272.5	53.4	…	…	…	…
1935 10	31.6	16.8	14.9	106.7	44.7	…	247.1	260.1	50.1	…	…	…	…
1940 15	29.4	16.5	12.9	90.0	38.7	…	228.6	239.6	46.0	…	…	…	…
1945 20	…	…	…	…	…	…	…	…	…	…	…	…	…
1947 22	34.3	14.6	19.7	76.7	31.4	…	160.1	167.5	44.2	…	…	4.54	…
1950 25	28.1	10.9	17.2	60.1	27.4	…	161.2	176.1	84.9	41.7	43.2	3.65	46.6
1955 30	19.4	7.8	11.6	39.8	22.3	…	161.7	178.8	95.8	44.5	51.3	2.37	43.9
1960 35	17.2	7.6	9.6	30.7	17.0	…	117.5	130.6	100.4	52.3	48.1	2.00	41.4
1965 40	18.6	7.1	11.4	18.5	11.7	…	80.4	87.6	81.4	47.6	33.8	2.14	30.1
1970 45	18.8	6.9	11.8	13.1	8.7	…	48.7	52.1	65.3	40.6	24.7	2.13	21.7
1975 50	17.1	6.3	10.8	10.0	6.8	…	27.3	28.7	50.8	33.8	17.1	1.91	16.0
1980 55	13.6	6.2	7.3	7.5	4.9	20.2	19.5	20.5	46.8	28.8	18.0	1.75	11.7
1985 60	11.9	6.3	5.6	5.5	3.4	15.4	15.1	15.8	46.0	22.1	23.9	1.76	8.0
1986 61	11.4	6.2	5.2	5.2	3.1	14.6	12.9	13.5	45.3	21.4	23.9	1.72	7.3
1987 62	11.1	6.2	4.9	5.0	2.9	13.7	11.5	12.0	45.3	21.2	24.0	1.69	6.9
1988 63	10.8	6.5	4.3	4.8	2.7	12.7	9.2	9.6	43.4	19.5	23.9	1.66	6.5
1989 平成元	10.2	6.4	3.7	4.6	2.6	12.1	10.4	10.8	42.4	18.9	23.5	1.57	6.0
1990 2	10.0	6.7	3.3	4.6	2.6	11.1	8.2	8.6	42.3	18.3	23.9	1.54	5.7
1991 3	9.9	6.7	3.2	4.4	2.4	8.5	8.6	9.0	39.7	17.5	22.1	1.53	5.3
1992 4	9.8	6.9	2.9	4.5	2.4	8.1	8.8	9.2	38.9	17.2	21.6	1.50	5.2
1993 5	9.6	7.1	2.5	4.3	2.3	7.7	7.4	7.7	36.6	16.4	20.2	1.46	5.0
1994 6	10.0	7.1	2.9	4.2	2.3	7.5	5.9	6.1	33.5	15.4	18.1	1.50	5.0
1995 7	9.6	7.4	2.1	4.3	2.2	7.0	6.9	7.2	32.1	14.9	17.2	1.42	4.7
1996 8	9.7	7.2	2.5	3.8	2.0	6.7	5.8	6.0	31.7	14.7	17.0	1.43	4.4
1997 9	9.5	7.3	2.2	3.7	1.9	6.4	6.3	6.5	32.1	14.2	17.9	1.39	4.2
1998 10	9.6	7.5	2.1	3.6	2.0	6.2	6.9	7.1	31.4	13.6	17.8	1.38	4.1
1999 11	9.4	7.8	1.6	3.4	1.8	6.0	5.9	6.1	31.6	13.7	17.9	1.34	4.0
2000 12	9.5	7.7	1.8	3.2	1.8	5.8	6.3	6.6	31.2	13.2	18.1	1.36	3.8
2001 13	9.3	7.7	1.6	3.1	1.6	5.5	6.3	6.5	31.0	13.0	18.0	1.33	3.6
2002 14	9.2	7.8	1.4	3.0	1.7	5.5	7.1	7.3	31.1	12.7	18.3	1.32	3.7
2003 15	8.9	8.0	0.9	3.0	1.7	5.3	6.0	6.1	30.5	12.6	17.8	1.29	3.6
2004 16	8.8	8.2	0.7	2.8	1.5	5.0	4.3	4.4	30.0	12.5	17.5	1.29	3.3
2005 17	8.4	8.6	△0.2	2.8	1.4	4.8	5.7	5.8	29.1	12.3	16.7	1.26	3.3
2006 18	8.7	8.6	0.1	2.6	1.3	4.7	4.8	4.9	27.5	11.9	15.6	1.32	3.1
2007 19	8.6	8.8	△0.1	2.6	1.3	4.5	3.1	3.2	26.2	11.7	14.5	1.34	3.0
2008 20	8.7	9.1	△0.4	2.6	1.2	4.3	3.5	3.6	25.2	11.3	13.9	1.37	2.9
2009 21	8.5	9.1	△0.6	2.4	1.2	4.2	4.8	5.0	24.6	11.1	13.5	1.37	2.9
2010 22	8.5	9.5	△1.0	2.3	1.1	4.2	4.1	4.2	24.2	11.2	13.0	1.39	2.9
2011 23	8.3	9.9	△1.6	2.3	1.1	4.1	3.8	3.9	23.9	11.1	12.8	1.39	2.8
2012 24	8.2	10.0	△1.7	2.2	1.0	4.0	4.0	4.0	23.4	10.8	12.6	1.41	2.7
2013 25	8.2	10.1	△1.9	2.1	1.0	3.7	3.4	3.5	22.9	10.4	12.5	1.43	2.6
2014 26	8.0	10.1	△2.1	2.1	0.9	3.7	2.7	2.8	22.9	10.6	12.3	1.42	2.5
2015 27	8.0	10.3	△2.3	1.9	0.9	3.7	3.8	3.9	22.0	10.6	11.4	1.45	2.5
2016 28	7.8	10.5	△2.6	2.0	0.9	3.6	3.4	3.5	21.0	10.1	10.9	1.44	2.4
2017 29	7.6	10.8	△3.2	1.9	0.9	3.5	3.4	3.5	21.1	10.1	11.0	1.43	2.4
2018 30	7.4	11.0	△3.6	1.9	0.9	3.3	3.3	3.4	20.9	9.9	11.0	1.42	2.2
2019 令和元	7.0	11.2	△4.2	1.9	0.9	3.4	3.3	3.4	22.0	10.2	11.8	1.36	2.3
1899～2019 までの最高値	36.2 1920(大9)	27.3 1918(大7)	21.6 1948(昭23)	188.6 1918(大7)	81.3 1918(大7)	21.6 1979(昭54)	409.8 1899(明32)	449.9 1899(明32)	101.7 1961(昭36)	55.2 1966(昭41)	51.3 1955(昭30) 1957(昭32)	4.54 1947(昭22)	46.7 1951(昭26)

The bottom line shows maximum rates for 1899–2019.

[母子衛生研究会:第1表　主なる人口動態統計(明治32年～令和元年). 母子保健の主なる統計―令和3年刊行, p.22, 23, 2021 より許諾を得て転載]

練習問題　解答と解説

第Ⅰ章　母性看護学の概念

Ⅰ-3　母性看護学の基盤となる理論と概念
Q1　解答 3

1. 誤り
2. 誤り
3. 正しい．女性を中心としたケアは、「尊重」「安全」「ホリスティック」「パートナーシップ」の4つの特徴があり、女性の健康に対する社会的・文化的・政治的な影響を重視し、全人的なwell-beingを目標としている．
4. 誤り

第Ⅱ章　性をとりまく社会と現状

Ⅱ-2　統計からみる性をとりまく社会の現状
Q1　解答 1

ジェンダーの内容としては、社会的な役割だけでなく、その社会でその性らしいととられる知覚や表現のことも包含している．

第Ⅲ章　母子保健統計と母子保健施策

Ⅲ-1　母子保健統計の理解
Q1

日本の周産期死亡率は1990年に世界最高水準に達し、以降も維持している．

Q2　解答 3

1、2、4，誤り
3. 正しい．

$$乳児死亡率＝\frac{1年間の生後1歳未満の死亡数}{1年間の出生数}×1,000$$

表Ⅲ-1（p.59参照）にそれぞれの式があるので確認されたい．

Ⅲ-2　母子にかかわる法律と母子保健施策
Q1　解答 2，3

1. 誤り．胎児の染色体異常に関する条項はない．
2. 正しい．
3. 正しい．
4. 誤り．児童の場合は、法律上は発見した場合すみやかに通告することとされている．

Ⅲ-3　周産期医療体制
Q1

NICUの整備は比較的早く実施され、生後、児を集中ケアするシステムは早く確立した．母体死亡が先進国の中で多かった理由は、妊娠中に入院し、母親と胎児が産科のみならず関連診療科からの総合的医療を受けることのできる総合周産期母子医療センターの各都道府県への設立時期が、NICUの整備時期より遅れたためである．

第Ⅳ章　生殖に関する形態機能とライフサイクル

Ⅳ-1　性周期と生命のはじまり
Q1　解答 3

1. 誤り．視床下部から出るホルモンはGnRHである．
2. 誤り．LHサージは、エストロゲンの上昇をきっかけにGnRHが働きかけることによって起きる．

Q2　解答 3

1. 誤り．精子の受精能力は、射精後24〜48時間保たれる．
2. 誤り．卵子の受精能力は、排卵後24時間保たれる．
4. 誤り．卵子は、受精後約10日で着床する．

Ⅳ-2　遺　伝
Q1　解答 3

ヒトの染色体は23対、計46本あり、そのうちの1対が性染色体で、女性はXX、男性はXYである．

生殖細胞（卵子と精子）が形成される際には減数分裂を生じ、染色体は対ごとに分かれて23本となる．その結果、卵子の性染色体はX染色体のみとなるが、精子はX染色体をもつものと、Y染色体をもつものが生じる．X染色体をもつ精子が受精すれば児の性染色体はXXとなって女となり、Y染色体をもつ精子が受精すればXYとなって男となる．

Q2　解答 3

13トリソミーはパトー（Patau）症候群を生じる．18トリソミーはエドワード（Edward）症候群を生じる．ダウン症候群は、21トリソミー（21番染色体に1本過剰な染色体が存在し、3本あること）によって起こる．性染色体異常には、ターナー症候群やクラインフェルター（Klinefelter）症候群がある．

第Ⅴ章　性と生殖の健康を支える看護技術

Ⅴ-3　母性看護における看護課程
Q1

育児技術の習得にむけて母親役割に適応しはじめている．

熱心にわが子を育てようとする母親の気もちがあるからこそ、育児技術に不安をもつものである．その気もちを大切にしてあげ、肯定的に評価することで母親のもつ強みを引き出すことができる．

第Ⅵ章　性と生殖をめぐる倫理的課題

Ⅵ-2　専門職として高い倫理性を育成する

Q1 ▶ 解答 2

1. 誤り．検査を受ける人が自己決定できるよう遺伝相談を活用することは望ましく，遺伝疾患をもつ方の場合はとくに重要である．
2. 正しい．人工妊娠中絶は，妊娠の継続や分娩が身体的または経済的理由で母体の健康を害する可能性があるなどの場合に認められる．
3. 誤り．治療が可能か不可能かに関係なく診断結果は伝えなければならない．
4. 誤り．超音波検査は，非侵襲的な出生前診断の検査方法である．胎児に染色体異常があるかの推測に役立つが，異常をもつ染色体を特定することはできない．

第Ⅷ章　女性のライフサイクルと健康支援

Ⅷ-2　思春期

Q1 ▶ 解答 4

　思春期という区分は，身体的にいうと第2次性徴のはじまりから大腿骨骨端線の停止までをいう．エリクソンの発達段階区分でいうところの学童期後半，青年期前半にあたる．
1.「勤勉性」対「劣等感」は，6～12歳の発達課題である．
2.「自律性」対「恥・疑惑」は，3～6歳の発達課題である．
3.「基本的信頼感」対「不信感」は，0～1歳の発達課題である．
4.「自我同一性の確立」対「自我同一性の拡散」は，12～20歳に相当する発達課題である．
　したがって，思春期の大部分のものは4.「自我同一性の確立」対「自我同一性の拡散」にあたるが，1.「勤勉性」対「劣等感」にあたるものもいる．（1つ選ぶ質問なので答えは4であるが，2つ選ぶとしたら4と1である）

Q2 ▶ 解答 4

　経口避妊薬の内服は疑似的に妊娠状態のホルモン環境を体内につくり，避妊することを目的としているので，性感染症の予防とならない．性感染症の治療をする際にはパートナーも一緒に治療することが必要である．10代の性感染症でもっとも多いのは性器クラミジアである．性器クラミジア感染症は上行性に感染し，頸管炎，子宮内膜炎，卵管炎，骨盤内腹膜炎を起こすこともあり，卵管炎では卵管に癒着を生じることもあるため不妊症の危険因子となりうる．

Ⅷ-3　成熟期

Q1 ▶ 解答 1

1. 正しい
2. 誤り．浮腫は黄体期に起こりやすく，月経開始後に改善する．
3. 誤り．黄体形成ホルモン（LH）は下垂体前葉から分

泌される．
4. 誤り．基礎体温の高温相は黄体期である．

Q2 ▶ 解答 1

1. 正しい．経口避妊薬（ピル）は女性が服用する．
2. 誤り．コンドーム法の一般的な使用では8％の失敗率があるという報告がある．
3. 誤り．月経不順の女性は基礎体温も不規則である．
4. 誤り．未産婦は子宮口が狭く，IUDの挿入は適していない．

Ⅷ-4　更年期

Q1 ▶ 解答 2，3

　ケーゲル体操（骨盤底筋訓練）が効果を認めるのは腹圧性尿失禁である．骨盤底の筋肉を強めるという一般的な健康法としては行っても差し支えないが，第一選択として勧めるのは不適切である．

Q2 ▶ 解答 1

1. 正しい．エストロゲンの低下により骨量が減少し，骨粗鬆症になりやすくなる．
2. 誤り．エストロゲンの低下によって内臓脂肪は増加しやすくなる．
3. 誤り．エストロゲンの低下によって脳血流量は減少し，記憶力の低下などにつながる．
4. 誤り．エストロゲンの低下によってLDLコレステロールが上昇し，HDLコレステロールは減少し，脂質異常症のリスクが高まる．

Ⅷ-5　老年期

Q1 ▶ 解答 4

　骨盤底筋訓練は腹圧性尿失禁，切迫性尿失禁に推奨されているが，とくに腹圧性尿失禁に効果があり，正しい訓練により6割以上の症例に改善が認められるという報告もある．

Q2 ▶ 解答 4

1. 誤り．閉経後の女性はエストロゲンの低下により腟が萎縮し，腟粘膜の弾力性・潤滑性の低下が起こりやすくなり，性交痛の原因となる．
2. 誤り．男性も加齢により男性ホルモンが減少する．
3. 誤り．年齢にかかわらず羞恥心への配慮は必要である．
4. 正しい．QOLの維持のために，セクシュアリティの尊重は重要である．

索　引

看護学テキスト NiCE

母性看護学I　概論・ライフサイクル（改訂第3版）
生涯を通じた性と生殖の健康を支える

2014 年 3 月 25 日　第 1 版第 1 刷発行	編集者　齋藤いずみ，長谷川ともみ，
2016 年 4 月 20 日　第 1 版第 2 刷発行	三隅順子
2018 年 3 月 30 日　第 2 版第 1 刷発行	発行者　小立健太
2021 年 2 月 20 日　第 2 版第 4 刷発行	発行所　株式会社 南 江 堂
2022 年 3 月 30 日　第 3 版第 1 刷発行	☎113-8410　東京都文京区本郷三丁目 42 番 6 号
2024 年 1 月 20 日　第 3 版第 3 刷発行	☎（出版）03-3811-7189　（営業）03-3811-7239
	ホームページ　https://www.nankodo.co.jp/
	印刷・製本　横山印刷

Ⓒ Nankodo Co., Ltd., 2022